拒絕庸醫

Fire Your Doctor!

安德魯 索爾 (Andrew Saul) ◎著

謝嚴谷◎編審　曾院如◎譯者

目錄

CONTENTS

PART 3 其他健康問題的快速參考指南

（精選書目請上**博思智庫粉絲團**
https://www.facebook.com/BroadThinkTank）

推薦序》亞伯罕・賀弗（Abram Hoffer）醫師

為什麼我們還需要一本書來教育患者如何保持健康？滿足人們所有的健康需求，難道不是醫學界與醫療專業人員的責任嗎？難道我們不應該完全篤信醫學，將醫學要求的建議奉為圭臬，就好像刻在石頭上的天諭一樣？要回答這些問題，我們只需要讀一讀每天新聞的頭條，您就會看到，不斷重演的醫療災難新聞：暴漲的醫療成本、哀鴻遍野的病患、維持高成長的死亡率、癌症罹患率、結核病死灰復燃、愛滋病的世紀災難，以及暴增的帕金森與阿茲海默症患者。如果醫護專業人員能夠維持我們的健康，那麼今日的局勢為何會如此慘烈？

主要的問題，在於公正專業人士蒐集到的重要資訊，經常隱匿在不為人知的期刊裡草草刊載而過，而多數人根本聽都沒聽過這些研究報告，也不知道該如何使用這些研究結果。這是自中世紀，醫療同業公會百年傳統的遺毒，它們向來不惜一切代價隱藏它們的商業機密。

現代醫學已經失敗了，並不是說是醫界人士沒有能力發掘醫學新知，反而是他們沒有讓大眾有效地關注到的療癒新發現。然而，醫界中製藥業在宣導教育方面並沒有失敗，製藥業歷來都十分成功地向大眾宣導，其所販賣的藥品是如何深具益處。而其他較沒有商業利益的重要醫學發現，如關於營養、草藥、創新療法等方面的研究報告，仍然掩埋在年年出版的成堆文獻之中。我們需要像安德魯・索爾（作者Andrew Saul）所撰寫的書籍，來搭起一座橋梁，將如何療癒與維持健康的知識，帶給有需要的大眾朋友們，讓大家一同來學習這些保健良方，儘管這些方法可能與醫界的金錢商業利益有所衝突。

雪上加霜的是，如果這些深具價值的保健資訊不符合傳統醫學的觀點，醫學界就會企圖壓制。醫學界中主流學派的更替，至少要花四十年的時間，而學派間激烈對峙的同時，病患們可能就失去了拯救生命的寶貴訊息。這是過度保守主義要付出的代價。一九五七年，我跟同事首度發表了一篇，關於使用維生素B_3治療精神分裂症的研究（賀弗（Hoffer）、奧斯曼（Osmond）、考爾貝克（Callbeck）與卡漢（Kahan）合著之《以菸鹼酸和菸鹼醯酸治療精神分裂症》刊載於《臨床與實驗精神病理學期刊》，一九五七年第十八期，一三一至一五八頁），一般人大多會忽略它，因為醫界主流學派，不會以生物化學面失調的觀點，來看待精神分裂症。

反而，主流醫學視其為一種生活模式，因此不會和高於一般劑量的維生素使用有所關連。但是，當我們採雙盲實驗結果發表報告時，主流醫學的阻力其實才正要開始。到了一九七〇年代，美國精神病學協會，因成見而開始抨擊細胞分子矯正（營養）精神病學。他們利用其醫學界的地位，阻止精神科醫生與如我等主張維生素療法學者接觸；而無視於病患在營養治療下確實恢復了健康。

細胞分子矯正醫學的執行，有賴於病患與醫療專業人士間積極地互動與參與。**因為它涉及到飲食與生活方式的改變，而這是無法由醫生獨自來完成的。我們迫切需要起身力行來教育人民，並激勵大眾，為自己來閱讀與學習如何自我保健。**《拒絕庸醫》恰恰就是這樣的一本教材。（而且肯定不是一本為自己進行胸腔手術的教材，止如惡意評論家對這本書可能懷有錯誤假設。）偉大的分子矯正醫學教育工作者，如萊納斯．鮑林（Linus Pauling）等人，很早就將其目標讀者設定為一般大眾。他們這樣做的原因是因為挽救生命的知識實在是太重要了，不可輕易忽略，然而學者，醫生和醫師協會卻都不予理會。在這樣的傳統思潮之下，《拒絕庸醫》選擇直接與一般大眾進行分享與交流。

一九四五年時，我們被教育要以拉丁文寫處方箋。經過了六十年後，世界有了極大的變化。現在，患者透過網路，就能獲得整個圖書館的圖書資源。人們有了越來越多不同的資訊管道，但卻多到讓人眼花撩亂。我們身邊充斥著不斷出版的疾病叢書。所有已知病症的療法也都有詳細介紹。現代醫學（包括替代療法）整體如此多元，一個慵懶的民眾，無法適當地評估書籍的療法是否確實具有醫療價值。

我們已經從貧乏資訊的世界，變成了一個充斥過多資訊的社會，甚至更多資訊還正在迅速累積當中。我們不得不轉向有知識背景，也值得信賴的人求助，這樣的人對治癒病患，比對獲取名聲和財富都還來得有興趣。這些人為我們細篩過濾驚人的資訊量，去蕪存菁，然後留下真相的核心。

宣導健康的資訊，必須能夠糾正目前醫學文獻中普遍存在的錯誤訊息。某醫學教授有次於授課前，先告訴他的學生，他所講授的資訊只有一半是正確的，但他並不確定哪一半才是正確的。我有次在哥倫比亞大學開講前也跟學生說，他們在精神病學課堂中所學的東西大多都是錯誤的。接著，醫學系三年級的學生們站了起來，為我這句話鼓掌喝采。

錯誤資訊可用來支持或攻擊一個正在盛行的信仰體系。在營養這個議題上，錯誤的資訊支持精緻糖與化學食品添加物這種罪惡飲食，結果反而矇蔽了真正的事實真相。當發現維生素有助益時，醫療體系便迅速動員，發布了成千上萬的錯誤資訊，來為維生素冠上莫須有的罪惡之名。維生素C聲稱會導致腎結石，但這並不會發生；菸鹼酸應該會損害肝臟，但這也不會發生。危險毒性只存在於醫生的想像力之中。他們恣意散佈著三人成虎的不實資訊。事實的真相是，維生素不會損害腎臟，不會引起惡性貧血，不會降低生育能力，不會損害肝功能，不會造成血色沉著病，不會干擾葡萄糖的血液測試，也不會減低化療或放射線治療的效果。

保健書籍的作者們也該是醫治者，應該知道要強調什麼，應該知道任何一個治療方案的價值和缺點，最重要的是，應該要為大眾而寫。若要幫助讀者們有效地分類整理大量的醫學資料，讓這些資料變成對讀者們有意義的健康資訊，優良的保健叢書便不可少。每個人都應培養對個人最為有益的飲食習慣。但他們要做到這一點，就必須得先了解可獲得的治療選項到底有哪些。《拒絕庸醫》一書就是在幫助讀者了解這些。

因此，從五十年以前那個貧乏資訊的年代，到了今日身旁充斥得太多衝突資訊的時代，我們需要仰賴如本書的作品，來幫助我們從人量文獻中，蒐集整理出現代營養療法的一些重點原則。新的資訊會引發新的問題，然而人們又會反過頭來創造出新的方法來處理這些問題。經驗告訴我們，我們不能倚賴醫療專業人士來告訴我們，有哪些非主流的健康資訊可選擇。很多健康資訊仍然充滿爭議，但是爭議原本就是醫學的本質。「道法自然」，《拒絕庸醫》這本書所探討的是自然的醫學——細胞分子矯正醫學。

——醫師，亞伯罕．賀弗（Abram Hoffer）致敬

向亞伯罕・賀弗醫師致敬》

我所敬愛的賀弗醫師，是首位以維生素B_3（菸鹼酸）成功治療長期精神分裂患者的醫師，他投入了畢生的心血，致力於人性化而有效率的慢性病治療——大劑量維生素療法；與其多年好友萊納斯・鮑林（Linus Pauling諾貝爾化學獎及和平獎得主），在一九六八年向醫學界所提出的細胞分子矯正醫學（Orthomolecular），二人合作聯手從事多項慢性病如：癌症、糖尿、過動兒及流行性感冒等疾病的相關治療與研究，尤其在癌症的治療方面獲得具體的成果，二人合著的《癌症與維生素C》一書，更使眾多慢性病患受益無窮。

萊納斯・鮑林（Linus Pauling）於一九九四年逝世，享年九十三歲，賀弗則於二〇〇九年五月，享年九十二歲，無畏於三四十年來眾多保守派、商業派的醫藥界攻擊，二位皆成為細胞分子矯正醫學的實證長壽成就者。兩位身後皆遺留大量有關細胞分子矯正醫學的臨床文獻、研究報告與著作，經過三四十年的辯證，已逐漸為大眾與醫界接受。

今日，我們更感念當年賀弗醫師在晚年，仍積極地從事教導與後進的提攜，在眾多遺留下來的紀錄片中，我們看到近九十高齡的賀弗醫師，以無比清楚敏捷的思路與清晰的口齒，對學生與大眾傳遞他「挽救生命」的智慧與知識，令人動容。

本書作者安德魯・索爾博士（Andrew Saul）即為賀弗醫師生前的得意門生、細胞分子矯正醫學新生代接班人，有幸能翻譯這些悲天憫人智者的作品，甚感榮幸，並希望能將他們對人類無私的愛如實傳達。

謝嚴谷 編審　於德瑞森莊園自然醫學中心

前言》

又一本保健書籍？有需要嗎？

不管是還沒有讀到優良的保健書籍，或是大家正在閱讀的保健書籍還不夠好。只要看看您周遭的家人和朋友，您就知道到底有沒有需求：就是有太多不健康的人了。

美國每年在醫療「保健」上花費了超過一兆美元（那是一百萬個一百萬元耶！）都還無法使人健康，一本書做得到嗎？很有可能喔！我可以告訴您，這本書裡面的方法對我、我的家人，還有我過去三十年來所認識的人來說都很有效。

它或許也能幫助您。

美國史上矇騙社會最嚴重的一件事，就是告訴所有人：以維生素和自然的生活方式來改善健康，是沒有根據的迷思，不僅不易達到效果，還可能具危險性。

其實，要讓身體更健康其實並不難；它只是看起來難而已。至於它危險嗎？傳統上用來對付疾病的藥物治療才危險呢！

但在報紙、雜誌和電視上，都警告民眾要遠離維生素和其他營養補充品，儘管幾乎每件實際的使用案例，都反覆證明了這些營養補充品確實能夠減少疾病的發生。有效利用食物級營養補充品和天然飲食，不但能節省金錢，還能免除疼痛，並挽救生命。但是他們卻叫您別這麼做。

求人不如求己。特別是關於您的健康管理。

關於維生素治療最常見的問題是：「大劑量使用安全嗎？」這本書將一次解決您所有的疑惑。而我們可以在此提前回答您：是的，大劑量維生素的使用非常安全。在美國本土使用維生素的致死案例，每年不到一人。醫療藥品，即使是依指示服用，每年還是造成超過十萬人死亡。

儘管如此，只要謹慎使用，或許我們還是需要醫學的技術與工具。但除此之外，我們還必須充分利用具有療癒機能的「自然資源」——營養素和維生素。如果限制我們只能使用醫療藥品，那就好像要我們上戰場當砲灰。

基於這些理由，我們至少還需要再多一本保健書籍。而這本書就在這裡。提起精神，準備好來接受這場震撼教育吧！

維生素療法確實有效

她坐在角落裡，悄無聲息。這名五十五歲老年婦人的臉孔隱藏於陰影之中，總是低著頭面對牆壁。而她就待在那兒，日復一日。她沒有食慾，也從來不跟任何人說話。她的家人似乎已經試過所有方法了。是的，她正接受精神科醫生的診療；沒錯，她也在服藥。她的女兒告訴我：「其實，她一直在服用很多不同的藥物，沒有一種能幫她，有些還加重了她的病情。她已經試圖自殺幾次了。」

「現在，她很少離開她那個角落，也從來不說話。您有什麼辦法嗎？」

在這個時候，您可能想要揮揮您的魔法棒，但我們的生活跟哈利波特的故事並不太一樣。這是再真實不過的現實世界。也許這個病人自己已經不在乎了，但她的家人確實還是在乎。

我跟她其中一個兒子開始交談後，他們的親戚就開始湧進客廳。我不知道他們都從哪裡冒出來的，這棟房子肯定有個相當大的廚房。目前，所有的親戚朝著我圍成一個半圓，等著聽我提供一些有深度的建議，還有一些鼓勵。

面對著毫無反應而只盯著你瞧的整個家族，我感到有點不太自在（誰不會呢？）。但人家已經請求我提供建言，我還是得開口說話。我建議採用我所知道最好的細胞分子矯正療法：使用大劑量菸鹼酸（維生素B_3），以克為單位的服用劑量。接著，我準備好要面對他們的反應了。

沒有任何反應。但他們也沒有跑掉。

於是我繼續說明：「因為您的母親病得滿重的，她可能會需要特別大劑量的維生素，特別是維生素C和B群。但她首先最需要的是菸鹼酸，真正大量的菸鹼酸。」

「多大量？」在我左邊的一名男性親屬問道。

「一日數千毫克的劑量，分次服用，」我答道。「甚至可能是每天一萬毫克，或更多。」

他們持續聽著。我有個清楚的印象，他們當時正在思考一個看起來十分嚴重而絕望的情況，跟一個聽起來過於簡單的解決方案，兩者似乎不太搭調。但他們還是沒有跑掉。

有些家人現在坐了下來，有些坐在椅子上，有些坐在舊沙發上，還有些坐在陳舊的灰色地毯上。

我以為，嚴肅的提問現在應該要開始了。

完全沒有。有人問了我一系列關於高劑量菸鹼酸的服用，以及安全性等合理的常識問題。我解說了菸鹼酸的低毒性，以及需要大劑量分次服用的使用方法。我請他們要有心理準備，至少在最初階段，會有些頗為強勁但無害的菸鹼酸潮紅現象。並且，我建議要教育他的主治醫生們，讓他們知道患者正在進行什麼樣的治療。最後，我概述了以每日一千毫克菸鹼酸開始的治療試驗，並逐步穩定地每日額外增加一千毫克的劑量。

「我們怎麼知道什麼時候該停止增加劑量？」一個女婿問道。

「當她有回應的時候，」他的妻子回答。

「對吧？」

「是的，」我回應道。「目標就是服用足量的菸鹼酸，直到看見良好的治療效果。您們都能自己來判定。」

「那她是不是永遠都得持續服用菸鹼酸？」另一個女兒問道。

「是的，但不一定得服用像剛開始時那麼大的劑量。我們首先要看看她是不是有反應。不過，如果它有效的話，為什麼要停用呢？」

每個人都點頭。沒有人在笑。很難說服的一群人。當我離開時，心理明確地感覺到我並沒有帶給這個家庭很大的希望。

我的感覺是不是錯了？大約兩個星期後，我接到一通電話，是那名病患的女兒打來的，她聽起來明顯輕鬆多了，而且也非常開心。

「媽媽現在很好，」她很高興地說道。「她現在會來餐桌旁邊坐了。她會跟我們說話，好像什麼事都沒有發生一樣。這真的很不可思議。她停掉所有的藥物了。這都是拜菸鹼酸所賜，它讓一切都變得不同了。」

「這真是好消息，」我說。「您母親目前服用多少劑量的菸鹼酸呢？」

「每日一萬一千至一萬二千毫克。」

「您還記不記得，她服用多少劑量時開始出現菸鹼酸潮紅的現象？」我問道。

「這根本不用記，」女兒答道。

「她從來沒有出現潮紅的症狀。」

天啊！每天服用十一到十二克的菸鹼酸還不會潮紅。那表示她那時已經是嚴重缺乏的狀態了。

但不管是任何治療試驗，最重要的是有沒有療效。極大劑量的菸鹼酸，搭配其他維生素B群和維生素C，就能產生療效。而且是極大的療效。

「這真的很棒！」女兒說。「我們的媽媽回來了！」

那真是一個美麗的的時刻。

當月稍晚，患者的家人帶著這位行動自如，且積極健談的母親來看她的精神科醫生。她沒有必要去，但他們都希望醫生親眼看到她的復原。我不在那裡，但我事後聽說了當時的狀況。

「醫生告訴我們，服用這麼大量的菸鹼酸可能會有些副作用。」她的女兒說。「尤其是肝功能的變化。此外，他說，媽媽的膚色看起來稍微比較深一點。（服用過量菸鹼酸可能會有黃疸現象）那位醫生說，因此他認為她不應該再繼續服用菸鹼酸。」

「完全停止？一點都不能服用？」我說。

「是的，完全停止。他跟她還有其餘的家人說，她應該服用藥物，而不是服用一些維生素。」

我說：「通常會產生有害副作用的是藥物，而不是菸鹼酸。亞伯罕．賀弗（Abram Hoffer）醫學博士與其他在施用菸鹼酸方面有豐富經驗的內科醫師發現，菸鹼酸對肝臟並不會產生毒性。他們的研究報告說，菸鹼酸療法可能提高肝功能檢測的數值，但他們也指出這僅表示肝功能運作狀況很活躍。它並不代表潛在的肝功能病變。如果您的醫生想要進行監控測試，那是一回事。但是，阻止一位重病患者採用一個成功且已然有效的療法，那又是另外一回事。」

這真是令我大惑不解，直至今日，我還是不懂：為什麼就是有這麼多醫生對維生素療法存有偏見？幾十年前，費德瑞克·科林納（Frederick Klenner）醫學博士因其同事對大劑量維生素療法持有偏見，而感到十分沮喪，他寫道：「有些醫生寧願看到他們的病患不治死亡，也不願意使用維生素進行治療。」

我問她的家人現在決定要怎麼做。

「我們已經照醫生所說的做了，媽媽不再服用菸鹼酸。她又重新服藥了，服用三種藥物。」

然後她的女兒停了一下。我知道，最壞的消息還在後頭。

「結果，」她女兒聲音哽咽，「她現在又回到她的角落裡了。」

確實，這並非如哈利波特一般的童話故事。我很遺憾地說，這更像是電影「飛越杜鵑窩」（One Flew Over the Cuckoo's Nest）中的醫療暴政。當醫生偏好病人一直當病人而非正常人的時候，這其中就有很大的問題。

我們還有一個解決方案：拒絕庸醫，開始採取您的維生素療法吧！

PART 1
健康生活的技術

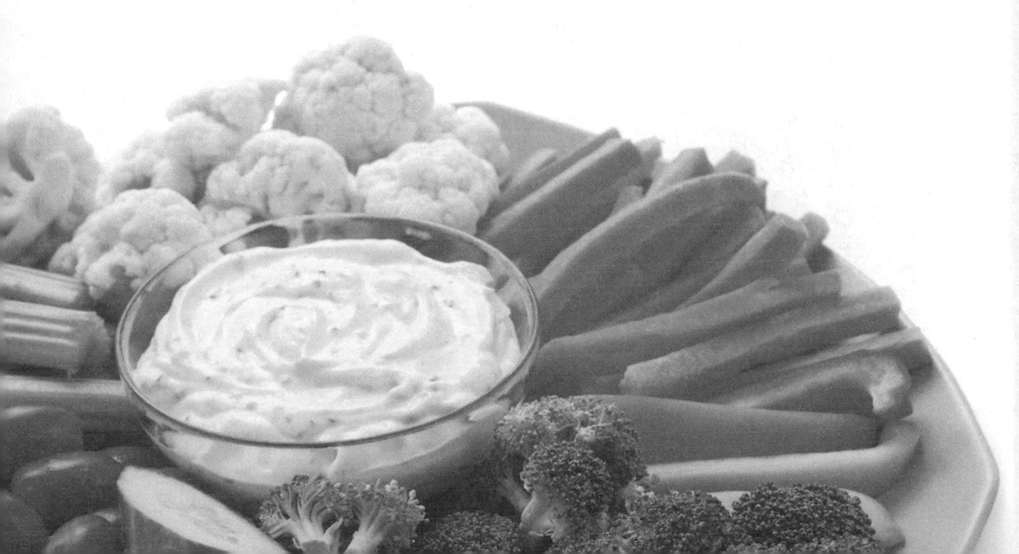

1 暖身啓動！

「將醫生開除？到底是那個瘋子會這麼說？」

我的回答是：一名健康的瘋子。接下來換我反問您：「假使不瘋健康，您還能瘋什麼？」還有，單單只向醫師說：「胡扯！」是不夠的；您還必須擁有一套積極、自主且實用的替代方案隨時候用，《拒絕庸醫》一書即為您提供了多則妙方。

不只健康是個大課題，自然療癒亦是。超乎我們對醫學所知，世上似乎存在著更多研究領域、更多學說以及病症。面對如此浩瀚之課題，當然需要去蕪存菁以萃湅出知識之寶，不過這也可能是您為何選擇本書的原因。

您無需通曉機械原理之各項內容即可駕駛汽車；您無需掌握電子產品之各項細節即可操作電腦；更棒的是，您無需擁有生理或藥理學相關之詳盡知識，即可啟用自己的身體。您需要的，反而是去了解使身體健康以及維持身體健康之最佳方式。此即本書重點：**如何採用實用、有效、安全的自然療法，使身體更為健康。**請從今天就開始運用本書；事實上，請從這一刻就開始吧。

《拒絕庸醫》同時也闡述一種態度；**一種由自己掌握決定權的態度。**首先，您必需擁有強烈的動機。您識得自身的病痛嗎？若是，照中國道家的說法，您即不再患此病痛了。（註：此為老子道德經第七十一章中「夫唯病病，是以不病；聖人不病，以其病病，是以不病。」之涵意，即說明識得病痛才能免於病痛。）

其次，《拒絕庸醫》亦提供背景知識。您需要知道重點所在以及因應之道。藉由研讀他人之研究，並以自身經驗確認該研究者之經驗，我們便可吸收其知識；而恰巧書中「他人」之身份皆為醫師。我並非醫師，當然亦不足以聰明到可自行編纂出相關知識。然而，所幸我有能力蒐集到研究人員與醫師們成功之研究結果，並與所有讀者分享他們所提供的知識。

《拒絕庸醫》最主要是教您為自己宣示主權。將近三十年來，我已與眾多人士共同努力，讓他們從充滿恐懼的病人，蛻變為自主，且自然健康的人。這是做得到的，而您肯定也能做到這點。

為何人們得受不必要的折磨

◆ 原因一：恐懼

由於青少年時期骨瘦如柴，中學時一聽到摔角課就令讓我面色鐵青。當時的我驚恐莫名；只要一站上摔角墊就等著讓對手痛宰，我很清楚自己會有什麼下場。我們體育老師，始終奉行羅馬競技場捉對廝殺的方式，總以身高將學生分組配對。然而問題就出在我身材雖高，卻十分纖細；因此，與我同樣高度的對手，便一成不變地都是那位巨無霸足球前鋒，體重不費吹灰之力就達到本人三倍之多。這就是為何我知道自己大難臨頭的原因。

面對確定即將要發生的災難，我必須儘速學會的不是摔角技巧，而是生存的要領。因此，我發明了史上最快速平躺法，旋即配合迅速翻身，並以大鵬展翅之姿平躺於摔角墊上。沒錯，我以身體做出了一個大大的「X」型，面朝下深陷墊子中。這招讓我得以全身而退，因此現在還能安然在此為您訴說當年勇。雖然不曾贏過任何一場對決，但也未有人傷得了我。

恐懼曾經只差一點就將我擊潰，但時勢造英雄，那樣的情境迫使我遠遠超出了本來的能力範圍。也許，您亦發現了自己正身陷類似處境。如果您恐懼疾病（試問誰不怕？），就會了解我要傳達的意思：您可能已準備好自己面對問題了。與本書相伴，您將擁有眾多替代性療法與預防策略來捍衛個人健康。而且，所有方式皆無需用藥。

談完摔角場上的英勇事蹟後，接下來，要跟您分享的另一件事是養育健康的下一代。**我一路照顧子女至大學離家，而這段期間內，他們連服用任何一劑抗生素的經驗都不曾有過。**這本書，就要告訴您如何學習使用我們曾經試過的自然療法。

有位士兵，曾與以「血與膽」勇敢性格著稱的喬治．巴頓將軍談話時坦言，自己對作戰存著恐懼。巴頓將軍回答：「孩子，我也跟你一樣啊。」士兵著實驚訝地說：「不可能！將軍您什麼都不怕呀！」

巴頓回答：「如果有人說他不懼怕作戰，那麼此人不是騙子就是傻子。」巴頓將軍對這名士兵，以及我們其他人所提出的忠告，至今仍然是不變的真理：**「不要相信你的恐懼。」**請注意，他並非說：「勿抱持恐懼。」他說的是：**「勿因恐懼動搖。」**

眾人心中皆有其懼怕之源。試試告訴四歲孩童，打針不可怕；或試著跟一位情竇初開的男孩說，打電話約女孩子出門約會並不可怕；試試告訴首次單飛的飛行學校訓練生，自己獨自飛行並不可怕；或者跟某病患說，大手術並不可怕——僅僅教人別怕是沒有用的：**消除恐懼的方法是揭露它的假象，只有真相會驅逐恐懼。**再也沒有比害怕罹病更強烈的恐懼，因此每個人都需要知識與工具裝備自我，找回個人健康自主權，使我們得以免於恐懼。

十幾年前在倫敦尤斯頓車站（Euston Station）等火車的時候，我無可避免地被一位當眾乞討的醉漢攔了下來。他一面對著我的臉咳嗽，一面告訴我他才剛出獄不久。為了證實自己所言不假，他出示了破爛不堪，卻仍可辨識的官方釋放文件給我看。在他繼續咳嗽時我碰巧注意到，文件上列著此人為結核病患。我急急給了個五十便士的硬幣打發他離開，以求趕緊呼吸到清新的空氣。

之後有很長一段時間，我一直擔心自己會得到肺結核——因為這是多麼近距離的接觸啊！然後，令我擔憂的事再添一樁；當我開始大學教職生涯，唯一應徵上的教學工作竟是到各個州立監獄。無巧不巧，我那些被關著的「固定觀眾」也是咳個不停。八分之一的囚犯呈結核病陽性反應，而我則是與一大群非常不健康的獄中男女，在一間又一間幾乎密不通風的教室裡共處好幾個小時。公家例行健檢中，全數監獄教職員皆需進行結核病篩檢，然而很幸運的我還是呈現陰性反應。

那我得到的結論是什麼？**人體免疫系統之影響力，其重要性更甚於病原體之接觸量。**或者，如同偉大的細菌學家路易斯．巴斯德所言：「**病菌無足輕重；它所侵襲的區域才是重點。**」此區域即為我們的身體——一處您有責任與權力管轄之領土。我們生活在一個充滿病菌的世界，而您能做的就是強化自體防禦系統以擊敗病菌。

◆原因二：錯誤的信念基礎

然而有些時候我們還是會膽怯。大多數人對於自我照護的恐懼，主要來自三項基本謬論：

1「您所受的教育不足，無法從事自我療癒。而這也是醫師存在的原因。」

2「自然療法並沒有足以治癒真正疾病的效力。」

3「大劑量維生素療法是危險的。」

以上皆非事實，卻是根深柢固的信念。而且，本書將證明這些論點都是毫無根據的。爵士音樂家尤比布萊克（Eubie Blake）說得最好：「**並非未知的部份會傷害我們，而是已知的部份未如想像中那麼好。**」

倘若您的醫師「不相信維生素療法」，那麼這位醫師不僅落伍，也欠缺科學眼光。疾病營養學並非一種單純的信念，而是種經臨床證實的經驗總結。

信念基礎有可能出錯。**然而使用維生素C粉末，直接塗抹皰疹患部，即可一夜治癒皰疹；高劑量口服維生素C，為世上最佳之全身性抗病毒藥物；維生素E可終結心臟疾病等種種療效**，全都不是單純的信念。

試試上述方法，並親身體驗它們的功效。總歸一句：**道聽途說不如親自試過。**

◆ 原因三：從未嘗試過

有句話我一直奉為圭臬：「**行事一成不變，結果也會一成不變。**」倘若您知道有些事已經行不通，何苦往死胡同裡鑽？山不轉路轉。別讓恐懼或信念基礎，致使您悖離這個最有力又淺顯的結論：有助於我們的，也許就是我們不了解的事。世間沒有人能保證新的絕對比舊的好，但如果您抗拒新事物，那麼百分之百確定您不得不在舊事物中做選擇。請搜尋所有可行之路，並為自己做出選擇。

看一次、做一次、教一次

超過三十年前，當我首次穿上手術袍成為手術室觀察學員，一名外科駐院醫師告訴我：「看一次、做一次、教一次——這就是我們學習的方式，」他補充說：「先觀察一次程序，接著執行它，再把它教給別人。把鉗子像這樣握著。沒錯，就是這樣。」他其實不該讓我協助手術，但我因此開始學會如何學習：觀察加上模仿。

有趣的是，這也是我學會駕駛飛機的方法。「注意，」我那位重達二七五磅、面色赤紅的飛行教官說：「假如你第一次嘗試時就做對，主考官便不會多要求你更多動作。」雖然我一樣害怕飛行測試，但還有一個更強烈的理由使我真正專心學習：我擔心超重又高血壓的教官極有可能在一英里高的空中心臟病發。假使他在空中奄奄一息，我是不可能讓他載著我飛回地面的。最壞的打算，就是我希望能控制住並安然降落這架飛機；我可不想英年早逝。

動機是個美妙的東西。生存本身可能就是最有力的動機：每個人最在乎的，莫過於生命。沒有人願意生病死亡，而生病的人最期望的莫過於好起來。這也是網路上最常被搜尋的，就是健康與疾病相關資料的原因。

本書的標題，主要為了鞏固您可自行學會自我照護管理的概念。但在大部份醫師都不願意教導我們的情況下，該怎麼做呢？我們只剩一條路可選：**自力救濟**。面對現實吧——要大多數醫師解釋其商業機密，跟要中世紀專業師匠傾囊相授市井小民，如何鑄劍、煉銀，或讀拉丁文一樣難。假使自己就能鑄劍，何必求助工匠？如果奴隸學會了提煉出銀的方法，他們即可贖回自由之身。倘若人人都識字，那麼，歷史就要改寫了。

改變現狀，進而改變自己的未來……這聽起來甚至更好，不是嗎？當我被問及我的最終目標，我的答案是：「**現在起就成為自己的醫生。**」我認為要做到這一點的方法之一，就是破解醫學中造成不必要迷惑的醫藥術語。另一個方法，就是同時呈現出天然保健之有效性與簡易性。

「容易」與「簡單」

直接問我治療的方法，或要求醫師為您診治，是容易的；不過，兩者都無法成功。想成為一名飛行員，您必須自己坐上飛機左側駕駛座，並花時間學習飛行。如果在醫療體系這架飛機上，您樂於只當乘客，那麼本書並不適合您。想要將事情做對，就必須自己來，而這更包括您的保健之道。您絕對可以了解它、執行它，並與他人分享好的保健方式。

改變生活方式，即可顯著改善健康。「這未免也太簡單了吧！」我們內心不免會發出批評。我們懷疑自然療法，因為它過於簡單似乎不會有效果；我們也懷疑自我照護，因為懷疑自己辦不到。我們長久以來被教育要成為一名好的消費者，而這當然也包括成為好的醫療服務消費者。然而我們卻從未被教育要健康自主。

好消息是，**疾病營養療法便宜、簡單、有效又安全**。當然，在一般認知裡，任何便宜、簡單又安全的東西，對付真正的疾病絕不可能有效。而且我們如果經由親身經歷，發現大劑量維生素療法廉價又有效，這時又會出現眾多「用藥派」人士危言聳聽，試圖說服我們這種療法不可能安全無虞。但維生素療法確實是安全的：每年因服用維生素致死的甚至不到一個案例。

藥物醫學：危險且致命

事實上，有證據指出，**醫師及藥物才是危險的。在美國，就算因服用正確劑量之醫師處方藥，還導致不良反應的住院患者，每年就超過七十七萬名**。此外，根據最新的研究報告，每年服用正確處方藥物致死者高達十四萬人。如果將服藥過量、處方開立錯誤以及藥物間之交互作用一併考慮進去，**因藥物導致之總致死人數將超過二十五萬名**。

醫院是個危險的地方。在定義上，一間醫院即為聚集一群病患之處。除了曝露於他人的疾病與感染的威脅之下外，醫院提供的藥物治療幾乎保證具有副作用，而其中許多副作用是危險的，且所有藥物治療皆所費不貲。一項針對住院病患的研究中指出，「在二百零七個病患住院期間，出現二百四十七例藥物不當使用，而其中有六十例是可以預防的。」可預防的藥物使用不當事件，導致病患平均多出四點六日的住院天數，以及將近五千美元的額外支出。「不僅如此，因為研究結果並未包括患者因而受傷，或醫療糾紛所產生的費用，結論之支出金額僅為保守估計。」

最終，我們還是必須決定該聽從誰的，尤其是這件事涉及人身健康時候。閱讀相關研究並親身體驗一下。從您決定不再讓醫療服務提供者，將您視為孩童般對待的那一刻起，一切就會改變。一開始，從平息跋扈醫師的氣焰，甚至到與家人協商的這段歷程或許不怎麼容易。然而這都確實做得到，特別是在您清楚自身有哪些可用的替代療法的情況下。這是一項挑戰，但它也是絕對必要的。

◆一些具前瞻性的警世之語

我覺得醫學是所有行業中的最佳選擇，因為無論做得好還是不好，都照樣賺錢。

——法國喜劇大師莫里哀（JEAN-BAPTISTE POQUELIN DE MOLIERE），

《我行我素的醫生》（THE PHYSICIAN IN SPITE OF HIMSELF,1664）

假如我們這些當醫師的把手上所有的藥都扔進海裡，對我們的病人就是功德一件，而對魚就是禍從天降了。

——奧利弗．溫德爾．霍姆斯醫師（OLIVER WENDELL HOLMES, M.D.）

我曾見識過傳統疾病照護之種種愚昧行徑。我曾目睹醫院提供白麵包給腸癌患者，並給白血病患者果凍當點心；也目睹過多所學校午餐時間，提供鮮紅色的寶寶思樂冰（Slush Puppies）給七歲孩童，之後造成學童集體嘔吐的中毒事件。而且，我看到同一批學童，之後排隊跟學校護士領取過動症藥物服用。

我曾見過醫院對兩週沒有排便的病人不聞不問。我也看到病人被告知只剩六個月的生命，但事實上他們可能還能再活六十個月。我看過人們從大病中康復，只是過程中得承受醫師痛斥他們採用自然療法。我也曾目睹由於醫院建議母親們別餵母乳，造成嬰兒頻吐配方奶的情況。我還看到有些狗食的原料成分，竟比一般學校或醫院提供的午餐品質還要好。

我已經看不下去了。

不需刻意在歷史書上翻尋大多數美國人被屠殺的原因。答案就在您家餐桌上。有句埃及諺語說：「**吃下去的四分之一是用來養活你自己，而其他四分之三是用來養活你的醫師。**」**我們錯的食物吃得太多，而對的卻又吃得不夠。**科學研究不斷顯示，美國全體國民普遍存在維生素及礦物質缺乏之症，而我們每年卻得因此花費超過一兆美元在疾病照護上。

南北戰爭中，為數將近六十五萬名男子陣亡。而將其他全部的美國戰爭加在一塊，大約也造成相同數目的士兵捐軀。這意味著美國歷史上所有戰爭之士兵總死亡人數約為一百三十萬。這是個極大的死亡數。然而今天，每年因癌症及心臟疾病死亡的美國人口竟然比這個數目還要多。

所以務必牢記，**疾病才是我們真正的敵人。**

第一次世界大戰有將近十萬士兵身亡，他們是在月復一月的槍林彈雨中捐軀的。這是一個持續了四年之久的可怕屠殺。然而，僅於開戰後兩年，即有超過二十萬人死於流感。美國南北戰爭期間，因病去世的士兵人數是作戰身亡者的三倍。**而今，美國每年因菸酒導致之死亡人數，幾乎與整個內戰時期四年加總的死亡數一樣多。**

對我而言，結果才是重點。替代醫學是有效的。以天然的方式治療及預防疾病，確實是安全、廉價並具療效。該是您親身體驗何者真正有效的時候了。

我的工作不是開立處方，而是陳述事實。身為人類，我們應該不受限制，自由採用所有合理的醫療方式。要做出合理的決定，我們所迫切需要的，是教育而非藥物。在《拒絕庸醫》這本書裡，囊括的全部建議治療方案，並非我個人的發明。我並非挑燈夜戰、閉門造車完成此書。而是收集了來自世界各地醫師們所提供之最安全、最有效的治療方式。

自然療癒並非要您遠離醫師，而是去除就醫看病的需要。牙醫不會因您沒有蛀牙而傷心難過；同樣醫師也不會因您身體健康而感到垂頭喪氣。自然療癒的想法，是希望人人獲得健康。第一步為積極想望健康。第二步是即知即行，以行動改善您的健康。每個人終究要為自己的健康負責，而且我們應該將所有已知可增進健康的選項，都納入考量。**種瓜得瓜，種豆得豆：身體自然會反映出您為了改善健康所作的努力。**

此刻即是開始的時候。就像另一句諺語說的：「不是此時，更待何時？不在這裡，會在哪裡？不是你，還有誰？」

這應該是個秘密，但我還是要告訴您。我們醫師其實什麼也沒做。我們只不過是幫助並鼓勵那些需要醫師的人。

——諾貝爾和平獎得主　史懷哲醫師

接觸自然療法

不是那些令人不堪回首的注射，就是那些血淋淋的場面造就了今日的我。

就我最早記憶所及，看醫生代表的就是在屁股上挨一針。當我還是個學齡前幼童時，我們那位家庭醫師的年紀似乎真的很大。在我成為他的病人前，他已有三十年家醫科執業經驗了。我曾注意到他那古董級的醫學學位，是在一九二〇年代取得的，而他的治療方式並沒有改良：他給了我一個自以為對病人好的微笑，然後要我父母硬將我屁股架高趴在那鋪著襯紙的黑色皮製治療台，接著直接朝著屁股捅了一針。在那個年紀我不可能有什麼太深入的想法，但顯然這些注射針頭對我造成的影響之深，並不僅止於一個方面。那時在我小小的心靈深處，總覺得醫學似乎不該只是一堆銀色的儀器與疼痛。

在高中時期，我看來像是（而且有時行為也像）那種，總有一天會成為一名醫師的學生。生物課時，我是那種任何東西都敢解剖的學生；而每個週六，我則待在家裡解剖蟾蜍、鯰魚及豬隻死胎。我將自己的臥室改裝成化學實驗室。我在校內成立一個科學社團，並參與未來醫師研習會。

某次，在一個地方性的醫學會議上，我們觀看了一部描寫外科手術的影片。從第一刀下去之際，我就知道我有克服不了的障礙了。在之後的討論時間裡，我詢問是否怕見血的人也可成為一名醫師。回答問題的醫師帶著禮貌性的微笑說，只有極少數人做得到。

在大二大三期間，我到各個不同的醫院見習手術。這似乎是個克服自己厭惡對活人動刀的好方法。第一次的見習，我搭了兩個多小時的公車，到達紐約州丹斯維爾（Dansville）的一家小醫院。當醫護人員將病人推進手術室時，身著白袍的我就站在病人正前方。來做乳房切片手術的這名年邁病人，年紀大到可以當我曾祖母了。當她朝著我轉過來時，絕對看得到我的臉色早已嚇得跟臉上的口罩一樣白。或許她還注意到了我額頭上冷汗直流的模樣。

她悄悄地說：「您不是位醫師吧？」

「您說對了，女士。」我回答。

「哦，是這樣啊！」她微笑著說，接著閉上雙眼。

我其實為了這第一次，老早就一直作心理建設。

整個手術過程，我努力撐了過去，看到了亮橘色脂肪，判定其為良性腫塊。那時我明白，對於只有一英寸左右的切口，我可以勉強忍住不吐。

從那次後，我陸續到一些更大的醫院裡，見習了更多不同的手術，而其中有個過程讓我特別難忘。那是另一位老太太入院，要進行腎上腺手術（腎上腺切除）。醫生解說這項手術是為了幫助病患減輕嚴重的關節炎疼痛。到目前為止，經歷過的開腸剖肚場面也夠多了，但看到手術團隊將她翻身後，往最下排肋骨附近大刀闊斧切下去的畫面，我還是嚇得目瞪口呆。我突然想起，沒錯，這是到達腎臟（而腎上腺就依附其上）的最短路徑。由於左右腎臟是由兩側肋骨所保護，我便等待著接下來該登場的肋骨開展器。突然一陣白光熠熠，主刀醫師握在手上的，竟變成一把巨大的金屬剪刀（tin snips），而其銳利程度就算要剪穿一輛別克轎車大概也不成問題。

天啊，他該不會真的要……

清脆的——「咔嚓」！

是的，一點沒錯，他剪下去了。

「咔嚓」！「咔嚓」！手術室中充斥著人類肋骨被剪斷的巨大聲響。沒關係，我心裡想，手術完成他們就會把肋骨歸位了。然而事實並非如此……，部份肋骨被移除，隨意棄置在一個外科手術盤內，這就是肋骨的終點站。之後，腎上腺便輕易地被切除了。您可能會認為，當下我就立志要找出一種自然無痛的關節炎療法。錯了，因為覺得自己更能面對手術及血淋淋的場面，我更有決心成為一名真正的醫師（註1）。

第一位要求我重新思考「醫師」真意的，是我在紐約州立大學布洛克波特分校（State University of New York College at Brockport）的一位教授，約翰．莫舍（John I. Mosher）。他要我好好想想，究竟追求的是成為一位披著白袍的醫師，或是真正使人康復？這是個重點，而我卻幾乎忽略了它。最終，我篤定認為，為了從事醫療行為，成為一位醫師是必要的。我希望能夠成為醫界金字塔頂端之一的菁英份子！

莫舍博士建議我去讀了一本書，是由英國醫師維斯特雷克（Aubrey T. Westlake）所著之《健康的模式》（目前已絕版），而這件事改變了一切。維斯特雷克博士寫道，在他漫長的行醫生涯中，他大多身陷於「搶救漏水船」的處境。因為內容描述作者尋求真正有效治療所作的努力，隨著不斷翻閱，我對此書也愈來愈著迷。他最後選擇了背離傳統醫學：採用草藥學、順勢療法、自然療法等我從未接觸過的方法。然而，維斯特雷克這名道道地地的醫師，卻從這些非正規療法中看到其存在的價值。我無法不去釐清它們，下意識覺得這些自然療法似乎有著某種重要性。

這才算剛起頭。閱讀活動真正的顛覆力，在於每本好書都會延伸出更多其他相關書籍。要不是老早存在著醫界異端的黑名單，我在大學及研究所時期看過的著作也足以創造出新名單了。我讀伊凡伊里奇博士（Dr. Ivan Illich）的《醫學的限制》（Limits to Medicine），謝德曼醫師（Alonzo Shadman）的《如何選擇適合的醫師》（Who is Your Doctor and Why），以及幾十篇營養學研究之相關論文。最後，是許多可敬大師，包括萊納斯．鮑林（Linus Pauling）、亞伯罕．賀弗（Abram Hoffer）、舒特兄弟（Wilfred and Evan Shute）、帕沃．艾羅拉（Paavo Airola）、伊旺．卡麥隆（Ewan Cameron）、理查．佩斯瓦特（Richard Passwater）、羅伯特門德爾頌（Robert Mendelsohn）、羅傑．威廉斯（Roger J. Williams）、愛德華．巴曲（Edward Bach）以及威廉．麥考密克（William J. McCormick），他們的作品說服了我，讓我明白自然療癒不只有效，更普遍優於傳統的用藥開刀醫學。

大學期間，我花了一年到澳洲國立大學學習。在澳洲，我與一名友人算出要達到萊納斯．鮑林建議的維生素C量，每人每天要吃下七百顆左右的柳橙。我沒辦法一天吃下這麼多的柳橙，所以很快地就開始每日服用維生素C補給品。從事畢業論文的寫作之際，我開始嘗試吃素。不過告訴您一件事實，我這樣做主要是為了少洗一些碗盤。我同時發現，素食花費更更少而且準備的時間也更短。我少碰了很多油膩的鍋碗瓢盆，而且還有一個附帶的好處，就是我開始覺得更健康了。

大約到了這個時期，我開始嘗試蔬果汁斷食療法——這是從我家狗兒身上學到的。有次剛好我家狗發高燒，一整天都蜷縮在飯廳的角落。我請獸醫來檢查，他說狗兒並沒有生命危險，只要讓牠安靜休息即可。接著這隻狗就在角落躺了三天，只有在喝水跟出門大小便時才偶爾動一下。三天內，這隻狗什麼也沒吃；牠一直昏睡，而我則在一旁觀察。到了第四天，狗兒又生龍活虎地回復原來的模樣，燒也已經退了。

這件事讓我開始思考。

不久，換我生病了。我病到鄰居擔心我的安危，上門來探視病情。我開始蔬果汁斷食療法；除了沒睡在角落（我也沒到戶外上廁所），基本上只是重複家中狗兒做過的事。令人驚訝的是，毫無進食的我竟然感覺舒服多了。就像我的狗一樣，我最需要的只有液體與睡眠。在沒有任何藥物的情況下，病痛很快就結束了。結局皆大歡喜，不過真正讓我感興趣的，是復原的這段過程。聽來不可思議，但在斷食的當下，是我有記憶以來生病時感覺最好的一次。當然可能是因為我病得太重意識不清，但這個簡單療法呈現的結果卻令人大大滿意。

我持續個人對自然療法的非正式研究。這促使我閱讀更多經驗豐富醫師所撰寫的自然療癒書籍。書中醫師們針對重症採取蔬果汁斷食、飲食控制、草藥、順勢療法、礦物質及維生素療法。這也影響了我，終於開始天天服用綜合維生素。

藉由閱讀，我們可以從中了解許多真相，但真要驗收知識，卻得等到有了孩子之後。照顧一個家庭的過程，會提供大量機會讓我們得知採用的方法是否可行。而這個反覆論證過程的結果，會告訴我們自然療癒是有效的。

是的，結果會告訴您自然療法的效果跟對抗療法（藥物治療）一樣好，甚至更佳。幾次與肺炎交手的經驗告訴我，**藥物治療的效率，並不及高劑量維生素C療法迅速有效**。至於我父親的例子，則是藉著每日服用高劑量維生素E，成功擺脫了心絞痛的毛病。他發現，維生素比起處方藥物更有效，也不會出現要命的副作用。

而家人之外，我亦曾經歷過多起「無藥可醫」個案藉著自然療法逆轉情勢的經驗：即將失明者回復視力、多發性硬化症獲得改善、精神疾病消失、惡性腫瘤縮小、無需手術即治癒肛門瘻管、免疫系統恢復正常、嚴重關節炎消除——以上種種以及更多未列出的案例，全都不藥而癒。當您一再看到上述情況發生，就會漸漸堅信：自然療法確實是簡單、安全、經濟而且有效的治療方式。而且，遇上真正的疾病，它們更是真金不怕火煉（註2）。

疾病照護是否非得痛苦又所費不貲？手術與藥物是否為治療之先決條件？醫院是

否真為恢復健康之最佳場所？醫師們是否壟斷了疾病相關知識？自然療癒是否只是一堆胡言亂語？別只是單純地相信；相反的，請親身驗證。到健康食品店閱讀幾本相關書籍、改變飲食習慣、在下次生病時，嘗試改以某種自然療法替代治療……請您親自找出答案。以上是我曾嘗試過的，而且也證明它有效。

註1：作者治癒八十歲關節炎患者成功療癒案例，請參考上集《無藥可醫》第二七六頁「關節炎」。
註2：以上作者所述之真實案例詳文，請參考本書上集《無藥可醫》內容。

勿因抱持異於尋常的見解而感到害怕，現今為人普遍接受的常識也曾一度被視為異常。

——羅素（BERTRAND RUSSELL）

反過來教育醫師

至今仍難以置信，三十年前我在毫無訓練的情況下，就被安排進入波士頓布里格姆醫院（Brigham Hospital）的加護病房（ICU）；而當時，我是名臨床實習生。川流不息的重症病患在心臟加護病房裡被推進推出，而這是我得待上整整一個學期的地方。這地方可不有趣：放眼過去全是電子儀器、各種儀表以及懸掛式監視器，就像潛水艇內的控制室，又小又擠。幾處未被救生設備佔據的狹窄角落，則硬是塞進了幾張病床。如果稍微避一下頭上的電線再跨過腳下的儀器，通常可以越過障礙找到病人；而我，就是這樣發現山姆的。

山姆是名七十四歲的退休消防員，剛因心臟病發作送入醫院。這位充滿猶太式幽默並帶著親切笑容的開心爺爺，跟我十分投緣，兩人一拍即合。慈祥的他，對我表現出的緊張、經驗不足以及年輕氣盛都顯露無限寬容。話說實習生的角色，應該是陪伴重病患者交談、讓患者放開心胸並使他們舒服一點。雖然山姆會告訴我關於他的事，但通常是他開話題讓我可以接著聊下去。現在回想起來，彷彿他才是我真正的輔導教授。我天天都期待著我們的訪談，但有天他的病床空了——山姆已於前一天晚上去世了。不久之後，床上又安置了新的病人。

對大多數的加護病房患者而言，存活機率約為一半。某天，我被指派去陪一位患有嚴重心臟病的四十歲足球教練作訪談。他眼睛連眨都沒眨一下，告訴我自己深知活著的機會只有一半。他接著微笑說：「不過，我曾經有好幾場比賽的贏率比一半還要低。」一個星期後，他的床空了——他活著回家了。

之後我被分配到樓下，陪伴一位三十四歲的癌症女病患。她正一步步走向死亡，然而最先進的醫療技術對她的病情卻無技可施。與加護病房病患通常只停留一個星期的情況不同，我們的訪談持續了一段更長的時間。我因此認識了她的先生，也知道這對夫妻心情很低落。當然，我可以更有同情心，但這對他們一點用都沒有。除了訪談與傾聽，我能幫的忙真是微乎其微。就在學期要結束前，她去世了。我記得的最後一件事，是在醫院長廊那老舊白牆邊的板凳上，看到她丈夫獨自一人坐著，埋首翻閱著一本醫學教科書……他還試圖要找出妻子的病因。

這一幕幕的景像，是我今日會投身這份工作的原因之一。難道現在我已經擁有治癒這些疾病的「仙丹妙藥」了嗎？並沒有。但我可以提供您幫得上忙的答案。現代藥物醫學既如斷簡殘篇的小說，又似不和諧的交響樂般缺乏完整性，而高劑量之營養療法正是我們在健康照護裡急需補上的那部份。唯有整合所有可行方式，才能有效對抗疾病。

醫學博士雀羅斯金（Emanuel Cheraskin）寫道：「**健康是西方文明裡最迅速衰敗的產業**」。而其他對於現代醫學的危險更加大聲撻伐的批評，則散見於羅伯特門德爾頌醫師（Robert Mendelsohn）所著之《醫界異端的自白》（Confessions of a Medical Heretic）、瑪西婭安吉爾醫師（Marcia Angell）所著之《製藥公司的真相》（The Truth About Drug Companies），以及由卡羅琳狄恩醫師（Carolyn Dean）所著之《現代醫學謀殺案》（Death by Modern Medicine）等書中。有些人永遠不會翻閱這些書，因為它們太令人不安了。我一整個家族全是醫師的擁護者，或許您家裡也是。對於目前已有的尊重，醫師難道還不滿足？社會給予醫師如此多的信任，其崇敬幾乎媲美宗教。想想看，我們很可能出生時並未受洗，也可能不會在拉比（Rabbi，即猶太牧師）或牧師的陪同下去世，但若沒有醫師簽署出生證明，我們甚至不算正式存在這個世界，而且要到醫師開立死亡證書後，我們才能完全避開國稅局討稅。

除了這些，醫師還坐享高薪、高社會地位，以及絕對的權威。拿破崙有句名言：「**死後接受審判時，醫師們比我們當將軍的，可能還要背負更多條人命的責任。**」而阿育吠陀（Ayurvedic）醫師作家喬布拉博士（Deepak Chopra）也曾說：「**仰賴癌症生存的人，比死於癌症的還多。**」

亞伯罕．賀弗醫師（本書序文作者）給了以下的評論：「**現代醫學一點也不科學；它不合邏輯、充滿偏見，還容易受到廣告煽動。**醫師並未被教育要自己找出原因，他們被設定要無條件接受醫學院及指導醫師所傳授的知識。過去二十年來，製藥公司以其巨額資金全權掌握了醫學界，而現在更控制了整個研究走向、教學重點，以及向社會大眾發佈的最新資訊。」

好消息是人們對現況比醫師更清楚；當涉及自然療癒與維生素療法時，患者現在會反過來教育醫師了。

親身體驗

曾在一個餐會場合上，我對著一屋子老人家們講解疾病營養學、自然療癒，以及健康自主管理的好處。顯然他們是真心喜愛我的演講：許多人頂著老花眼鏡注視我，而且台下這群花白頭髮的爺爺奶奶們，個個點頭如搗蒜。演講結束時，我邀請有疑問的觀眾上台。反應十分熱烈：一群人擠上了舞台，還有人趁機到講台拿走了我的小抄。

自然的生活方式的確有用，而且人們可以本能地感覺到它的價值。知道它後，人們會嘗試這樣的方式，繼而變得更健康，並將這樣的方式告訴其他人。就在最近，我接到了幾通令人心情愉快的電話。有一通是位現年八十八歲的女士打來的，她說她已經遵循攝取天然食品與補給品的生活方式快三十年了。她以前有著各式各樣的健康問題，直到完全調整飲食習慣並開始服用維生素才重獲健康。現在她說：「我根本不吃任何藥物，而且覺得自己健康得不得了。」另一位打來的是現年九十三歲的女士，她說早在一九七〇年，先生就患有嚴重的心臟病，而且病情並不樂觀。後來，埃文．舒特醫師（Dr. Evan Shute）要他每日服用一千六百國際單位（IU）的維生素E。而這到底有沒有效？看起來似乎有效：這位女士的丈夫現年九十二歲，到現在還是每天持續服用一千二百IU的維生素E——服用大劑量維生素E長達三分之一個世紀，不但毫無副作用，而且大大成功地控制住病情！

噓……這個消息千萬不可走漏出去！千萬別學什麼大劑量維生素療法！警告：自然療癒可能有助健康。而且，您若身體健康並使得家人朋友們也群起效尤，就可能摧毀我們的醫療與製藥產業。現在可沒人希望這事兒發生，對吧？

當然，如果您一定而且堅決要使身體康復並永保健康，那麼我猜您將會勇往直前，並繼續往下看。

2 自我教育

微波爐的發明者波西・史賓塞（Percy Spencer），僅受過小學三年級的教育。

「李爾噴射機公司」創辦人比爾・李爾（Bill Lear）書只唸到八年級，但他申請過的專利，就超過了一百五十項。他還發明了八聲軌錄音機，但學歷與發明王的頭銜對他似乎如魚與熊掌般無法兼得。

偉大的默片喜劇演員巴斯特・基頓（Buster Keaton）在學校待過的日子就整整一天。他的電影，被全世界公認為史上最出色的作品之一。

一九三九年，理查・迪爾沃斯（Richard Dillworth）設計並製造出「通用汽車電動車事業部」，首部 FT 型柴油鐵路機車，這款流線型機車，徹底變更了現代城市電車交通的樣貌。而其一生中所受的正規教育，卻只有半天。

堪稱史上最成功的作曲家歐文・柏林（Irving Berlin），從未學過如何讀譜。

這代表什麼意義呢？您（對，就是您）不僅可以學會成為自己的醫生，而且可以學得比您想像中還要好。這不是學校教育；這是我們該具備的知識。

當然，如果您考上醫學院，您將學會首重藥物的正統醫學。但在醫學院裡，可能不會有人教您如何避免用藥，當然也沒多大機會學到如何以高劑量的營養療法（又稱「細胞分子矯正」療法），來取代藥物治療。

因此，我們需要進入「非正統醫學院」，來學習另類醫療。《拒絕庸醫》是您大一的教科書。第一課，我會將「現代醫學」定義為：**「觀察有毒化學物質加諸於營養不良的人體內，所產生的現象研究」**。

今天，後台強大的現代醫學騙術不再前所未聞。只懂開刀給藥的醫師，更因長期忽略自然療癒的力量，造成了難以收拾的後果。

為什麼喬治．華盛頓早該開除他的醫生

「一七九九年十二月，華盛頓將軍自夜間醒來後自覺喉嚨疼痛。擔任『放血者』的管家被召喚，並從將軍身上放掉十四盎司（三九七公克）的血。清晨，家庭醫師趕到，接著在幾小時內又大量地為他放掉兩次血；同一晚，又加開了一劑氯化亞汞（calomel）。翌晨，醫師繼續追加一劑。當天不久，另一名醫師被派來一同會診，最後他們決定再放掉三十二盎司（九〇七公克）的血，但病情依然不見起色。於是，又開了十顆氯化亞汞，以及大劑量的吐酒石（tartar emetic）。另外，四肢採用了發泡

療法，而喉部也敷了膏藥。但華盛頓將軍仍終告不治。」

美國國父，喬治．華盛頓總統的死因是喉嚨痛嗎？不，是醫療方式害他賠上性命。華盛頓身邊，有著當時最好的醫療照顧團隊，而他們三天內為他放血的次數不下五次。讓我們來做些可怕的計算：第一次放血量為十四盎司，再來是三次被統稱為「大量」但未精確計數的放血，最後則是放掉整整一夸脫的血。假設三次「大量」放血的量亦為每次十四盎司，那麼總計就是四十二盎司。將所有放血量加總起來，大約有八十八盎司的血液從華盛頓總統身上被放掉。人體內，大約含有十品脫（五點七公升）的血液。八十八盎司的血液將近三夸脫（三點四二公升），足足超過人體血液量的一半。

要讓一代偉人倒下，無需動用陰謀，也不必派遣刺客——只消幾位愚蠢的庸醫就夠了。

不是你，還有誰？不是此時，更待何時？

沒人在意你懂得多不多，能力才是關鍵。

——布克．華盛頓（BOOKER T. WASHINGTON）

如果您希望政府能在醫療保健上為您看緊荷包，老實說，您肯定得耐心等候。如果您想遠離庸醫及藥物，您就得學會使用維生素與其他自然法則，來使身體康復並保持健康。這表示，您必須成為一位「**自給自足的健康管理者**」：掌握健康自主權、找出所有可行方案。並且這將由您本身執行，而非您的醫師。

您可能會認為，有關的知識醫師應該都懂。不過依個人淺見，那就像期待法國餐廳提供中華炒麵。請您回想，最後一次醫師拒絕開藥給您是什麼時候？最後一次醫師告知吃藥以外的療法，又是什麼時候？

古諺有云：「與其給魚，不如送支釣竿。」請勇於將此應用到自身的醫療保健上。醫師原本應該少開藥並多教育病患，但目前的情況顯然相反。選擇藥物治療，我們便只能永遠依賴藥物與醫師。可是就個人健康而言，我們終究得為自己負責。因此，我們必須學會如何過健康的生活，而且愈早起步愈好。

或許您認為我可以解決您健康上的種種疑問，可惜我並未提供這樣的服務。我所提供的服務正在您手中，必須透過閱讀才能獲得。研讀相關書籍並閱讀研究報告，是人人皆有的權力，也是我們的責任。當您直接進行這個步驟，就無需仰賴醫療行業了。於是，由於您不加以利用醫療體系，造成相關行業無法蓬勃發展，醫師們自然就不支持您握有健康自主權，不希望您利用住家附近的健康食品商店、社區圖書館或網路搜尋努力自學。事實上，許多醫師對於自主健康管理者，或多或少都帶著輕蔑的態度。

如果您曾遇過水電工或汽車技師對您說：「來，讓我教你怎麼做。」那您真是出奇的幸運。至於要遇上醫療專業人員用心教導您避免就醫，那更是少之又少。付費式醫療服務中某項不成文的基本假設為：您無法行醫師所行之事（而且若知其不可為而為之，簡直更是傻人行徑）。我可不這麼認為。

許久以前我的車在別州拋錨，水箱散熱器的冷卻液整個流了出來，把停車場的地面染得一片油綠。碰巧那天是星期天，找不到半個願意前來維修的師傅，身上也剛好沒足夠的錢請拖車，或在當地過夜等到星期一。因此我只能苦苦哀求，終於說服了加油站人員借我一些工具，並告訴我一些更換冷卻液水管的技巧。對您來說這可能只是小事一樁，但我當時不過是個十九歲的小伙子，而且從沒自己動手修車過。所以，眼前的一切真把我給嚇壞了。不過我最後學到，就算是台破舊不堪的福特老爺車，只要有決心肯花功夫在上面，一定修得好——我更換水管、加足水箱冷卻劑、歸還工具，然後開車揚長而去。

自己動手修車與自主健康管理，都需要一個基本的態度：**「這是學得來的，這是可行的，而且我一定學得會。」**

從經濟的觀點來思考這件事：如果我們下定決心不再依賴醫師，會怎麼樣呢？醫藥界認為：「我們當然活不下去。」而健康自主管理者認為：「或許我們活得下去。」**只要下定決心找回健康自主權，循序漸進地充實知識、吸取經驗，健康自主管理者就不再淪為只能依賴醫師的病患了。**

請勿因此將十萬火急的緊急救護，跟依賴醫師混為一談，並斷言此為愚蠢之舉。無論如何，一生總會有幾次得靠醫療專業協助。不過，我們仍可採取行動以大幅降低（遠超過我們認定）需要就醫的次數。**Doctor這個字，源於拉丁文的「老師」**。如果您的醫師是位優秀的健康指導者，非常恭喜您。若不是，那麼您絕對必須自己醫（教）自己。

提供您判斷醫師是否合格之快速評估法。詢問醫師是否同意以下說法：「我聽說天然的營養補充品，幾乎可取代所有藥物；所以，我不想營養及維生素補給品與藥物同時併用，我希望採用天然療法來取代藥物。」

倘若您的醫師無法容許這樣的觀念，或一付提不起勁的樣子，請利用本書提供的參考資料助您一臂之力。醫師及病患在醫療保健體系中犯下的最大錯誤，就是以為藥到就病除。我稱這樣的假設為「愛藥成痴」（pharmaphilia）——該是所有人擺脫這種想法的時候了。

病患們加油！

不要讓任何醫學專家或政客來誤導我們。找出事實真相，為自己做決定，讓生活過得更快樂，並努力讓世界更美好。

——萊納斯．鮑林

看醫師為何得等上幾個小時？難道醫師的時間比我們的更重要？正確答案：沒錯。您時薪達到數百塊美元嗎？您的年收入已晉升到美金六位數了嗎？這就是您得坐著等醫生的原因。

現在，讓我們換一下場景，變成醫師家裡浴室漏水，苦等水電工前來搶救。假設醫師等了兩個小時；現在，換成誰的時間比較值錢呢？上述例子看來似乎證明老天有眼，但兩個情境中的問題癥結莫過於無助感。我現在已經知道如何使用馬桶吸把（遇上了沒辦法）、鵝頸通管器（plumber's snake），而且馬桶清管器也用得挺拿手了。我也會修理安裝馬桶、燈具、排水孔與水龍頭……，以上種種說明我不需再苦等水管工人到府服務，因為我自己就是了。當然，我也知道自己能力有限，至少短期內還無法自行安裝工業用的高壓熱水器。

同樣的，當自己的醫師也有一些實際上的限制，但這不應被解釋為您欠缺足夠的能力實施自我照護。您能做的，比您想像中多得多。對於那些稱自己沒時間學習健康自主的人，我要請您記住這點：您一定可以找出時間。您該做的，只是將花在侯診室枯等的時間，用來學習替代療法。不僅如此，估計每人每天平均會花幾個鐘頭看電視——關掉電視，將時間用來好好研讀資料吧。

學習使事情變得更簡單

閱讀保健書籍請小心，您可能因為印刷錯誤而喪命！

——馬克・吐溫

專用術語至今仍是自主健康管理者的一大障礙。複雜的醫學專有名詞與高深的技術用語，是眾多渴望自己當醫師的人的絆腳石。您可以利用醫學辭典與網路搜尋，避開這個窘境。我經常使用並建議大家利用**《默克診療手冊》（Merck Manual）**查詢相關疾病（可至圖書館借閱，或自購收藏）。使用本書時請不要怕難為情；記得被問及多少英呎等於一英里時，愛因斯坦也曾遲疑地說：「我不知道。」當時問問題的人不敢相信愛因斯坦竟不知道這麼簡單的答案，不料愛因斯坦只是說：「這種查得到的東西，何必使得自己頭昏腦脹？」

一本《默克診療手冊》加上一本醫學辭典（如Dorland's或Taber's或其他多如牛毛的線上字典），將有助於揭露醫學的神秘面紗及其虛張聲勢的真相。

自主健康管理者，其實握有強大的資源。網路與公共圖書館，依然是您查詢並學習健康議題的兩大強力後盾。這裡並沒有醫師才可壟斷的資訊，人人皆可自行調閱相關資料。而醫學辭典，則為您破解艱澀的專業術語。有些偉大的著作可能您的醫師也從未看過，因此您最好也多少涉略一些。

我常收到許多對於自行搜尋、查閱與研讀資料覺得很為難（假設他們並非完全不願意）的人的來信。人們往往在未被要求的情況下，寄給我他們詳細的病歷。他們滿懷期待，希望我將所有資料看過一遍，並明確告訴他們該怎麼做……但我絕不會這麼做。請記住，我不是一位醫師。如果您需要諸如此類的服務，請直接向醫師掛號；想避免諸如此類的需求，請直接向圖書館員報到。

對於那些永遠無法滿足自己，追求保健知識這方面興趣的狂熱者（您比我清楚自己是不是），這些自學步驟將會是段快樂時光。眼前充滿著這麼多又好又有用的資訊，現在就等著您跨出第一步，漸漸學得照顧自己的健康需求。許多人是以網路當作他們搜尋資訊的第一步。這已不是方便二字所能形容了，只要上網，世界各地之公共與大學圖書館的資訊都垂手可得。

我們無需對疾病抱持恐懼，我們需要學習避免疾病的生活方式，還有它突然降臨時安全的因應之道。不過，假手他人幾乎是無法抗拒的容易，而學著自己來就完全不是這麼一回事了。

自然療癒的最佳書籍

「世面上有好多保健類書籍！」人們對我說：「我該從哪一本開始讀起啊？」以下，是我所推薦的一些最佳自然療癒類書籍，請到最常逛的書店或公共圖書館找找看。切記：即使是「絕版」書，都還是可以在圖書館裡找到。尋求圖書館員的協助，幫忙找到符合您切身需要的書籍。而在本書附錄的參考書目中，亦列出其他額外相關書籍供您參考。

◆ 疾病營養學

詹姆斯・貝斯（James F. Balch）與菲莉斯・貝斯（Phyllis A. Balch）合著《營養

治療的處方百科》第三版，是一本探討多種疾病與營養素、天然藥草及營養補充品相應療癒之道（法則）的出色作品（Prescription for Nutritional Healing, 3rd ed.Garden City Park, NY: Avery, 2000. 中譯本由世潮出版社於一九九六年出版，二〇〇六年再版）。內容簡潔、易讀，由權威醫學博士及合格營養師共同執筆完成，特別適用於抱持懷疑心態的讀者。

萊納斯・鮑林（Linus Pauling）所著《長壽養生之道》（How to Live Longer and Feel Better. New York: Freeman,1986. 中譯本由博思智庫於二〇一一年出版）。諾貝爾獎得主鮑林博士，在本書中針對各式大劑量維生素之運用，有格外透徹的解析。他同時以具有醫界公信力的科學期刊所呈現的研究證據，回應當時的醫界批評。鮑林博士有項過人的天賦，即為深入淺出的文筆。書中涵蓋了各種維生素與癌症、心臟疾病、老化、傳染病、維生素之安全性、毒性及副作用、藥物、醫師所持態度、營養記錄、維生素生化學，以及諸多其他內容。如果您只打算研讀一本健康書籍，這絕對是唯一的一本。

◆ 同類療法（順勢療法）

約翰・克拉克（John H. Clarke）所著《開方者》第九版（The Prescriber, 9th ed. Essex, England: C.W. Daniel, 1972）。如果沒有專屬的同類療法醫師，那麼這本由同

類療法醫師執筆的書，將是退而求其次的最佳選擇。在本書一開頭，您會讀到目前市面上最棒的同類療法入門簡介，而之後共三百多頁的資訊更是淺顯易懂。本書雖已絕版，但為了全家人健康，絕對值得您利用館際通閱服務或二手圖書網站尋找這份重要的參考資料。

◆癌症

夏綠蒂・葛森（Charlotte Gerson）與莫頓・沃克（Morton Walker）合著《救命聖經・葛森療法》（The Gerson Therapy. New York: Kensington Publishing, 2001. 中譯本由柿子文化於二〇一一年出版）。醫學博士馬克斯・葛森（Max Gerson）為史上第一個成功癌症療法之發明者。他藉著大量新鮮蔬果汁、營養補充品，以及全身排毒法，提供病患低脂肪、無鹽、低蛋白，基本上是素食之嚴格營養食療法治癒癌症。這本由葛森醫師女兒執筆的書籍，以治療細節、說明、技巧、注意事項、食譜、個案病例、以及參考書目等章節介紹此療法，匯集成一本唯有透過實際經驗累積才足以完成之鉅著。超過六十年的經驗證實，即便最嚴重、最絕望的癌症病患，都能藉由葛森療法，顯著改善其生活品質與存活時間。

亞伯罕・賀弗（Abram Hoffer）所著：《癌症預防與控制之替代及自然療癒法》（Alternative and Natural Therapies for Cancer Prevention and Control. East Rutherford, NJ: Basic Health Publications, 2004. Vitamin C and Cancer: Discovery, Recovery,

Controversy. Kingston, ON: Quarry Press, 1999）。這是賀弗博士之前一本優秀著作《維生素C與癌症：發現、復原、論戰》之擴充版。許多對照研究結果顯示，**維生素C確實可有效對抗癌症。此外，維生素C亦可減少化療、手術、放療等產生之副作用。**有愈來愈多接受正統醫學教育訓練的醫師，轉而支持維生素C療法。賀弗博士是位開路先鋒，而您的腫瘤醫師則有可能會成為下一個。

◆維生素C之安全性及有效性

史蒂夫・希基（Steve Hickey）與希拉芯・羅伯茨（Hilary Roberts）合著《抗壞血酸：維生素C的科學》（Ascorbate: The Science of Vitamin C. Morrisville, NC: Lulu, Inc., 2004; ISBN 1-4116-0724-4.）。完整收錄證實極高劑量維生素C療效之最新重要醫學研究摘要。作者以明白易懂的寫作風格，為讀者介紹抗壞血酸C療法，其破除維生素C迷思的內容，更是無人能出其右。此書雖非專業性書籍，卻囊括了五百七十五則支持性研究結論，是本最值得推薦的好書。

利維（T. E. Levy）所著《維生素C、傳染病與毒素：治癒疑難雜症》（Vitamin C, Infectious Diseases, and Toxins: Curing the Incurable. Philadelphia: Xlibris Corp., 2002.）。**維生素C是目前已知最好的廣效性抗生素、抗組織胺、解毒劑、抗病毒物質。**利維博士是醫界公認的心臟病權威，他於書中寫道：「**有效維生素C療法的三大重點為：**

劑量、劑量、劑量！如果劑量不足，將得不到預期的效果。」利維博士的書，以超過一千二百篇支持性的科學依據，提出明確證據顯示，維生素C能有效治癒疾病。內容直接犀利，不刻意避諱醫界眼光。詳實記載特定病症、特定劑量，是本實用且值得一讀的好書。內載令人震驚的細節，請將此書與您的醫師分享。

連登・史密斯（Lendon H. Smith）所著《維他命C臨床使用手冊》（Clinical Guide to the Use of Vitamin C: The Clinical Experiences of Frederick R. Klenner, M.D. Tacoma, WA: Life Sciences Press, 1991.）。分了矯正醫學先驅克雷能醫師（Frederick Robert Klenner），施行超大劑量維生素C療法近四十年時間，成功治癒了無數病患。「當醫師抱頭苦思，久久無法診斷出疾病時，即應開立維生素C給病患服用。」克雷能博士寫道：「我所有服用過維生素C的病患，沒有不因此受益的。」全書僅六十八頁，但字字珠璣、值得珍藏。

歐文・史東（Irwin Stone）所著《療癒因子：抗病維他命C》（The Healing Factor: Vitamin C against Disease. New York: Grosset & Dunlap, 1972.）。人類經由演化過程，繼承了需要卻無法製造維生素C的遺傳性狀。本書包含了超過五十頁的科學佐證依據，使它不只適合您的需求，更特別值得推薦給您的醫師。涵蓋的主題包括細菌及病毒型感染、過敏症、氣喘、眼疾、潰瘍、癌症、心臟疾病、糖尿病、骨折、創傷、妊娠併發症，以及青光眼。本書目前已發布網路版，網址：www.vitaminc foundation.

org

◆分子矯正（大劑量維生素）精神病學

亞伯罕・賀弗（Abram Hoffer）所著《治癒精神分裂症》（Healing Schizophrenia. Toronto, Canada: CCNM Press, 2004.）。此書為結集賀弗博士關於大劑量菸鹼酸治療精神分裂症、精神病，以及相關精神疾病經典系列叢書之最新綜合修訂版。本書介紹賀弗醫師在治療精神疾病方面成功使用維生素B_3超過五十年的豐碩成果，並可藉此得知何以他被譽為「分子矯正醫學之父」。

亞伯罕・賀弗（Abram Hoffer）所著《醫治孩子的注意力缺陷及行為障礙》（Healing Children's Attention and Behavior Disorders. Toronto, Canada: CCNM Press, 2004.）。針對注意力缺陷過動症（ADHD）兒童，本書提供取代藥物治療的真正有效營養替代療法。「憔悴的父母」（賀弗醫師的說法）需要立刻知道該做些什麼。選擇拒絕藥物的話，就必須接受妥善運用營養處方。介紹維生素治療過動症書籍中，本書是我閱讀過最全方位的作品，是一本出自一代宗師手筆的珍貴指導手冊。

◆心血管健康

威爾弗里德・舒特（Wilfrid E. Shute）所著《衰弱或健康心臟都需要的維生素E》（Vitamin E for Ailing and Healthy Hearts. New York: Pyramid Books, 1969.）。舒

特博士與其弟埃文．舒特，可以說是世界上最有經驗的心臟病專家，他們以維生素E成功治癒了數萬名患者。真理恆久遠，不要因為出版年代而動搖，不論今昔，維生素E的功效都跟舒特兄弟當年使用成功時一樣好。因為美國民眾的心臟病罹患率為癌症的兩倍，人人應該能藉由這本淺顯易懂的好書而大大受益。

《拒絕庸醫》網路搜尋指南

以下列出上網搜尋保健資料時，一些相關注意事項：

■留意以營利為主的網站。此類網站在銷售特定產品時無法迴避既得利益，因此他們的客觀性可能有待商榷（否則您還指望他們會有所不同嗎？）有的網站需要非常仔細才看得出其營利的端倪，但花點時間破解商人的把戲是值得的。

■留意提供「生病無關營養，從日常均衡飲食中就可以得到您需要的所有營養素」或「自然療癒是不科學的」之類的結論。這些錯誤資訊已經落後五十年了，而且經不起實際的考驗，當它告訴您某項資料絕不必看，您就特別應該去把它找出來並馬上研讀。

■留意由自行開業醫師，或其他以收取諮詢服務費為業的個人所經營的網站。這些專業人士會先在網站上對您略施小惠，提供些許免費資訊，然後針對您真正需要的服務，提出索費要求。倘若醫師在網站提供大量免費的訊息，例如其著作完整內容或大量相關文章，那麼該網站應該還是值得一看。

■基於上述原因，對任何人營運的任何網站都要小心為上，這包括我自己的網站，www.doctoryourself.com。建議採用我的芹菜（CELERY）系統：仔細檢視每則書面參考資料與個人經驗談，並且為自己的健康而讀。（CELERY 原文——Check Every Literature reference and personal Experience, and Read for Yourself.）

■有疑慮時，請留意背後的金主。我個人認為，檢視網站的資金來源是個不錯的方式。雖然並不是所有人都願意公開網站的完整財務情況，但該動作必能使網站極具公信與號召力。（順便一提，doctor yourself.com 網站唯一的資金來源是本人出書所得。我與所有營養補充品或保健商品業沒有任何財務上的關係。）

如果這一切聽起來像份工作，好吧……沒錯它就是，生活就是份工作。既然非吃東西不可，那就不如好好正確地吃，維護個人健康，是需要花時間的。您想花時間待在圖書館，還是醫生的候診室呢？花時間在電腦前搜尋，學到的健康資訊會比看電影時多很多。

但坊間不是一直流傳網路上充斥著一堆騙術嗎？當然，這也是事實。不過，正如您在幼稚園學到的，「絕對不是對罵的人所說那樣」。提供一個避免「盲從」的實用替代方案：動腦想一想，再親身體驗。**從今天開始，請您成為自己的醫生、管理自己**

的身體、改變生活方式並活得更健康。

分享長壽養生之道

幾十年來，我一直主張，人們應致力於組織社區健康自主合作團隊。這些都可以藉由社團、幼兒共玩共學團體，或社區守望相助小組漸漸組織起來。這樣的團體，可能會帶來十分驚人的好處。試想一下，如果您的寶寶半夜腸絞痛，鄰居們個個集思廣益，不吝分享各路資訊的畫面，這對於半夜三點驚醒手忙腳亂的新手父母，幫助有多麼大啊！再想想，一同分享治咳嗽發燒最好的處理方式是否也不錯？還有，您朋友的小孩是怎麼不用接種疫苗，就順利進入當地公立學校的？附近的醫生哪位比較好？有誰認識住附近的朋友，願意出借那本您遍尋不著的健康叢書？這延伸出的話題，幾乎包含了無限可能性。

這麼棒的一個團體，唯有在人人願意付出時間學習，並花時間無私奉獻時才能達成。這需要很多人勞心勞力，但卻是非常重要的。因為要成就一個團體需要人人無私的付出，然而只需一個害群之馬，就能使美好的經驗幻滅。

除此之外，也可能要考慮其合法性。為自己或直系親屬進行醫療協助的法律，不會有法律上的問題，但同樣的行為用在鄰居身上可能就屬違法。儘管有好撒瑪利亞人法（Good Samaritan laws）提供醫療援助者法律保障，法律仍規定，對於他人家庭的非緊急醫療援助必須僅以知識傳授方式進行。（註：在美國，好撒瑪利亞人法的目的是給予醫生、護士和急救人員責任豁免權，使他們在醫院以外為傷患急救時，沒有後顧之憂，美國法庭的判決，也努力為急救人員的救護行為提供保護。）

不過只要付出的協助是無償行為，而且謹守知識傳授的本質，我不認為有任何陪審團會對此定罪。

這些法律規範，就是醫師為何存在、看診得付費，以及大眾生病一般習慣看醫生的原因之一。而這也可能是當您針對自身健康問題，嘗試學習自然療癒時，一開始往往覺得自己孤軍奮戰的原因。然而事實並非如此。我覺得您與自己的家人，絕對有辦法組成很棒的家庭健康互助團隊。如果朋友或同事也一起加入，那就更好了。

您還可以善用網路健康友好社群，進行相關主題的線上討論。這是一個與世界各地可能有類似健康問題及經驗的人士，共同分享知識的方式。

自然療法是否過於簡單，所以不可能有效呢？

江湖一點訣，點破不值錢。

——福爾摩斯與華森醫生交談之對白

教育界有項規則是：「不能把教學變得太簡單」。但我也聽說過「接吻（Kiss,Keep It Simple and Stupit）」的原則：保持簡單、低能。**人體的構造肯定極為複雜，但它對我們的要求卻極其簡單**。由一萬五千個左右的零件組成的汽車也同樣複雜的，可是只要簡單轉動鑰匙，車子就能啟動。對您身體而言，正確的飲食就是啟動的鑰匙。良好的營養不只可提供預防性維護所需，它也提供了更多其他的幫助。

與車子不同，我們的身體會自行修復。即使醫學界也坦承，**大多數疾病是在醫師什麼都沒做的情況下自動痊癒的**。因此，我愈來愈尊敬那些不願干預身體正常修復程序的醫師。信不信由您，十九世紀期間，美國有一群醫師發起了一項，給病人看診後開立不含藥物的安慰劑運動。因為就診病患較少發生不治情況，這些醫師的門診竟因此變得十分熱門！假如親切的巡房配合安慰劑（不含藥的糖錠）就可使病情改善，這是好事，因為無害而有益身體的事才是一劑良藥。但透過正確的飲食改善健康仍是較好的方式。

良好的營養與維生素無法直接治癒疾病，唯有我們的身體才做得到。是您提供的原料與身體與生俱來的智慧共同合作，才使得身體康復。您提供了磚頭與水泥，使石匠能堆砌堅固的牆。

沒有材料，即使巧婦也難為無米之炊。沒有足夠的營養，身體同樣無法自行修復。因為身體有著驚人的能力，我們的角色相對變得十分簡單。

終歸一句：這的確非常簡單；而且，它也是真實有效的。

◆由內而外消除症狀

身體會透過許多方式，讓我們知道健康出了狀況。例如疼痛症狀就是其中一種方式，告訴我們應該停止繼續從事造成疼痛的行為。服用止痛藥解除疼痛症狀，就像駕駛一輛引擎油壓燈持續亮著，卻用黑色膠帶將它貼上不去注意其警告的汽車一樣。如果繼續以這種方式開車下去，引擎很容易就會報銷了；如果您願意停下來打開引擎蓋看看，您便可以妥善地預防任何進一步的麻煩。

每一天，都有數以百萬計的人忽略了疼痛或不適的警告燈，繼續駕馭著自己的身體。**止痛藥無法解除疼痛的來源或原因——它們不過是用來掩飾身體警告的黑色膠帶**。當人們最後被送進醫院躺在病床時，還不曉得發生了什麼事。身體未受到該有的關注，無人打開引擎蓋檢查，使得身體操勞過度不支倒地，彷彿一台即將報廢的車輛。

我們需要用心體會症狀並找出真正的問題所在——它們是生活方式錯誤百出的指標。消除復發症狀最好的方法，是終結那出錯的源頭、找出根本原因，加上改變錯誤的生活方式。丟掉壞習慣並不再為自己找藉口，並用正確的飲食、運動、飲用果菜汁，以及服用維生素。**即使最守舊的醫療人員也認同，至少有三分之二的疾病是生活習慣病，但我認為這個比例應該還要高得多。**

漫無目的用藥物治療症狀，既費時又耗錢。參加飛行員儀表操作訓練期間，我學會了「**不要試圖校正指針**」——如果您做到了，飛到什麼地方都沒問題。對於症狀緊盯不放的習性也適用此一道理。**如果您只是頭痛醫頭、腳痛醫腳，您可能得在領藥處虛渡一輩子。**

藥物使用的宗旨，就是消滅症狀。只要看看市面上所有的非處方及處方用藥就會知道原因。中止鼻涕疏通鼻塞、抑制咳嗽打噴嚏、軟便消除便秘、退燒、消除皮疹、中和胃酸排除胃痛等，都是藉由多種藥物消滅症狀。

這是個巨大的商機。二〇〇三年，全球藥品銷售額將近四千九百二十億美元。光北美地區，藥品銷售總額就超過為二千二百九十億美元，以飛快的速度多成長了十一個百分點。可觀穩當的藥品利潤，來自傳統藥理概念：**每一症狀即對應特定疾病**。其治療方式，是透過引進身體不熟悉的化學藥品達到治療目的。

手術是藥物治療合理的商業夥伴：當藥物宣告失敗，就以手術方式切除病灶。並於可行的情況下，植入一個新的替代品。只要能夠尋得合適的捐贈者，身體各器官都可拆卸更換。這好比房地產業：在拆除中獲利，而且不管那一種都要付費。

不需要藥物或手術的健康人士對醫藥產業而言，比什麼都更具威脅性。我建議您成為這樣的人。

如同藥物與手術是現代醫學的雙叉，**自然療癒也有兩大護法：細胞分子矯正與排毒療法**，提供身體所需用以自行療癒的物質（例如維生素和礦物質）。在您體內所有細胞，絕對需要這些天然物質以維持生命。罹病的身體所需要的，是更多營養物質而非藥物。您體內沒有一個細胞是由藥物組成的。過去幾個世代，被稱作自然療法或自然養生的解毒療法，包括了身體淨化技術，如飲用蔬果汁與斷食。

細胞分子矯正與排毒療法，可將各式症狀由內而外消除。關鍵是解決大多數疾病的基本成因：長期不健康的生活習慣。改變您的生活方式，從此便能改變您的健康。人體並不是藥物作戰的戰場，它是具有高度智慧、無可限量且複雜的生化系統，只要給予適當條件，便會自動修復健康。

◆強大的自然療癒力

也許您對身體能「自行療癒」這回事缺乏信念，但請回想一下，您這個身體是怎麼來的？您的身體，是兩個被稱為精子與卵子的初始半細胞，結合後再複製的結果。在完全無人監督的情形下，這兩個微小細胞的結合體，成為一顆叫作「**受精卵**」的細胞再分裂組合，轉變成您現在身體——擁有萬億個高度分工細胞的生命體。而您每天花多少心思來監督這多達萬億的細胞？您會緊盯著每個細胞將營養物質吸收進去嗎？您會控制體內每個細胞碳、氫、氧各項成份的比例嗎？您必須全天候提醒自己記得呼吸，或每分每秒檢查心臟是否仍在跳動嗎？

現在，就您目前所在位置，請花一分鐘時間嘗試以下實驗——企圖用意志暫停生命。我預料您無法達成此目的。**這種讓身體持續生存的傾向被稱為體內平衡（homeostasis），與生俱來的生命力量所產生的自然平衡讓身體順利運作，不論這是否出自您的選擇。在停下來企圖以意志阻止身體運作的當下，或許您也同時感受到體內回應了一股持續運行的力量——這就是自然療癒背後的神奇力量。**

不論是源自於自然療法，或是摒棄對抗醫療而走上正確之路，**自然療癒力（拉丁文為 vis medicatrix naturae）確實是所有的療癒的根本。**您的身體會自行療癒，這是自然療癒的第一條規則。到目前為止，我們談過**「傾聽」身體的求助訊號（例如疼痛與不適），以及不以藥物隱藏或掩蓋此線索的重要性**；我們目睹過自然療法透過改變飲食及均衡營養的方式，成功根治疾病症狀；我們還說過身體具有邁向健康的趨勢，而且此趨勢既強大又具自發性。因此，我們有權在此打住並問：「如果身體會自行療癒，為什麼世界上還會有這麼多疾病，這麼多受病痛折磨的人呢？」

◆污染的身體

許多世紀以來，許多自然療癒的倡導者堅信，大多數疾病只是某一原始疾病的不同面貌，這個病源被稱為 systemic toxemia。systemic toxemia 基本上的意思是「污穢的身體」。疾病的根本因素是身體充滿了廢物，或如柏拉圖所言：「**我們已使身體成為一座活的污水池，逼得醫師不斷為我們的疾病發明新名詞。**」

慢性便秘是我們污染身體的方式之一。幾個世紀以來，醫學作家們一再地評論這個令人不舒服真相。二十世紀推行腸道淨化的兩位最佳代言人——亨利．林德勒博士（Henry Lindlahr）與更著名的約翰．哈維．凱洛格博士（John Harvey Kellogg）。而更近代的代表性人物，則是鮑林博士（Linus Pauling），他說：「**我從一份由一群醫師所發出的共同聲明得知，他們認為應該告訴患者不必擔心便秘問題。我覺得病患應該擔心此問題；毒性廢物過於長期積存於體內，是嚴重有害身體健康的。**」便秘意味著排泄功能不佳。您身體這輛完美跑車的排氣裝置出現了一個大堵塞，導致毒素積聚。**便秘公認與糖尿病、癌症、心臟病，與其他主要慢性病的成因息息相關**，而這樣的推論極為合理。積滿垃圾的身體可能以各種疾病方式向您表達其困境，生命體中每一處積累垃圾的部位，一邊想拼命甩開這些廢物，一邊呈現著虛弱、營養不良的狀況，而最終產物就是慢性病的形成。

以上陳述並不是要指責便秘受害者，而是藉此提醒世人以防止更多受害者的產生。並且，這不只是單純的便秘問題而已。吃垃圾食物、服用不必要的藥物、沒事就守在電視機前……這些對我們一點好處也沒有。通常許多年後，身體的力量隨著時光推移消耗殆盡，而天然的防禦力也遭到削弱，於是它似乎再也無法運作自行療癒。

也通常恰巧在這個時間點，往往會出現疾病處理中的致命錯誤。由於病理現象明顯，生病的患者在此時看起來更加無助，於是被施以各式各樣的藥物與治療，以對抗疾病。不幸的是，這樣一個看似合乎邏輯的行為卻是大錯特錯。對掙扎求生的身體來說，引進更多污染身體的外來物質是一點也不需要的。身體需要的，是少點錯誤物質（藥品）跟多點正確物質（營養素）。當然，這樣的觀點與醫界完全大異其趣。

◆兩座湖泊的比喻

假設有兩座完全相同的湖泊，稱A湖泊與B湖泊。同時再假設每座湖泊旁各緊鄰一個城市，而這兩個城市也完全相同（不用多想就知道，我們要稱這兩個城市為A城市與B城市）。兩個城市都會將污水與其他廢棄物傾倒到鄰近的湖中，由於工廠、房屋及公共建築，常年排放廢水並丟棄垃圾至湖中，結果A湖泊與B湖泊均遭到嚴重的污染。

藉由測試水中大腸桿菌存在與否，我們可以判斷水質遭受污染的程度。如果水中存在大量此類菌群，就表示水質不乾淨。經過測試，兩座湖泊均遭到污染並出現大腸桿菌。於是，人們開始分析造成湖水不潔的原因，並討論因應之道。

兩個城市委託A博士（採取對症下藥方案）與B博士（採取生物性方案）各針對A、B湖泊研究相關資料以求解決之道。A博士研究結果如下：「由於出現大腸桿菌，我們知道A湖泊遭受污染，因為正常情形下大腸桿菌與污染幾乎同時存在。既然如此，導致湖水污染的原因必定是大腸桿菌。因為污染由細菌所引發，只要消滅細菌，污染就會一併消除。因此我的解決之道，是將能殺死所有細菌的化學藥品添加到湖中。」

遵照A博士的指示，兩卡車的各式化學藥品全數倒入A湖泊裡。這肯定能殺死所有大腸桿菌；而且，在下一次的水質測試中，果然也完全沒有大腸桿菌的蹤跡。於是A博士作出結論，目前水質已獲改善。

B博士採取不同的方法：「我們知道B湖泊遭受污染，也清楚湖中存在大腸桿菌。此菌在污染環境中大量繁殖，因為廢棄物提供它們食物來源。之所以出現如此多的細菌，是因為湖泊裡累積了大量的污水與其他廢棄物。所以，要除去湖中細菌，首先就得除去湖泊裡的廢物。我們應該停止或至少大規模減少流入湖中的污染物。如此一來，湖泊會藉由本身的自然淨化步驟分解廢棄物質，而且在沒有多餘污染物的情況下，湖水可再度回復潔淨樣貌。同時因為細菌所依賴的食物來源不斷減少，細菌造成的污染也會自動降低。」

遵照B博士的指示，B城市設置了數座污水處理廠，並施行了其他污染物減量措施。這大大減少了流入B湖泊的廢物，而且細菌量也下降了。再次進行大腸桿菌測試時，也幾乎檢測不出細菌的蹤跡。於是B博士作出結論，目前水質已獲改善。

接著，我們來看看真相到底如何：除了原來的廢物與添加的有毒化學物質，A湖泊還要再加上每天持續排入的污水量所造成的污染。但A博士卻因為湖中沒有大腸桿菌，宣佈水質乾淨無污染。另一方面，由於排放到湖中的污染源已被阻斷，B湖泊中幾乎不含任何廢棄物質。少量排放至湖中的廢水，已先經污水處理手續極易自然分解，因此湖水中並不含任何化學物質。

您希望由那座湖泊提供日常飲用水呢？您認為哪座湖泊是乾淨的呢？

基本上，A博士採用了對抗療法的觀點來看問題，而B博士則採用了自然療法的觀點。A博士就像位優秀的對症療法醫師，將心力完全集中在消滅「病菌」或「導致」污染的細菌或湖泊的「疾病」。為了支持細菌為問題之源的前提，他列舉此細菌總是伴隨污染出現的事實。

B博士同樣也看到細菌伴隨污染出現的情形；然而，他卻不認為是細菌造成了污染，反而判斷是污染導致細菌出現。這也是自然療法宣稱「**遭到污染的身體，才是大多數感染與疾病之源**」的道理。偵探出現在犯罪現場，並不表示他就是犯罪主嫌；同樣的，細菌在病患體內被偵測出來，也不意味著它們是導致疾病的來源。

如果給予身體機會，開始以拾荒者試圖清理垃圾的心態看待細菌，而不是視它們為致命的小搗蛋鬼，我們便能看到自然療癒的確定性，以及身體自動清除病源的特性，並開始累積信心。如果您的身體強壯又健康，病菌就會變得無足輕重了。

畢竟病菌遍佈四處，但為何不是人人都生病呢？如果有適合的傳染途徑，此刻在您舌頭和嘴裡，已有夠多的細菌類型足以消滅您所有鄰居。但它們沒辦法，也不會造成這麼大的危害（在正常情形下，事實的確如此）。唯有不健康再加上虛弱的免疫系統，才能為細菌提供增殖的機會。

那麼，是什麼將疾病消滅呢？答案是強化的健康狀態。用藥殺死細菌並無法增強健康狀態，這樣做僅能消滅細菌而已，試圖以藥物殺死病毒，更是難上加難。當病菌跟許多農業害蟲一樣，對消滅它們的藥物產生抗藥性時，新的藥物就必須不斷開發，以求早一步扼阻微生物世界的快速變異。目前已有某些產生抗藥性的變異菌株，任憑我們使用所有藥物都無法消滅。所以，不管看多少醫生吃多少藥，光靠塞滿藥物的身體來對抗這種病菌是完全無效的。自然療法提供了一則完全不同的方法：增強健康以消滅疾病。您愈早開始，效果就會愈好——何不現在就試試看呢？

3 增進健康的快速入門

這不僅是最佳指導範例，也是唯一的方法。

——艾伯特．史懷哲醫師（DR. ALBERT SCHWEITZER）

以下用以扭轉美國本土的「不健康問題」的初步重點包括：**消除不良生活習慣、減少對藥物的依賴、改善飲食型態、增加運動量。**這些行為改變，在實行上的花費也很低廉。

消除不良生活習慣

如果您打算為自己的健康努力，首先該做的就是停止對健康有害的舉動。只是，您願意努力到什麼程度？如果預設立場，您的成功也會因此受到限制。所以為了健康，我們要不惜一切代價。

曾經有人說過，人類無法愚弄大自然，至少無法長期操縱。如果人如其食，您只要吃進一大堆不健康的東西，就不用指望身體會健康。如果您提供身體良好的食物而且擁有健康的生活方式，您會變得更健康也更有朝氣。

每個人都有需要改善健康狀況的地方。馬克・吐溫（Mark Twain）舉了個醫師與嚴重臥病在床的老太太為例子。醫師告訴這名老婦人，她必須停止喝酒、謾罵以及吸煙。但老太太回答她一生中從來沒做過其中任何一件事。醫師說：「如果您這麼認為，那就是您個人的問題了，因為，您完全忽略了這些不良生活習慣。」馬克・吐溫附帶批評：「她就像是一艘棄貨仍進水的沉船。」（喻無可救藥）

您有什麼不良的習慣？是什麼習慣讓您不健康？以下列出可能破壞您健康的常見不良生活習慣。透過這項清單，看看您還有什麼東西可丟出沉船外。

■吸煙——每年有超過40萬名美國人死於煙害。所有吸煙致死的案例都是完全可以預防的。在我看來，這是對身體健康最不利的事情。現在就戒煙吧。

■酒精——即使少量飲酒，也會損害大腦及身體細胞。含酒精成份的飲料一般也都含有化學添加物；大多數自殺事件都與酒精相關。放下酒杯吧。

■睡眠——剝奪睡眠時間會使得所有問題變得更糟。真正需要熬夜的情況極少。先將電視關掉再拿本書上床讀到想睡為止（應該不需要太久）。每晚充足的睡眠，勝過多數渡假充電的效果。

■濫用藥物——濫用藥物包括過度服用處方藥以及毒品成癮。雖然較不明顯，成藥上癮也屬濫用藥物其中一項。頭痛的主因並非阿斯匹靈缺乏症，而消化問題也不是由於服用的制酸劑不足所造成的。找出疾病的真正原因；它正從您的餐盤裡盯著您看呢。

■肥胖——您是否超重百分之二十以上？我們大多數人都是。您有可能遇到更多健康上的問題，包括心臟病、血壓高、糖尿病、癌症、睡眠呼吸中止症、關節炎等，壽命較短的情況就更不用提了。如果您出國旅遊，試著玩「找出美國人」的遊戲，一眼望去他們通常是超重最多的人。把多餘的體重減掉吧！

■咖啡因——飲用咖啡並非完全無害。如果您有「早上不來杯咖啡，一天就沒辦法開始」的情況，那麼您對咖啡因這種興奮劑已經產生依賴了。對某些人來說，即使少量咖啡因都會引起睡眠障礙、心律不整，以及酷似躁鬱的症狀。

■巧克力——吃巧克力對情緒帶來的負面影響，比您想像的還嚴重，而您可能是受害者之一。可可鹼（theobromine）與其他的巧克力化學成份，可能會引發巧克力敏感者的所謂「大腦過敏症」（cerebral allergies），進而導致某些無法解釋的失眠、焦慮、憤怒現象。嘗試以其他食物代替巧克力吧。

■糖——糖並不是您的朋友。只要無糖，您的身體馬上變得健康。您會發現自己的情緒波動變少了。而且，體重計上的數字會明顯下降。一段時間後，您還會發覺看牙醫的次數也往下掉。但最重要的是，您會注意到自己的心情不再往「下」掉了。

■憂慮——憂慮是沒用的。曾有位一百歲的人瑞老奶奶，被要求給予其他人一點長壽的建議。她說：「嗯，我認為人們不應該憂慮：我們憂慮的事情，有百分之九五從未發生，而發生的那百分之五，反正我們也無能為力。」憂慮、壓力與不安是造成身體健康問題的主要因素。

■碳酸飲料——如果您打算喝點東西，為什麼不選些有益健康的呢？碳酸飲料會侵蝕牙齒的琺瑯質（因其含有碳酸及磷酸），而且似乎也是腎結石的誘因。

■人工甘味劑——食用人工甘味劑（味素或代糖），就是用一堆化學物質取代糖進入您的身體。這會比較好嗎？

■肉品——吃肉是一種傳統，但卻不是必要的。您需要蛋白質，然而，並不一定要殺害動物您才攝取得到它。

■垃圾食物——垃圾食物讓您吃進多餘的熱量，並為大型食品企業貢獻額外利潤。鹽、糖、油脂對您的心臟、血管，以及其他所有器官都不好。

■化學成份及食品添加物——您目前吃的東西裡，是否含有任何您連發音都唸不出來的化學成分？為什麼要吃這種東西？我們的身體並不是一間化學實驗室！您需要更仔細地閱讀那些食品上的標示。

■操勞過度——您可能太努力工作。梭羅（Henry David Thoreau）說過：「經過多年辛勤耕耘，農夫事實上並未掌握他的農場，而是農場操控了他。」我們應該為生活而工作，而非為工作而生活。

■未充分咀嚼食物——未充分咀嚼食物會導致許多不同的健康問題，從單純的消化不良到慢性胃酸逆流都可能發生。我們不是狼，細細咀嚼吧。

■便秘——便秘使得您的身體變成堵塞的下水道。吃生菜水果、半杯糖蜜（molasses）（註1），或一罐德國酸高麗菜（sauerkraut）（註2）就可以終結便秘。

■進食速度太快——吃飯速度快幾乎是消化不良的保證。來點音樂、放鬆並忘掉那些讓您有壓力的商業午餐。

註1：糖蜜（molasses），為黑糖精製成白糖過程中的加工副產品，甜度不高，但為有機成份及礦物質，若經發酵，更可製成富含B群的酵母，極具營養價值。

註2：德國酸高麗菜（sauerlraut），為目前醃製品中唯一含有大量維生素U（學名為氯化甲硫胺基酸（Methylmethionine sulfonium Chloride），簡稱為MMSC）的食物，若生食可攝取高麗菜有益於腸道的維生素U物質，sauerlraut通常被切為絲狀，是食用德國香腸時的標準佐菜。

減少您一生中吃下的藥

最優秀的醫師開的藥最少。

——班傑明・富蘭克林

另一種說法是：**「最好的病人需要最少的藥。」**您為增進身體健康而做的所有努力，可能會減少醫師開給您的藥品種類與數量。一位好醫師一定希望病患能夠儘少用到藥物。

所有藥物都挾帶著副作用的風險，所以在可行的情況下減少對藥物的依賴，可以幫助您避免不必要的痛苦。您也許會說，生活中的一切都帶著一定的風險。沒錯，然而這樣的想法會模糊真正的焦點，因為藥物所挾帶的風險高於一般水準，而許多民眾卻經常服用它們。

維生素補充品有著特別高的安全劑量範圍，但藥物可沒有。藥物需要醫師處方開立的最大原因，是因為它具有危險性。醫師及藥劑師試圖仔細調整您所需要的藥量，避免發生藥物過量的危險。而他們所倚賴的藥品資訊，大多由製藥公司所提供。您可能會在處方藥包裝盒內的說明書中，發現這些資訊。您可以在書店、藥房以及圖書館內找到《醫師桌上手冊》（Physicians' Desk Reference/PDR）這本書，其中也可查到藥品資訊。《醫師桌上手冊》基本上是厚達三千頁的各種藥物「身家調查」資料。在本書中，您會看到藥品依其類型、俗名以及品牌名稱分門別類。使用本書，可方便查出您，或您的家庭成員正在服用的藥物相關資訊。請做好心理準備面對一些讓人不舒服的內容——**多數藥物使用時的注意事項比其用途還多；也就是說，危險比好處多。**

那為什麼還要使用藥物呢？原因之一是，數百年來的醫療傳統。再來，醫師不熟悉疾病營養學，是另一個原因。而金錢——數十億來自製藥公司的金援——也是原因之一。所以，即使存在副作用的風險，病人還是選擇接受藥物治療。實際上，病患一直寄望神奇藥物的出現。醫師因為「拜託救救我，醫生！」這句話肩負重任而非做些事情不可，但由於醫師的專業是藥物與手術，所以可供選擇的也只有這兩樣。當我們只有一把鐵鎚當工具，人往往會將每個問題當作釘子。

那麼，您能做什麼來減輕服藥可能帶來的潛在危害呢？

■ 請醫師詳細說明藥物的風險與副作用。然後，請醫師分析讓您身體承擔這些風險的理由。如果您沒有得到完整而直接的答案，又或是如果醫師「太忙」無法與您討論，那麼您就該換個新的醫師了。

- 要求允許的最低必要劑量。
- 藥物治療如果出現任何負面影響，馬上與醫師聯繫。
- 要求以替代療法取代藥物。在有辦法不借助藥物的情況下，有些醫生會樂意配合有興趣的患者採取替代療法。如果您的醫師不感興趣，那麼您可以找另一位願意配合的醫師。

如果您目前的情況是持續服藥物中，請參考以下幾個步驟：

1 我個人真的不認為突然停藥會帶來好處。如果您正在服用的並不是止痛劑或其他不必要的藥物，那麼服藥也是必須的。

2 告訴醫師您想擺脫藥物治療的意願。如果現實情況無法配合，那麼請告訴醫師您想逐步減少必要的藥量。

3 最好與最初開立藥物的醫師一同討論減藥計劃。畢竟解鈴還需繫鈴人，最清楚您用藥情形的還是這位醫師。醫師應該為您設計一個時間表，以按照計劃逐漸減少藥物劑量。

4 如果醫師希望您持續回診以監測減藥之後的進展，請全力配合。這是正確的決定，而且它還提供了書面證據，證明不靠藥物也能成功康復。

5　如果您的醫師認為完全無法減低您的用藥水平，您可以抱持不認同但尊重的態度。接下來您可能需要再尋求另一位專業醫師的意見。倘若您尋訪的所有醫師都說：「我絕對不會答應你停藥……」云云，那麼您便需要停下來仔細思考下一步該怎麼做。有些人會不顧醫師阻撓，逕自獨立進行減藥或停藥的計劃。所有醫師都知道這是有可能發生的事。這項決定是個人的權利，同時風險也由個人承擔，是好是壞我不予置評。

雖然藥物及手術被廣泛視為對身體傷害相當大的方式，且恢復健康也未必只有這個辦法，但它們仍是備用的腹案，並應審慎納入考量。如果均衡的營養與健康的生活習慣使您身體健康，那用藥的需求就不復存在了。處方往往代表一種賭注；這賭注的風險是可能發生的嚴重副作用。

疾病營養學是項經過慎重考慮的選擇，同時也是個安全性較高的選擇。要求醫師嘗試這項選擇，如果可能，堅持請醫師配合更好。

更健康（也更省錢）的飲食習慣

沒有什麼可以比素食更能改善人類健康以及拯救地球無數寶貴生命的了。

——愛因斯坦（ALBERT EINSTEIN）

如果對飲食有疑問，就學學大猩猩吧。大猩猩是非常強壯、聰明，又絕對只吃素食的動物。**生物中最強壯且長壽的動物，全都是素食者。**您可能會認為獅子是「萬獸之王」，但獅子看到素食的犀牛和大象出現可是會乖乖讓路的。除此之外，茹素的龜類壽命最長可達一百五十年。**素食動物不會攝取到多餘的蛋白質、脂肪或糖**，但人類對這三樣東西卻大吃特吃。

■美國人每天平均吃進的脂肪，幾乎相當於一整條奶油。噁！

■糖是蛀牙的頭號原因。糖類消耗量維持在一年三十三磅（即每人每年十五公斤）的水平時，大多數的民眾便不會得到齲齒，但美國人平均每年吃掉的糖，卻超過一百二十磅。

■美國人吃進的蛋白質，是本身需求量的二到三倍。全世界公認，**每日攝取三十至四十克的蛋白質，通常就可滿足身體所需**。美國政府建議成年男性每日攝取六十克左右的蛋白質，成年女性則每天約五十克。然而我們每天一般會吃下超過一百甚至高達一百二十克的蛋白質，且這些蛋白質大多源自於肉類。高蛋白的飲食型態是不明智的。長期蛋白質過量會對中年人的腎臟造成負擔，並產生不可逆的損害。

■康乃爾大學在中國進行了廣泛的營養學研究顯示，攝取極少量或根本不吃動物性蛋白的人，得到癌症或心臟病的可能性不高。研究中的中國人飲食型態，與美國人的平均飲食型態非常不同，僅含〇至百分之二十的動物性食物，而美國人的平均飲食型態中，動物性食物就佔了六至八成左右。中國農村大多數居民的疾病形態，則反映出類似美國工業革命之前，癌症與心血管疾病較不普遍的情形。

這是一個徹底研究過的問題，而我們也已握有確切的解決方案——**接近素食的飲食型態**。我們身陷錯誤的飲食方式之中並且需要改變，假如我們再不改變仍繼續與自然對抗，遲早會遭到自然反撲。

藉由漸漸改變成素食的飲食型態，以往高蛋白、高脂肪及高糖攝取情況都會自動降低。事情就是這麼簡單。不需要購買飲食指南，我認為大多數人仍必須保持偶爾攝取乳製品、蛋及魚類的習慣。其中一個原因是那些最健康，被稱為「原始」的飲食文化，往往都會補充一些動物性食品。另外一個原因，是因為**我的孩子也是吃奶蛋素（吃乳製品與蛋類產品）長大的，而他們從未接受過任何一劑抗生素的治療**。

完全沒有，他們連一丁點抗生素都沒碰過。此外，我是一個注重實際的人，清楚了解如果採用接近素食而不是嚴格遵循素食的方式，會有更多人願意持續保持此飲食型態長達幾十年。如果這將有助眾人更加健康，我會選擇折衷方式加以妥協。

除了能使身體健康，高纖低脂食物還是超市裡價格最低廉，準備起來也最不花功夫的。打開罐頭就可以立即享用的豆子就是個很好的例子。它們已事先經過烹煮，含有大量的纖維且脂肪含量微乎其微，最棒的是沒有什麼可以比它更便宜了。豆類（包括豌豆、扁豆）還含有許多可對抗癌症、有益健康的植物化合物（又稱植化素）。

另一個便宜又具有多項功能的食物是稻米。我將宣讀您吃糙米的權利，您有權利因為吃米保持沉默。〔原文為 I'd like to read you your rice. You have the rice to remain silent. 此為作者仿照米蘭達警告（The Miranda warning）經典陳述「You have the right to remain silent.」的幽默筆法。〕還有，您可以從自古以來就有的良質糙米中，獲得大量的營養。當然，糙米脂肪含量極低，是複合式碳水化合物（complex carbohydrates）的重要來源，有助於維持血糖平衡。但是還有更重要的：**糙米中的蛋白質、纖維、B群維生素及微量元素含量居然出奇的高**。這可是營養豐富又美味，而且售價差不多五十五美分就買得到一磅的好食物。

糙米實際上是一種「完整」的植物蛋白，因為它包含了全部十種的必需氨基酸。但它並不是相當「完美」的蛋白質，因為其僅含少量的組胺酸與色胺酸。但米飯幾乎加上任何東西都可以變成富含完整營養的一餐。

如果您還不是米飯支持者，以下提供您一些訣竅：

1 去家好一點的中菜館並點飯配菜，因為他們的飯應該煮得比您好。餐廳提供的有可能是白飯，但對於初嚐米飯者來說也差強人意了，而且這有助於讓您了解正確料理下，米飯美味的程度。

2　試試製作米粉煎餅。米粉可在任何健康食品商店選購或訂購。米粉煎餅十分適合小孩子，尤其是非常小的小孩。事實上，磨成細粉且徹底煮熟的米糊，最適合用來當嬰兒的第一份固體食物。不過，不論老少都會愛上米粉煎餅。

3　**如果您對小麥製品敏感，請嚐試稻米製品。這是最安全的低過敏食物。（小麥製品通常含有胚芽中的一種麩質蛋白成分，「gluten」是一種常見的過敏源。）**

4　如果沒時間好好坐下來享用正餐，請選擇容易消化的米飯。當然，這需要花時間做飯（不然試試中式外賣餐盒也不錯）。別碰油炸食物。別碰含糖飲料。**如果吃得到不含脂肪又新鮮美味的炒青菜燴飯大餐，絕對不要去碰速食店裡的垃圾食物套餐。**

事實上，只要吃得愈簡單，人就會更健康。有時我曾經六個星期不用上市場買菜。我靠花園裡種的菜維生，不論是新鮮採摘或去年收成放在冷凍庫保存的。乳酪跟優格都可以放上好幾個禮拜。如果放入冰箱冷藏，堅果跟種子類也可以存放一樣久的時間。稻米、扁豆、乾燥的各式豆類，都可以存放多年。

以上所有食材都不昂貴，而且沒有一樣是複雜的食物。我已經太久沒去看醫生了，如果在大街上跟我的醫師擦身而過，我可能會認不出他。沒錯，如果有需要我會去看醫生，而且我也會定期做身體檢查以清楚自己的身體狀況。但《拒絕庸醫》一書的秘密，不是教您不用看醫生；這本書要教您的，是讓身體健康不需要醫生。

◆《拒絕庸醫》健康速成班

以下有許多可以立即改善您健康的步驟。

■鼓勵您認識的人戒菸。美國一年內因菸害致死的人數，比二次世界大戰中喪生的美軍總人數還多。九成的吸菸人士說他們想戒菸。而成功戒菸的人裡面，有九成是**說戒就戒**——沒有借助座談會或戒菸技巧以及工具，他們就是直接將菸給戒了。

■經常練習有系統的減壓方式。從靜坐到瑜伽、音樂、祈禱，藉著花些時間在自己身上並暫時拋開所有紛擾，您會獲得許多好處（並丟掉許多緊張壓力）。我已經持續幾十年每天固定靜坐兩次，而且覺得這些時間花得非常值得。**每日紓壓的人，可以大大減低罹患心臟病、癌症、神經系統失調、精神疾病的風險**。他們住院及看醫生的機會也較少。

■減少脂肪攝取（如果能少吃肉更好）。**即使瘦肉中也含有百分之十或更多的飽和脂肪。素食者得到癌症與心臟病的機會遠低於標準**。狄恩・歐尼斯醫師（Dean Ornish M.D.）以素食與運動減壓方案治療患者：他的病人在一年內便能成功治好心臟病。目前在美國有超過一千二百萬的素食主義者。請您今天也加入，在邊做邊學中，親身體驗健康改善的程度！

■以蔬果汁斷食法輕鬆減掉多餘的體重。這個方法既容易又有效。蔬菜的熱量低且富含多種營養素。如果不想將它們打成汁，就以沙拉的方式來吃也可以。農產品不可能傷害您的身體，同樣也不可能害您增胖。這不難學，而且做起來也簡單。

■改善便秘。美國人平均每天只攝取十克左右的食物纖維，但一位素食主義者每天會攝取到五十克以上。**肉類不含任何纖維**。攝取更多纖維，能降低腸癌以及結腸炎、憩室炎、結腸痙攣、痔瘡的風險。給糖尿病患者較多的膳食纖維，胰島素的需求量就會減低。沒有必要花錢買一罐膳食纖維來吃——只要飲食中包含大量沙拉與生菜，就可以保證良好的膳食纖維來源。這也是大猩猩一直以來所做的事，而您永遠不會找到一隻便秘的大猩猩。

■**在食物上的花費愈少，您的飲食可能愈健康**。經過加工包裝過的昂貴食物營養價值最低。閱讀產品標籤，您會對時下出神入化的食品化學加工法驚嘆連連。只要避免購買在超市貨架上佔有率高達百分之九十五的不健康食品，您就可以擺脫這些添加物、省錢並吃得更健康。選購米、豆類、堅果、優格、新鮮的農產品，並直接結帳。

■我一家四口，在吃上面的花費不到大多數家庭的一半。請記住，乳製品中的蛋白質品質與肉類蛋白質一樣好。**任何穀物加上任一種豆類（豌豆、蠶豆、扁豆等），就會組合成相當於肉類所能提供的完整蛋白質**。很難相信這麼做可以讓您更健康，而且省下更多錢，對吧？但是一個更大的驚喜還在等著您：單純且真正的食品，嚐起來味道更好。

■如果沒有經費或時間上醫學院，人往往會對醫師過於言聽計從。醫療教育並不是少數人的特權。準備好一本號稱醫學院「濃縮精華大全」的《默克診療手冊》（Merck Manual），醫師懂的大多數醫學知識，書中幾乎都找得到。為了破解艱澀的醫藥專業術語，請準備一本好一點的醫療字典備查，《塔伯醫學百科辭典》（Taber's Cyclopedia Medical Dictionary）就是不錯的選擇。為求第二意見，多閱讀自然療癒書籍才是明智之舉。替代療法技術已臻成熟並且不需處方。在健康食品商店、圖書館或書店也有許多相關資料幫助您儲備能力。

這些書籍會提升個人醫療保健知識水準，使你的信心與能力達到全新的境界。不需要鉅細靡遺地學會所有事情，您還是可以到醫院看病，不過現在更能判斷出，得到的醫療服務是否有其價值。**記得醫師是為您工作的，不需您反過來受命於他**。徵詢醫師的意見並不代表必須言聽計從。這是您自己的身體，您可以決定自己想要的治療方式。只要充分了解身體狀況，您便不會做出錯誤的決定。知識就是力量，而**醫療保健知識就是療癒的力量**。

快速擺脫身體不適

您能感覺它在侵犯您的全身：渾身不舒服、沉悶的頭痛、虛弱的身體，好了又犯、犯了又好。也許您會感到畏寒或不停打噴嚏。這漸近且不斷來襲的疾病，經常被稱為**「身體不適」（malaise）**。當您發現身體有此症狀，就該馬上做下述三件事。

首先，您要感謝身體正常運作。疾病的症狀幾乎不可能帶來全然的喜悅，但它們就跟路上提醒我們，隨時暫停的停車號誌一樣可貴。正如遇到棘手的狀況，我們得有所警覺，因此當抵抗力下降、疾病迫在眉睫的時候，我們也要有所防備。症狀是身體對疾病的提前通知，並應及時予以注意。對付疾病的次佳辦法，就是在疾病初期就對付它（最好的方式仍然是預防）。

當您感到不適，**應先服用一到兩茶匙（約三克至六克）的維生素C粉。這被稱為「速效劑量」（loading dose）**，而且是個非常強效的免疫力加強劑與解毒工具。只要與食物、鈣鎂或螺旋藻同時服用，即使這麼高劑量的維生素C，也很容易胃中得到緩衝，酸度不至於引起胃部不適。**喝完非緩衝型式的維生素C液後，請用清水漱口。但即使未經緩衝，一杯有益健康的抗壞血酸溶液，其對牙齒的酸蝕度也沒有可口可樂來得強。**

為什麼需要馬上服用這麼大量的維生素C呢？因為維生素C可鞏固我們的免疫系

統。在高劑量情況下，它能殺死病毒甚至癌細胞，卻不會傷害到人體正常細胞。而且維生素C是種非常奇特的解毒劑，有部分原因是因為它是自由基的清除者，再來是因為它具有潤腸通便的功效。因此，它非常符合自然療法**「由內而外淨化」**的目的。如果上面這些「毒素」話題對您還是不具說服力，我們就得派以下兩名經驗豐富的醫師出場了。

托馬斯・利維博士（Thomas E. Levy, M.D.）在他的著作《維生素C、傳染病及毒素》（Vitamin C, Infectious Diseases, and Toxins）一書中，特別針對維生素C作為一種解毒劑的部份加以探討。對於酒精、巴比妥類、一氧化碳、氰化物、各種環境毒素包括**殺蟲劑**，甚至造成貓嚴重中毒的對乙酰氨基酚，以及菇菌類毒素與蛇毒等所引發的作用，書中強調都應**以大劑量維生素C療法加以解毒**。**汞、鉛以及輻射造成的後遺症，也需服用維生素C予以緩解**。利維博士指出，有效維生素C療法的三大重點為：**「劑量、劑量、劑量！」**另外他還提到：「如果劑量不足，將得不到預期的效果。」

醫學博士羅伯特・卡切爾（Robert F. Catcher, M.D.）利用高劑量維生素C來治療病患已長達三十五年。卡切爾博士指出：「抗壞血酸能改善這麼多狀況的原因，是由於它扮演重要的**自由基清除者**的角色。並不是因為其清除自由基的效力最強，而是因為**抗壞血酸分子比起其他的自由基清除者，更容易在身體每個細胞達到飽和**。受到疾病影響的細胞，必須得到非常高濃度的抗壞血酸，才足以抵消所有自由基，因此才會需要如此大的劑量。這個最主要的自由基清除者，功能並非用來提高身體所需的營養，而是具有一種藥物的治療效果。」

服用維生素C，可立即擊退即將形成或剛開始形成的感冒與流行性感冒。我自己看過的實證，已經多到數也數不清了。對此療法的批評聲浪，以及他們所試圖引用的研究，不約而同都犯了一項基本上的錯誤：**使用太少的維生素C**。

如果您不想採用大劑量維生素C療法，可以退而求其次，嘗試一種試過便知真假的替代方案——把家裡的榨汁機拿出來用。開始進行蔬果汁斷食，您會感覺更舒服也復原得更快。就我的看法，我建議雙管齊下：**蔬果汁斷食搭配維生素C**，因為喝大量新鮮蔬果汁的人，只需要補充一些維生素C就可以感覺更舒服。如果您不想嘗試蔬果汁斷食，那麼請調整維生素C的服用劑量至身體飽和值（或腸道耐受度）。

所費不多又健康的運動

我想透過舉重訓練來引發您成為省錢大師的興趣。全部要做的只有以下幾件事：

■ 準備好六十元左右，購買一套廉價的鑄鐵舉重槓鈴。您甚至可以購買價格更便宜，槓片是用沙子填充的乳膠槓鈴，但鑄鐵製的槓片不會碎裂。

■一雙舊的皮手套，並將手指的部份剪掉。於是，您的舉重手套也完成了（或者您也可以花十塊美元以下就買得到一雙）。

■您可以選擇觀賞電視上播放的健身節目，或從圖書館借一部相關的片子作為舉重訓練的參考。以下是一些簡要的專家建議：

1 開始先用非常小且幾乎是輕而易舉的槓鈴。

2 彎舉（curls）與蹲舉（squats）各重複做十至二十次。

▲彎舉——將槓鈴握在胸前，指根關節朝外。可以正握或反握槓鈴；兩種方式都做個幾次。慢慢將槓鈴上舉至肩膀附近，然後再讓它慢慢放下。

▲蹲舉——蹲舉時要將槓心放在肩上並置於頸後。保持背部挺直、膝蓋彎曲並下蹲的姿勢。接著上推回復直立姿勢。身旁最好有位「守護員」（spotter）隨時在您完成訓練時予以協助移置槓鈴。

3 增加重量時，只增加完全不造成負擔的槓片重量。逐漸增加動作重覆的次數，並以週為單位慢慢增加槓片。每套動作銜接間應休息片刻。這些步驟有助於避免任何受傷的機會。

4 每隔一天就進行全套健身運動。兩健身日中間的「休息」日，是用來減少可能因過度訓練造成的肌肉緊張及酸痛。

5 在健身前做些伸展運動對您會有幫助。另外，播放一些音樂也有好處；播放喜歡的音樂會使您改變心情、提供好的運動節奏，而且讓您不知不覺渡過健身的時光。

6 每天做些扶地挺身及一些屈膝捲腹仰臥起坐（仰臥起坐的簡化版）。

7 將一支長的掃帚柄放在肩上並置於頸後，並用手抓住兩端附近。雙膝微曲站立，前傾約三十度。身體朝左右兩側扭轉，並且儘量於每次擺動時使掃帚柄擺過身體中心線。可以將掃帚柄移動至背後以運動不同部位的肌肉。這也是個邊看電視邊減肥的絕佳方式。試試每天兩次，每次做個五至十分鐘，再看看您的腰圍會出現什麼變化。不喜歡運動嗎？我也不愛，但無論如何動一動吧。

那什麼是最佳的全能運動計劃？就是您會**持之以恆的運動**。我聽過很多不運動的藉口，不過這跟我一點兒關係都沒有。因為運動的唯一原因就是：**我們想要身體更健康、外表更好看。**

在開始任何運動計劃之前，最好先徵詢您醫師的意見。醫師可能會因為您願意以運動方式為健康努力而感到十分欣慰。

省長戶外運動秘訣

有些人會買雙昂貴的運動鞋。不過若預算有限，下面將教您如何成為省錢運動高手。

■養一隻狗。即使您不愛運動，但狗兒卻很喜歡。這兒有個讓您散步、慢跑或快跑的藉口：都怪那隻狗。狗兒每天都必須出門好幾次，這就是為主人跟寵物設計的自發運動。

■把汽車賣掉，換輛載貨小卡車（pickup truck）。您每位朋友都會希望您幫他們搬家。一定有許多舉重機會在等著您，更別提卡車對異性具有多誘人的吸引力。（美國鄉巴佬的一致見解）

■連一輛車都沒有更好。兩個購物袋的東西看起來好像沒什麼，不過要用手拎回家時就不一樣了。

■只找山坡上或公寓頂樓（不含電梯）的房子。不只環境較為清悠，每天還附送爬階運動。

■許多夫妻早就知道，性愛也是項很棒的有氧運動。（糟糕！我有提到這段講的都是「戶外運動」秘訣嗎？）

■打造一座果菜花園。用手出力翻土（沒錯，別忘了拿鏟子），您會得到真正的運動。接下來的播種、除草、澆水以及採收活動，也都是很好的運動。

■架一個使用木材燃燒加熱的火爐。使用木材當燃料，您不僅可能因此省下開支，還會在添加材薪時獲得充分的運動。梭羅曾說木材提供我們三次的溫暖：一次是砍下並將它拖進屋內時，一次是當它燃燒提供熱源時，還有一次是當您注視著熊熊火光心頭一暖的時候。

奇怪的是，上面許多有關運動的點子，都是我們當年那些拓荒的祖先們，日常生活例行的活動。他們並不需要健康SPA中心及健身房；他們從禦寒、養活自己以及照顧家庭這些行為得到運動。

幾天前我看到一個標語寫著：「**忽略健康，健康終究會消失。**」健康是一種生活方式，生活方式是一種選擇——健康是達得到的目標，而您絕對做得到。

面對現實吧！

在給予資訊、鼓勵以及機會的情況下，**只要有心，大多數人的健康都可以（也真的會）改善**。但學習一種新的保健方式，不可能永遠不帶給您任何挫折地，所以請給自己一個喘息的機會，不要有不符現實的期望。

下面是讓整個計劃堅持下去的一些訣竅：

1 身體每天的進展可能呈現波動或停滯；**放鬆心情而且堅持下去**。時時提醒自己：「慢慢來，不急。畢竟身體也花了不少時間才搞成今天這種局面吧？」堅持下去一定會成功的。

2 人有時會對自己破除舊習慣，或恢復身體健康的能力失去信心，我們可能就此放棄。沒關係，只要重新設定自己再開機，像對付當掉的電腦一樣就行了。如果您半途而廢了（朋友，誰沒這樣過啊？），記得我們也都是這麼過來的。像是在學騎腳踏車，跌倒了再爬起來就是了。

3 您不妨牢牢記住這個想法：我寧願您只做本書教您的一半卻維持了十年，也不希望見到您照單全收卻堅持不過一個禮拜。

4 在健康自主的道路上，能得到家人的支持是很棒的，但對這件事不必一廂情願或抱持期待。要拒絕庸醫，只需老老實實地面對自己跟身體就行了。我不知道天底下還有什麼比改變生活方式，跟飲食習慣更艱鉅的任務。始終行走於正道，永遠比偶爾談論正道還要難，而這就是我們跟朋友、家人以及中立論者都必須看清真相的原因。

5 吃錯的食物有可能使您保持健康嗎？可能很難，但是您可以透過聰明地補充營養，來減低健康流失的程度。如果您長期以來是個酷愛垃圾食物、大啖牛肉、嗜吃甜食的人（而且就算您跟同好們已打定主意，一輩子只吃不健康的食物），為了幫助您維護健康，以下要提供一些絕對不會讓您抱怨的超溫和營養秘訣。

■ 如果準備對乳製品大開殺戒，特別是牛奶和冰淇淋，您一定要比平常喝更多的水。這樣做可以減少便秘而且呼吸也會更順暢；再者，如果您對乳製品過敏，頭痛的情況也會減少。如果頭痛情況一直持續，就要完全跟乳製品說不。

■ 如果打算吃甜食及糖果，請您務必服用**鉻**、**菸鹼酸（維生素B_3）與綜合維生素B群**。

■ 如果要喝酒，請您額外服用大量的**維生素C與綜合維生素B群**，並請讓別人開車。

■ 如果要喝含咖啡因飲料，請您額外服用**菸鹼酸與綜合維生素B群**。

■ 如果打算吃油炸或油膩食物，請您搭配幾大匙的**卵磷脂顆粒**一塊吃。

■ 如果打算吃肉，請您仔細咀嚼並多吃沙拉、豆類與其他主要**纖維質**來源食物。

■ 如果要吃加工食品，那麼請您至少**大量喝水並服用大量維生素C**。

■ 如果想吃宵夜，請您特別仔細咀嚼食物並服用**綜合消化酵素（益生菌）**；在食慾來襲時，吃些木瓜、芒果、奇異果、無花果或新鮮鳳梨（以上都包含大量酵素）。

■ 如果不管如何就是要大吃特吃，那麼站起來做點運動吧（健身及步行）。

■ 還有最後，如果您不運動，那麼至少別吃那麼多。

要成為一位成功自主的健康管理者，您必須是一位極端份子，但態度要溫合。這並非全然意味著「做所有事情都採取中庸之道」，因為它真正的意思是「**對於無關緊要的事情要保持彈性**」，堅持原則很重要：每天幾乎維持正確飲食、持續運動、服用營養補充品、避免化學添加物與農藥、閱讀學習知識並親身體驗。更重要的是，為自己的健康負責。只堅持重點，在次要問題上採取妥協。不論現在或未來，達到平衡的生活始終是長壽養生之道。

4 健康三步驟

疾病誠如一位督察員，負責指出營養不足的人類、動物與植物。

——蓋・潤奇（G.T.WRENCH）《健康之輪》（THE WHEEL OF HEALTH）

如同您不能期待法官會寬恕您經年的魯莽駕駛、闖紅燈外加超速等等的違規行為一般，您不能在虐待自己的身體長達二十年、五十年甚或七十年後，才來期望醫師開一帖神藥治癒您所有宿疾。**疾病的形成只有一個根本的原因，那就是不健康的生活方式**。不健康的生活方式會導致不健康的身體狀態，由於道理簡單，因而往往為人輕忽。那麼，我們要怎麼做才能順應自然並自力救濟呢？它比您想像的容易。要邁向健康，以下有三個可行的基本步驟。

第一步：停止吃肉

「我還以為您剛說很容易呢！」您心裡可能在想，「我喜歡吃牛排、豬排還有漢堡。」也許您確實是喜歡吃這些東西，但是很可能您只是習慣了這些調味粉、辛香料還有滿口動物屍體（也就是肉）的常態飲食。畢竟，您可能是吃肉長大的。我們多數人都是如此；您不妨去超市的嬰兒食品架上瞧瞧，上頭所擺放的那一罐罐，人們餵給孩子們吃的加工肉品罐頭，孩子們甚至連拒絕的機會都沒有。這都是因為我們認為，或深信肉類是極佳食物所導致的。

然而，人類並沒有肉食動物的消化結構。吃肉的動物（肉食動物），擁有可撕裂肌肉的尖齒，像是貓的牙齒。您是否曾有把手指放進貓嘴巴裡的慘痛經驗？會想再試一次嗎？肉食動物並不需要學會烹煮或軟化肉品，也不需要使用排餐刀具，就能夠享用牠的肉排大餐。肉食動物總是生食獵物的內臟器官，特別是肝、腦、腸等。獅子對它獵捕到的動物所做的第一件事，就是將它開腸剖肚，並自該處開始大快朵頤起來。牛排、燒肉以及排骨肉只不過是死亡動物的肌肉組織，而大多數人喜歡吃的只有這些部位而已。

肉食動物的消化道很短，約為體長的兩倍。草食動物的消化道則為體長的四倍。較長的消化道讓草食動物們，有機會在有助分解食物的益生菌輔助之下，充分吸收利用所吃下的植物原料。

人類是屬於哪一種呢？首先，我們的腸道總長度約二十至二十五英尺（約六至七點六公尺長），約為我們體長的四倍。因此適合消化植物蔬果，而不適合消化肉類。肉類在這麼長的消化道中更容易腐化。這有可能是造成便秘與憩室炎的原因，而發生在人類身上情況可能會變得更糟。糖尿病、心臟病以及癌症都與便秘有著明確的關聯性。

再者，由於我們所擁有的是草食動物的牙齒結構，我們得先烹煮、軟化並切割肉類後才能食用。人齒多為碾磨用的鈍齒，能有效獲取穀類、蔬菜與水果中的養份。即使是我們前端切割用的利齒（門牙），比起狗貓的牙齒都還遜色許多。

最後，我們切勿將一整個動物屍體全都吃掉。生物學者同時也是《狼蹤》（Never Cry Wolf）一書的作者——法利．莫維特（Farley Mowat），觀察加拿大北部的狼群數月後發現，這些狼群一整年來多食鼠類維生。一隻大狼能夠依賴這麼小的獵物來維持生命，似乎令人難以置信，因此莫維特（Mowat）自己也開始嘗試食用鼠肉維生。對他來說，食用鼠肉一開始似乎沒有問題，但除卻其他狀況不說，他對脂肪竟產生了強烈的渴望。接著他意識到，他的行為與狼群們的行為並不完全一致：那些狼群是把整隻老鼠都吃下肚了。因此莫維特便開始了同樣的行為模式，除了鼠毛跟尾巴以外，他也將整隻老鼠都吃進肚子裡，因此得以順利以此維生。他所食用的整隻老鼠是指包含了骨頭、腦袋、腹腔臟器、鼠皮以及其所內含的一切養分：鈣、磷、鉀、卵磷脂、脂肪、微量元素以及在老鼠體內消化到一半的草木植物。那才是一份純正肉食者最道地的餐食。它與那經過加工、切割、烹煮、化學處理、調味、嫩化、淋上排餐醬汁、以巴西利裝飾，並被我們稱之為「牛排」的屍肉厚片相去甚遠。

如果我們吃全牛、全豬，或是完整的雞，我們就能獲得大然肉食者自飲食中所得到的養分。此外，我們也不會浪費屠宰動物時所捨棄掉那三分之二的動物屍體。但吃掉動物所有內臟的這個想法讓我們產生反感，這反映出了我們內心對殺戮、血腥以及純正肉食這回事的厭惡天性。

美國肉品中含有太多化學成分、賀爾蒙以及殘留抗生素，以致歐盟國家皆不願購買。所以，我們只得把它賣給我們自己的國民。當我在酪農牧場工作期間，我看到他們以大量的盤尼西林（青黴素），加其他抗生素治療出現感染症狀的健康乳牛。這些乳牛總是會被帶離榨乳產線，以避免牛奶造成汙染。然而，倘若在持續施用幾乎是數百萬單位抗生素的狀況下，牛隻的健康狀況還是持續下滑，那麼這些牛隻就會遭到拍賣的命運，而牠們的下一站將會是肉品工廠。

最後一次施用藥物的時間與遭受屠宰的時間，至少會相差五天。但是五天，甚或是五週，是否足以讓殘留的抗生素排出這些牛隻體外？答案是否定的。多數藥物會被排出體外，但並非全部。五天後，百分之三到五的抗生素將繼續存留牛隻體內。我個人曾為重病牛隻施打了一劑兩百萬單位的抗牛素。兩百萬的百分之三是六萬單位左右的盤尼西林（青黴素）殘留量。您無法說服我肉品不論煮熟與否，都不會殘留任何的抗生素。

光有抗生素好像還不夠似的，食用肉品之中甚至還添加了更多的化學物質。冷盤加工肉品、肉罐頭及大部分的熱狗，都含有膳食纖維填料、脂肪、鹽與亞硝酸鹽。亞硝酸鈉是種比硝酸鈉更強的防腐劑。通稱為硝石的硝酸鉀是它的雙胞兄弟。過去軍隊會用硝石來抑制士兵們的情慾；換句話說，它是一種絕育藥劑。當聽到有人以低沉而渾厚嗓音豪邁地說：「我是個大口吃肉、大口嚼馬鈴薯的真男人！」我就不得不暗自竊笑。倘若我們認為吃肉會使我們強健有力，我們就陷入了與宣稱吸菸使人充滿魅力（或是飲酒讓人十分帥氣）相同的謬誤之中。那些經過防腐處理、充斥化學雜質的動物組織，怎麼可能對人類生活品質有所貢獻？

鮮肉放在冰箱中能維持大概一週的鮮度；這是假設鮮肉並未添加任何防腐劑、冰箱溫度維持在華氏四十度（約攝氏四點四度）的情況下。在購買燻香腸、義大利臘腸或是其他冷藏肉品時，一定要記得檢查包裝上的「最佳賞味期」或保存期限。冷盤肉品跟培根的保存期限通常為數週，也可能到數月之久。肉類製品要保存數週之久，幾乎都必須經過防腐處理。

當然，對於食品防腐劑、食品添加物、食用色素以及食品化工等所造成的問題，有個非常簡單的解決方法：**拒買拒食任何含有防腐劑、添加物、色素或化學物質的食品**。若按照美國食品藥物管理局（FDA）的調查數據，美國人一年平均會吃下十磅（約四點五公斤）的化學物質。一旦拒食這些食物，人們吃進肚子裡的化學物質就會大幅減少。

假使您認為拒食這些攙雜添加物的食品後就會找不到東西吃，我會建議您走一趟健康食品店、菜市場、食品合作社或者有機花園商店。甚至在超市裡，您就能買到許多優良、無添加物的日常食品。您只要確認產品標籤，如果上頭列了些唸不出來或不懂的成分，那就別吃也別買。比起其他可行之道，消費者正確的挑選產品，更有助於貨架上無添加劑食品的進貨量。

第二步：吃全天然食品

人們接下來會問：「如果不吃肉，那我們要吃什麼？」答案就是任何非肉類的食品，基本上是：蔬菜、穀物、水果、堅果、沙拉、乳酪、冰淇淋（如果一定要吃的話）、優格、漿果、果汁、麵包、麵食、豆類、香菇、湯、堅果、健康零嘴、自製甜點——還要我繼續列下去嗎？這份清單，包含了大自然中所有能供應人類生存的作物。

「那要怎麼樣攝取到像在肉類中的完整蛋白質呢？」或許有人會這麼問。答案在這裡，它很重要也很好記：**玉米、豆類和南瓜合在一起，就形成了完整的蛋白質**。這三種食物所提供的胺基酸與肉類所能提供的胺基酸，是完全相同的。

您每日都應該至少來一份這些食物，最好合併在同一餐中食用。而這些食物可以包括任何形式的玉米、豆類及南瓜。例如：玉米餅、玉米鬆餅、玉米片、玉米棒、玉米醬、玉米油炸餡餅、玉米薄烙餅、玉米湯或燉菜……，這些都算玉米。四季豆、黃豆、青豆、斑豆、雞豆（鷹嘴豆）以及豌豆、豌豆湯、扁豆和所有其他豆類，可烘烤、回鍋煎炸或製作成三豆沙拉食用。南瓜可油炸、清蒸或烘烤成南瓜派、南瓜麵包或是櫛瓜蛋糕之類的食品。夏南瓜可以切片成為湯料或燴菜料；而冬南瓜就用您吃馬鈴薯泥的烹調方式就可以了。

玉米、豆類和南瓜加在一塊，可以成為一盤印第安豆煮玉米，這也是最營養、最具飽足感且熱量又低的菜餚之一。

其他肉類替代品，也包括了糙米與任何配菜組成的菜餚、堅果與蔬菜製成的沙拉，以及乳酪搭配全穀物等等，諸如此類的高蛋白組合。如果您真的很渴望一份牛排或漢堡，先吃點這些食物，再看看您是不是還會感到飢餓。「我吃蔬菜就是沒有飽足感」，這是準素食者常見的抱怨。在大多數情況下，說這句話的人並沒有吃到均衡（玉米－豆類－南瓜）的膳食。或許您向來以肉加馬鈴薯為主食，其他食物也並非您慣點菜色。

這不是大問題，您只不過習慣了單調的口味罷了。當您對填飽肚子的肉類依賴性愈來愈小的時候，您的口味自然就會更豐富多元了。

「素菜平淡無味」是另一個毫無根據卻時有所聞的批評。那是當您只選擇準備，並食用平淡無味的菜餚時才會發生的事。這一切都取決於食物的製作過程（請記住，一位不稱職的廚師，也可以輕易地毀掉一塊優質牛排或搞砸一尾龍蝦）。優質而新鮮的全天然食物在經過簡單的料理後，是相當開胃而誘人的。這樣的食物吃得愈多，您身上未被誘發的食慾將再度被人體最為需要且最美味的食物所挑起。調味品、人工甘味劑、鹽、糖與辛香料是人們習以為常的味道，而這些味道也常是我們在選擇吃肉時所尋求的味道。

如果您準備了一碗素食豆湯並灑上一點丁香及些許蔬菜油，儘管湯裡並沒有放火腿，您還是會嚐到「火腿」的味道。在茄汁焗豆上加一點切碎的鳳梨，您在嚐過後可能也會想去看看盤中是否真有豬肉。

如果要找尋靈感、秘方，同時加強烹飪時極為重要的自信，我們也能幸運地在書店或圖書館中找到許多優秀的素食食譜，而我個人則喜愛由福爾德 (M. W. Ford)、西利雅（S. Hillyard）與庫克（M. F. Koock）所合著的《戴夫史密斯縣的鄉村食譜：天然廚房的天然美味》（艾利出版社 /Avery Publishing,1991）。

菜餚中不加肉其實非常容易，您只要不去買它就好了。良好飲食習慣的培養，是從結帳台開始的。沒買的材料您是不可能吃下肚的，別讓過時的肉食習慣，驅離您真正想吃且您身體也喜歡的食物。大多數人開始嘗試後，其實都十分享受全天然食品。經常有人跟我說，他們覺得他們簡直可以只吃水果維生，或是覺得只吃沙拉就很滿足了。肉類也是他們所喜歡的食物，但他們卻幾乎不吃這些食物！為什麼呢？如果午餐吃沙拉比吃漢堡加薯條還讓人舒服，為何不選沙拉？您是不是那種衝進速食餐廳時心情既好又充滿食慾，但吃飽出來卻感覺不太對勁，好像自己大腹便便又消化不良？

為什麼要堅持吃那些會讓您的身體感到不適的食物呢？也許這都是廣告所造成的影響；也或許是因為速食快速又便利；又或許是因為您從來沒有嚐試過任何不同的食物。

全天然的優良食品很少做廣告——真正有價值的產品根本就不需要廣告，因為它們本來就很好賣。萵苣、桃子、胡蘿蔔、豆芽、豆類：您什麼時候看過這些食物的廣告？只有垃圾食物才會在各地不斷強力宣傳推銷。我母親從小就告訴我們，電視上看到的東西，很可能就是我們不需要的東西。一個特定食物的廣告量，與其營養價值成反比。換言之，愈是受到大力推廣的食物，我們的身體就愈不需要它。

大自然從芽細胞或種子開始，慢慢培育生命至其最終可供食用的型式。營利性的食品加工業者，在食物生長的最終階段介入，並有目的性地干預其生長程序。這種干預，可能是移除一開始讓食物具有營養價值的部分或全部。例如全麥，幾千年來它一直都是數百萬人類賴為主食的食物。他們不烹調，也不碾磨麥穀成為烘培麵粉就直接生食。全麥讓麵包成為了有「生命支柱」之稱的生活主食，而真正的全麥麵包仍然堪稱其名；即使是一般商店販賣的全麥麵包，只要吃下四片就能供給您百分之十五至二十的每日蛋白質需要量。只要有點常識的人，都不會給現今那些海綿似的商業白麵包冠上「生命支柱」的稱號。這是因為它們是用漂白後的麵粉做出來的，不僅無法維持人類的生命，就連螞蟻、昆蟲甚至黴菌都養不活。

白麵粉基本上就是澱粉——具有極佳的烘培品質，但營養價值幾乎為零。那就是為什麼它「富含」一些合成維生素的原因，因為這樣烘培大廠，在其包裝標籤的營養資訊欄裡至少就有點東西可寫。白麵粉一開始是由全麥麵粉演變而來的，而全麥麵粉就是從地面長出的麥穀變成的。但全麥麵粉是種營養豐富的食物，一如所有其他的營養食物，它能夠維持生命。那就是它無法長久保存的原因：小麥胚芽富含維生素、礦物質、酵素和油脂，這些成分短時間內不吃完就會腐壞。麵粉廠經營者、麵包店老闆、批發商以及雜貨店老闆，都想讓他們的麵粉產物保存期限更長，於是那些營養卻易腐壞的食物成分就遭到剔除的命運。這正是研磨麥穀的目的。麥麩與胚芽在研磨過程中被剔除，留下了均質且易於儲存的白麵粉。但彷彿這麼做還不夠似的，麵粉又經過了化學漂白，確保它能呈現全然的純白色。除此之外，他們還在麵包中添加了化學防腐劑。唉，實在令人悲哀！

這是過度食品加工的一個例子。移除某些成分（麩皮、胚芽、油脂）然後再添加入某些成分（漂白劑），把這些一開始原為簡單而營養的全天然食物變成了可利用的商業產物。當玉米被製做成玉米穀粉或玉米片時，它們也經過了類似的製作過程。玉蜀黍粉也類似白麵粉。白米則是經過研磨以使它呈現美觀的白色，然同時卻也讓它變得相當不具營養價值。當然，稻穀的外殼跟種子外殼一樣都必須去除，但是穀物研磨卻不僅是如此，它還更進一步地磨掉了米粒的外層，包括內含高蛋白質與高維生素的胚芽。白米是研磨的最終成果，它能夠儲存一段很長的時間。但就維持生命這件事來說，白米的貢獻還不如白麵粉。全球數以百萬計的人依賴稻米維生，然而健康的人是依賴全穀米來維生的。

我們可以高度加工或精製某些食物並為其添加維他命、礦物質與其他認知為十分營養的成分，然而這樣的食品卻還是不如大自然所產出的天然食物。為什麼呢？因為我們可以把我們所知已取出的成分放回，但是當我們不知道我們移除了什麼的時候，我們是沒有辦法把這些未知成分放回去的。我們為食品添加營養素的能力受限於我們分析食物成分的能力。政府科學家們怎麼能裁定麵包中只能添加某些維生素和礦物質？我們可能認為個別的食物要素對人類的生命與健康而言非常重要；然而大自然會知道哪些成分是重要的，否則它們一開始就不會存在於那些食物之中了。我們反而無法確切地回答出那些成分是重要的。這就是為何我們應該食用全天然食物的原因了。

第三步：淨化斷食

從一個觀點來看待飲食這件事，健康的飲食也包含了適當的減量。您的身體就好比一台汽車的引擎，消耗燃油（食物與空氣），也會產生廢氣（二氧化碳、尿液、汗液）。身體裡面有不少器官都參與了過濾、回收與排放廢料的過程。這些器官包括了腎、肺、肝、結腸、脾、膀胱以及您身體最大的器官——皮膚。如果長年由於食用垃圾食物、肉食、食品化學成分、添加物、化妝品、酒精、吸菸、過重、維他命的缺乏以及慢性壓力等因素堵塞了這些排放廢物的器官，它們當然就沒辦法正常運作了。

您知道一個堵塞的化糞池或污水下水道系統會對一個家造成什麼樣的影響嗎？一條堵塞的腸道，也會對身體造成嚴重的影響；一個充滿毒素的肝臟、過度勞累的腎臟，或是佈滿化妝品、止汗劑的皮膚也都同樣有害身體健康。如果體內廢物無法排出，它們就會滯留體內。自然療法相信這是所有人類疾病的基本成因：受到汙染的身體或是全身性的毒血症。

淨化斷食是指一餐、一天或一週不予進食。斷食的時間愈長，身體在那段時間裡分解掉的毒素就愈多。自然療法的理論認為，人體消耗了大量的能量去執行消化的任務，如果您讓消化系統休息一陣子，身體能量就能被用於體內療癒上。

讓生病的身體進行斷食，就如同不在起火的汽車上加更多汽油一樣的合理。先滅火，然後修車，接著才能再度加油。在人體中，斷食能撲滅火源：斷食已知能由內而外地消除體內的發燒、發炎、感染及其他症狀。「由內而外」是指斷食能夠分解並減少症狀根源的病變組織。而身體能夠自然且徹底地完成體內修復的工作。當修復完成，就是再度進食的時候了，而這一次要正確地進食。

大多數的淨化斷食需要持續四至七日。有些人一次就斷食數週，雖然一般都是在天然水療中心或度假村中進行的。這樣的水療中心遍布歐洲，但在美國卻很難找到。因此，許多人在家中憑藉著認真閱讀、常識以及自然療法的建議在家進行斷食。

「我不會餓死吧？」有人也許會問。不，您不會的。我們之中的多數人吃的，遠遠超過我們的身體健康所需。體內過多的食物就像是火堆裡加了太多的木材一樣：它們無法獲得有效的利用。無論它是因迅速燃燒而造成燃燒不全，或是因悶燒而煙塵瀰漫，最終都會留下大量的灰燼。「灰燼」的堆積便形成了疾病的根源。斷食就等於是壁爐大掃除的工作。所謂適量的食物的分量遠低於多數人所想，這也就是為何美國會有這麼多人體重過重的原因之一。

如果我們好幾餐或是好幾天都沒吃，我們也不會餓死。身體幾週沒有食物也能運作。西元一九五四年和一九六四年時，馬拉松跑者巡迴歐洲慢跑，除了喝水外完全不進食，不過十天就跑了三百英里（約四百八十四公里）。監測他們的醫師發現，他們的身體狀況都很好。

眼下，有足夠的食物在您的消化系統之中，因此即便您不再進食，您的消化道（胃、腸和結腸）兩天內也都不會是空的。屆時，您肝臟中的糖原儲備量甚至也還能再維持數天之久，而您也還能夠囤積脂肪。人幾個星期不吃都還不算真正的挨餓，而斷食不到四天以上也還不算真正的斷食。

您可能會以為斷食會讓人變得虛弱，但正好相反——斷食能讓人變得強健有力。吃完一頓烤牛肉晚餐後，您覺得自己有多強壯？吃得太飽而且只想坐著，是結束一頓大餐後的普遍感受。那麼，在早餐前露營的您有什麼感受？餓了，那是當然，但卻有力氣、幹勁和能量去撿柴、生火並烘烤煎餅。這僅僅是輕度的斷食，但它就能使人精力充沛。

一段長期的斷食療程，應在採行自然療法的醫師監督下進行；最理想的方式是前往自然療法機構進行。然而，許多人在沒有任何特殊安排的情況下，於流感、嚴重感冒或是其他常見疾病時，進行週末期間或四、五天期的斷食活動。斷食期間很重要的是要定時喝水或飲用蔬菜汁。您必須攝取大量的液體，因為您的身體會將廢料排放至尿液和汗液之中，而人體必須保持水分的平衡。事實上，您可能會發現在斷食期間更需要額外的水份和蔬果汁，因為您的排泄器官正在加班清理您的身體系統。液體也有助於沖洗掉身體的廢料並給予您的胃些許飽足感，能在斷食初期抑制您的食慾。

頭幾餐不吃時感到飢餓是正常的，但持續斷食下去，食欲就會減退了。蔬菜汁中含有對身體有益的礦物質、維生素和其他微量元素，這些物質也有助於體內大掃除的活動。此外，如果您沒辦法抽出時間進行斷食的話，蔬菜汁中的碳水化合物也能讓您在工作或進行其他活動時感到比較舒適。有些權威人士認為斷食時除了水之外不須攝食任何東西，而體能與血糖值也不會因斷食受到嚴重影響。這方面或許因人而異，我會建議您只要採行您覺得舒適的方法就可以了。

任何有醫療上的理由而不適斷食者就不應斷食。例如，斷食不適合懷孕或哺乳婦女，也不適合成長中的孩童。斷食前請先諮詢您的醫師，特別是如果您正處於服藥期間的話。首次進行斷食時，請多接觸好書、經驗豐富的斷食者與具自然療法概念的醫師。

也請記得，斷食最困難的期間是在頭兩餐或頭三餐的時候，而在那之後就會比較容易了。如果您病得很重，那麼頭幾餐不吃對您來說應該也挺容易的。一隻生病的動物會做的第一件事就是：不吃飼料。那就是斷食，而遵行大自然的法則，我們就都能保持健康。斷食是個很棒的經驗，而經驗就是我們最好的老師。

5 無肉之路

以下提供一些讓您考慮變得更像素食主義者的好理由：

■ **壽命**——純粹肉食既不容易也無法提供任何長壽的保證。獵豹大概是現今世上速度最快的陸地肉食動物。**只有不到一半的獵豹能活到成年，而那些活過成年的壽命也只有七歲左右。素食的大象與烏龜，其壽命為七十到一百五十歲之間。**

■ **血腥**——就是下面這件事讓我真正踏上無肉之路。回溯到一九七四年，當我還在西部非洲的時候，眼睜睜目睹一群渾身染血的禿鷹在露天的肉類市場搶食成堆不要的牲畜腸子及皮膚。那景象令人怵目驚心，而氣味讓我一輩子也忘不了。

■ **狂牛症**——您聽過「**狂菜症**」嗎，沒有人會因為吃菜發瘋的。

■ **屠殺**——我想我知道那些牛全都這麼瘋狂的原因了：單單美國，我們每天就要殺掉十萬頭牛供作食用。而這在火雞跟雞身上，情況又更加悲慘：我們每天要殺來吃掉的，多達數百萬隻。雞肉是美國最受歡迎的動物屍體（到下次您去購買時，受歡迎程度也只會微微下跌，輕易搶走死牛以及死豬的光采）。

■**罪惡感**——每次吃完肉跟我的寵物四目相對時，牠們個個看起來就一付介意的樣子。我的意思是，也許是因為牠們也是用四隻腳走路的緣故。不過，貓跟狗自己也是肉食動物。我們就此打住吧：「動物是朋友，我不吃朋友。」（出自英國大文豪蕭伯納）。

■**下一代的健康**——研究顯示，每週吃一次熱狗的孩子們罹患腦瘤的風險會增加一倍；**吃其他醃製肉品如火腿、香腸、培根等的青少年，罹患腦癌的風險則高出八成。而一個月吃超過十二條熱狗的孩子（即一個星期三條左右），罹患白血病的風險，幾乎是不吃者的十倍。**但有個好消息：**吃熱狗與其他醃製肉類的兒童，如果同時服用維生素補充品，就會減少得到癌症的風險。**

■**工人撫卹金**——肉類加工廠對人類也是不安全的。以一間有二千名工人的肉類加工廠來說，短短一年就會有八百人因為職業傷害成為殘障人士。

■**雞眼鏡**——成千上萬的雞被飼養在幽閉、擁擠的籠子裡時，牠們就會出現互啄致死的現場。為了減少「雞場監獄」中雞隻互鬥的情況，現在市面上竟開始銷售給養雞業者幫雞配戴的紅色的隱形眼鏡。製造商宣稱，訓練有素的操作者每隻雞只需幾秒鐘就可以完成配戴。如果有世上還有更苦的差事，應該不容易找到。

■**可憐雞屁屁**——雞肉因結腸細菌導致污染的案例屢見不鮮，因此現在出現了一種專門閉鎖死雞腸道的產品。它被稱為「RecTite」，基本上是為雞屁股特別設計的超級膠水。這不是在胡說八道，一九九五年四月二十四日，《食品化學報》（Food Chemical News）報導這則消息：「超級膠水倡導防止家禽糞便外洩的觀念。」文章明確建議：「屠宰前使用超級膠水封住家禽的肛門口，可以防止禽類被屠殺時排泄糞便的本能反射。」祝您有個好胃口！

■ **牛寶寶**——與可愛的牛寶寶共渡一段時光。一旦這些小動物有隻靠過來吮吸您的手指，您就會再三思考下回還煮不煮燉鍋烤肉（pot roast）。

■ **小牛肉（veal）**——曾當過酪農牧場工作人員的我，接觸過很多小牛。其中有隻是在牛媽媽正要走進榨乳室坡道時生下來的。母牛只是把這頭小傢伙丟在水泥地板上，而且不到十分鐘小牛就自己站起來走動了。這天要結束的時候，我看到牠跟著媽媽穿過牧場，身影映襯在夕陽之下。媽媽走一步，牠大概要十步才跟得上。我一點都不想讓牠知道，一頭公牛未來會遭遇什麼樣的命運。母牛的命運很可能是當一輩子的牛乳生產工具，小牛則容易成為人類垂涎的小牛肉佳餚。「美味的小牛」有著大而美麗的棕色眼睛，而且帶著長長漂亮的睫毛。「美味的小牛」會把您的手指當作媽媽的乳頭用力吸吮。「美味的小牛」被關在可怕、擁擠的牛欄中。牛舍中使用的金屬網圍欄，小到小牛幾乎沒有轉身的餘地。那樣的空間僅容許牠站立或躺下。牠甚至沒有空間可以用尾巴驅趕自己屁股上的蒼蠅，而屁股那塊區域正是所有飢餓蟲子虎視眈眈的地方。蒼蠅總是密佈在這裡，因為小牛們長期以來都有下痢的情況。會長期腹瀉，於是小牛被施以大量的抗生素治療來維持存活率。出生後頭一兩天，牠們就會被帶離母親身邊，並再也吸吮不到媽媽的奶水。牠們被餵飼缺乏營養的人工「代乳品」，而牛媽媽則重回生產線上繼續榨乳。然後她的牛寶寶會被送到屠宰場去，好在下次您點義式帕瑪森烤牛肉（veal parmesan）時，餐廳能供應香嫩的小牛肉。解除需求這種方法可以阻止它發生：如果我們不吃牛肉跟小牛肉，公牛跟小牛就不會被屠殺。

■**解剖**——每次我上人類飲用牛乳的課程中講解到牛的乳房解剖學時，總會引起課堂一陣騷動。課後學生要求我再多講一點，我們就會聊到人類食用的動物屍體各部位肌肉。我高興地將學生們平日吃下的豬、雞或牛等各部位特定肌肉的解剖學名詞一一告訴他們。對於真正吃下去的東西，人們並不希望對它來自哪個部位做過多的聯想。您可以在下次的家族聚會或同學會試試這個話題；或許下次派對，您不會再受到熱烈的邀請，不過這的確是個減少人們吃肉機會的好辦法。

■**品質保證**——「一千九百萬磅肉在十九名消費者病倒後，被緊急召回」，這是近期（二〇〇二年七月二十日）紐約時報報導的頭條新聞。看來這確定遭到大腸桿菌細菌污染的一千九百萬磅的牛絞肉，早已流入各大超市。情況已經夠糟了，但美國聯邦政府的牛步反應卻更令人跳腳。美國農業部長安・維尼曼（Ann Veneman）針對這次召回發言：「此次行動是一種確保公眾健康的警示措施。國民的健康是我們的首要之務。」不過，官員也承認大多數的牛肉可能已經到消費者肚子裡了。中毒頻傳，有沒有人認為不該只把政府這種「牛都放光了，再狠狠把農場大門關上」的反應當作冷笑話看待？順便提一下，對肉品信心滿滿的美國肉食者而言，這絕對不是唯一一件（甚至也不是最大宗的），嚴重遭受細菌污染肉品引起的食物中毒事件。目前最大宗的牛肉召回事件發生於一九九七年，數量為二千五百萬磅。而且在一九九三年，遭到污染的漢堡肉造成四名孩童死亡，數百名孩童中毒。

■數十年來的證據——我請您仔細注意下面這段文字刊出的年份：「**蔬食預防冠狀動脈閉塞（coronary occlusions）的發生率，可高達百分之九十七。**」這是《美國醫學協會雜誌》（the Journal of the American Medical Association）在一九六一年發表的。這說明了早在四十多年前，我們就知道少吃動物肉品等於降低死亡率的事實了。這樣您就了解那些擔任責任醫藥醫生委員會（Physicians Committee For Responsible Medicine, PCRM）成員的醫師們，為什麼會建議他們的病人吃素了吧？

■給我一堆培根，盡情搖擺吧（原文為Whole Lotta Bacon Goin'On，為作者改編一九五七年經典搖滾歌曲Whole Lotta Shakin' Goin'On曲名之幽默寫法。）——這絕對是豬的大浩劫！每個月有數百萬頭豬遭到宰殺以供人食用。**光是北卡羅來納州可觀的豬隻牲口數，就使得該地區所有豬場排放的廢水總量，媲美整個紐約市居民所製造的廢水量。**現在把其他牲畜通通考慮進來，接著再想像另外四十九個州更可觀的總牲畜污水排放量，再來個深呼吸。培根含有大量的脂肪、鹽與人工添加劑。**硝酸鈉（$NaNO_3$）是用來「保鮮」肉品的主要化學成分之一，是種與通稱硝石（saltpeter）的男性絕育劑硝酸鉀（KNO_3）具有相同功能的化合物。**我永遠記得決定不再吃培根的那天。當時我正在開一包普通的超市培根，並在下鍋前將培根一片一片分開時，注意到一個外觀可疑的區域。這塊區域約一個五分錢銅板大小，而且都在每片培根肉的同一個位置上。經過仔細地檢查（況且我在大學還有教授組織生物學的背景），**我看出了這個奇怪的斑點，實際上是被整齊切割的腫瘤切片。**做出這包一磅重培根的死豬，身上的腫瘤顯然不只一個，但究竟會有多少誰也沒把握。政府應該知道豬肉出了問題，不過很明顯地他們從沒正視它：那包被打開的培根，包裝上清清楚楚地印著「經美國農業部檢驗」（USDA Inspected）的戳記。

■ **適度**——只要減少吃牛肉，就能拯救許多生命。如果我們簡單地做到每個月裡有一天不吃肉，每年就有超過一百萬頭牲畜能免於遭到屠殺。一個月裡拒絕吃肉的日子只要每增加一天，我們就可以再多拯救超過一百萬頭的無辜生命。

肉類：吃很多、吃一些，還是都不吃？

人類是真正的肉食動物嗎？一想到生吃血淋淋且不斷掙扎的動物景象，我們都會覺得十分噁心。肉食動物永遠不會把煮好的食物當作獵物看待。此外，「肉食動物」也並非完全堅守肉食主義：**獅子與同等類型的掠食者在抓到草食性獵物後，會放著其他部位不管先大口吞噬掉其消化器官，而這也同時吞下了獵物消化過的植物。**

對人類來說，如果蔬菜、水果或乳製品是可以生吃的種類，那麼我們就會採取生吃的方式食用。至於生吃肉類，那就敬謝不敏了。自然養生者自始至終一路主張相同的觀念：生吃新鮮蔬果。我試圖盡我所能地仿效這種知識，但對於家中還保留著烹煮用的火爐一事我並不會心存罪惡。一個包含豆科植物（豌豆、四季豆、扁豆等）、穀類、馬鈴薯的完整均衡飲食，顯然需要加入一些烹調步驟。但也沒有必要把自己家蓋在牧場上；**我們應該強調的是具有全方位營養、未經加工，而且盡可能是可以生吃的食物。**依我的觀點，其中有些營養可能來自動物性食物，但並不是很多。

感到疑惑時，學學其他靈長類的吃法：黑猩猩與猩猩都十分強壯、聰明，雖然絕大部份時間吃素卻並非全然素食。藉著改變成接近素食的飲食型態，可以減少您長期以來攝取過量的蛋白質、脂肪及糖類。方法就是這麼的簡單。不需要購買飲食指南。我認為大多數人仍必須保持偶爾攝取乳製品、蛋及魚類的習慣。再提醒您一次：**我的孩子因為採取奶蛋素（吃蛋與乳製品）而健康成長，他們從來不必服用任何一劑抗生素，一次都沒有。**

如果所有動物性食物都不吃，就會成為完全素食者（Vegan）。我肯定不是位完全素食者，而且我也不會全力提倡這個觀念。我有很多好朋友都堅持絕對不吃動物性食物。我很佩服他們，但我同時也觀察到：他們對信念的堅持超過對健康的堅持。姑且不論道德問題，**蔬食主義的確是個非常棒的過渡飲食型態。作為超重、便秘、藥物耽溺者短期治療之用，素食是第一選擇。針對大部分的疾病，我認為為期幾個月不吃動物性食物的測試治療是值得一試的**。但對大多數人而言，我認為就長期看來某些動物性食品還是必要的。

主要飲食內容為素食的人實際上就是接近素食者，他們會吃一些動物性食物，如雞蛋或乳製品。我承認我算是乳酪與優格的粉絲（以我從前在牧場工作過的背景，不然您以為我還會選其他的東西嗎？），也一直都用雞蛋來做各式料理。但我並不是那種每天都要大喝鮮奶的人，甚至每個月經常用不完六顆雞蛋。

「蔬食主義」是種過程，但並非絕對沒有彈性。推動個人飲食習慣，轉變成素食主義最簡單的方式，就是趁著年輕時候開始實行。我個人認為乳酪、優格與少量的牛奶，在給予孩童健康自然的飲食條件中，佔有一席之地。以我的孩子為例，他們從嬰兒期就開始了無肉的生活方式。我兒子三歲時，經常會陪著我一起到超市購物。我們不免會經過肉品區，而我兒子就會指著那血紅色的包裝肉品，大聲地問：「爸爸，那是什麼？」我很小聲的回答：「那是肉。」接著他就像前一句一樣大聲說：「我們不吃肉對不對，爸爸？」他完全正確，當然我也是這麼告訴他。他笑了，而且還用一種可以清楚傳到對面農產品區，讓店裡所有人都聽到的聲音大聲宣布：「我們不吃肉！我們是義大利人（Italian）！」好吧，他的意思大概是想說：「我們是素食主義者（vegetarian）。」但我更喜歡他那童言童語的表達方式（而且很少三歲小孩會說：「我們是奶蛋素者（Lacto-ovo-vegetarian）對不對，爸爸？」）。

偶爾，我也會吃一些海鮮。我不會經常吃，而且通常不會對著我的水族箱吃。**魚及其他水產品是 omega-3 脂肪酸的珍貴來源。**經過幾千年人類文明的變化，海鮮仍然是世界上最佳的動物蛋白質來源。在人類想出了**「魚素者」（fishatarian）**這個字的定義時，我們其實已非常貼近韋斯頓・普萊斯博士（Dr. Weston Price）在1930年代一次又一次的「原始文化遊歷」中，不斷發現到的天然飲食型態動物食品比例。

◆原始飲食型態

在普萊斯博士的著作《營養與身體退化》（Nutrition and Physical Degeneration）中提到，他發現幾個與文明社會隔離、過著健康生活的瑞士社區，居民們每天吃乳酪及生乳，還有大量的全麥麵包，但他們一週只吃一次肉。而外赫布里底群島（Outer Hebrides）島上居民的基本飲食，在書中的描述如下：「吃魚與燕麥產品，再加上一點點的大麥。燕麥製成的燕麥粥與燕麥餅，在許多家庭幾乎是每餐必備的食物。」即使是經常被塑造成人類肉食主義的最佳例證的傳統愛斯基摩人，也有吃堅果的習慣：「海帶儲存為冬季之用，包括蔓越莓的各式漿果則以冷凍方式保存，各種初綻的鮮花與酢漿草則以海豹油浸泡保存。」

總之，大多數的素食者並不是嚴格素食，而同樣的情形也發生在大多數的肉食者身上。純素食或純肉食這兩個極端，無法構成人類最佳的飲食型態。不管從何而來，重點在於食物是否天然；無論出自植物或動物，未經加工的粗食才是最健康的——是經得起考驗的道理。一名人士曾向報紙投書，強調吃肉的人健康、強壯，是最適合人類的飲食型態，而且從歷史的角度來看，肉食者獲得了絕對的優勢。這名作者還舉了強大的羅馬軍隊作為例子。後來有位歷史學教授回應，實際上羅馬軍團是吃了燕麥片才征服世界的。

當我參觀了非洲部落，看到當地人的健康狀態竟達到令人驚訝的地步，這對我這顆西方腦袋的預期心態造成了一些衝擊。我也看到大多數人所吃的食物：自種蔬菜與全穀物，尤其是玉米。每個部落看起來都放了一個裝著滾水、五十五加侖容量的生銹大型桶子，這不是宗教儀式用的物品，而是用來蒸玉米的器具。人們有時會在路邊販賣一種像一頭釘掛在木板上的土撥鼠乾之類的佳餚。看著因為曝曬在烈日下的皮膚乾縮，造成小小的齧齒誇張外露的景象，真是令人驚訝。

而其他細節就不多講了。另外，我還發現到處都有人在賣香蕉，而且就算吃得再多我還是覺得不過癮，雖然不大，但這些香蕉都是剛從樹上摘下來的，而且跟水果軟糖一樣甜。還有一項無可取代的消暑聖品，就是帶著胡椒香的美味西非花生湯。

就像中國一樣，非洲部落居民所食都由貧困生存環境提供，大多是當地抓得到或種得出來的食物。以實際情況來看，耕種以求溫飽的生活型態確定比狩獵以求溫飽來得更經濟。它可以養活更多人，而且也比較健康。我住的社區裡，每戶自家菜園在幾乎沒有花費的情況下，不斷生產出大量新鮮、高纖又好吃的蔬菜水果。像我家就種了馬鈴薯、萵苣、高麗菜、番茄、四季豆、豌豆、甜菜、櫛瓜、蘋果以及覆盆莓。

身為一名生物學家，看過的小動物內臟已太多太多，多到我對牠們一點胃口也沒有了。普萊斯博士曾指出，原始居民攝取的脂肪由肉類提供，來自動物的內臟、腦與腺體（而我竟然與這些食物無緣！）。如果您吃一些乳製品、魚類、大量豆類、新鮮堅果（仔細咀嚼），就沒有必要自動物屍體中攝取蛋白質。接近素食的飲食型態在所有層面都合乎情理。

素食者的健康統計數據甚至打動了美國食品藥物管理局（FDA）。在FDA網站上，您會發現美國新英格蘭醫學中心（the New England Medical Center Hospital）營養主任、塔夫次大學（Tufts University）營養學教授杜藹爾博士（Johanna Dwyer, R.D.）的聲明：「強烈的數據顯示，素食者形成肥胖、無力性（肌張力降低）便秘、肺癌、酗酒的風險較小。也有正面的證據顯示其罹患高血壓、冠狀動脈疾病、第二型糖尿病與膽結石的風險較低。」

◆另外十二項停止吃肉的理由

當您不吃肉：

1 您會感覺更健康。

2 可為您在食物的開銷上，省下不少支出。我兒子曾算過我們家長年**不吃肉而省下來的錢，相當於購買我家房子的經費**。

3 您排便會更順暢，而且也無需再多花錢買市面上販售的纖維保健食品。**肉類裡不含任何纖維，而素食飲食型態則富含纖維質**。

4 可降低您的膽固醇。歐尼斯博士（Dean Ornish, M.D.）給予病人素食療法代替冠狀動脈繞道手術——它的效果比起手術甚至更好（花費也低得多），而且其安全性完全是手術無法比擬的。

5 **您罹患癌症以及心臟病的風險，都會削減一半**。康乃爾大學在中國進行了十年的研究，對超過三十萬名當地居民的飲食進行了調查。結果食用較多動物性食物的人，其癌症與心臟病的發病率較高；而食用較少動物性食物的人，其發病風險則較低。

6 您需要準備的菜色變少，而之後的清洗工作也會少了許多油膩。

7 您將拯救無辜生命。**地球上的食物能夠充分供應給每一個人。如果我們還要飼養那全部的肉豬跟肉牛，食物才會不足。如果大家都吃素，或接近素食，地球上飢荒的現象就會結束。**

8 您可以節省**水資源**（這是您消弭飢荒的原因之一）。美國境內一半的飲用水是用來提供農場牲口飲用的。

9 您可以**協助減少污染。美國主要的水源污染來自於畜牧業排放的廢水。**

10 您的口氣會更清爽。我知道您也不喜歡別人碎碎唸，所以請試試看這個簡單的實驗。讓狗兒對著您呼吸幾分鐘，然後再找一頭牛作比較。**素食的動物擁有不同的消化物與腸道細菌，因此也產生出不同的氣味。**這我清楚得很：幾年前我每天擠奶兩次，一次要擠一百二十頭乳牛。

11 您的**頭皮屑將會減少而且膚質看起來更好**。

12 您會自動且毫不費力地到達理想體重。**肉類（即使是瘦肉）含有10%至15%的飽和脂肪。只要不吃肉，您的體重就會開始下降。**您會緩慢且持續的減重。除非您成了「甜食素食者」，並吃了很多甜點與垃圾食物，否則大多數素食本來就是低脂與低卡路里的食物。

◆如何減少肉類攝取量

某些肉類食品很明顯的就是比較不健康。您可以從摒除最不健康的肉類開始，逐步邁向無肉飲食。現在由上往下從最差慢慢遞增，為您排列出肉品健康清單：

■**冷盤肉品**，如義式辣肉腸（pepperoni）、義式香腸（salami）、熱狗、三明治火腿、波隆納火腿（bologna）等等。**這些肉品都含有大量脂肪與化學添加物，所以應該擺在去除的第一順位**。上述產品若使用的肉類為有機來源，而且不含防腐劑與其他添加物就比較能接受。

■**豬肉**，包括培根與香腸。豬肉是出了名的不好消化。

■**牛肉**，包括漢堡肉。美國人紅肉攝取過量，尤其是牛肉。

■**火雞肉與雞肉**。根據經營牧場二十年最後卻選擇吃素的霍華·李曼（Howard Lyman）所述，**這些動物，被餵食其他動物不適人類食用的廢棄部份**。有機放養的火雞與雞隻是更佳的選擇；詢問肉販，看看是否能夠提供有機飼育的火雞或肉雞給您——好吃的程度跟飼料雞比起來會讓您人吃一驚。

■**海鮮**。除非您確定湖泊或溪流未受污染，否則**避開淡水魚**。海洋的範圍相當大，一般來說也相當乾淨。沿海岸水域比較起來當然就沒那麼乾淨了。同時，海鮮也不是經過化學處理的飼料餵養的。白鮭身上沒有施打類固醇，比目魚身上也不會有抗生素；這些藥物都是陸地上飼養的動物不能說的秘密。

■**雞蛋是完整蛋白質的優質來源之一**。由於一般市售（未受精）蛋不會發展到孵出小雞，所以許多素食主義者認為這是個可接受的肉類替代品。

■**乳製品**是多種營養成分（包括礦物質與蛋白質）的優質來源之一，而乳酪與優格又特別有益健康。避免食用橙黃色及加工過的乳酪（不然回想一下您上次看到橙色的牛奶是什麼時候？）。大多數市售優格中有大量糖份，最好購買原味優格再自行加入水果增添甜味。在印度，人們會用水與優格對半稀釋，如果嘗試此法您可能會覺得鼻子與喉嚨變得比較暢通。

■**生乳**可能還是較佳的選擇，因為按理說未經巴氏高溫滅菌的牛奶營養價值會較高。倘若您帶著自己的容器親自到酪農牧場，有些酪農會直接將生乳賣給您。然而，法規通常限制他們不得將生乳直接裝瓶。如果酪農有所猶豫，您或許可以說生乳是買給寵物喝的。我從事榨乳工作時跟太太喝的全是生乳，同時還用它來餵我們剛出生的兒子。

■ **羊奶**（最好是生乳）應該是最好的乳製品。羊奶非常容易飽足，但通常無法像牛奶可以存放那麼久。因此一次只購買少量會比較好，新鮮的羊奶最長能保存到一個星期。

■ **豆腐、天貝（tempeh）、味噌**以及其他**豆類製品**，都是傳統非乳製優質蛋白來源。您或許已在中國餐館嘗試過此類食品。（天貝為一種印尼的傳統豆類發酵食品，為印尼的國寶美食，因為極高的營養價值，讓日本人和歐美人士趨之若鶩。）豆腐價格低廉且容易料理，只需切塊後連同手中的食材一同料理即可。天貝炒起來就像大豆做的「漢堡」，而味噌可以讓湯頭極為鮮美。「組織化植物蛋白」（俗稱人造素肉TVP）是由大豆製成且容易取得的食材，同時也是增加任何熟食中額外蛋白質的簡單方法。食用時，請徹底咀嚼豆類製品（以及其他所有食物）以發揮最大效益。攝食適量的豆類食品可降低罹癌風險。

■ **發芽的豆類**與**發芽穀物**與肉一樣，是完整的蛋白質來源。素食者與其他人一樣也需要蛋白質，而芽菜即為獲得蛋白質的極佳方式。芽菜也富含其他營養素與膳食纖維，同時不需要烹飪即可生食。如果您覺得這聽起來頗像理想的蛋白質來源，沒錯，您完全正確！

堅持下去：如何讓自己（以及您的家人）擁有正確的飲食習慣

想改善身體健康的人可分為兩類：一種為了健康每天努力，另一種則剛好相反。您屬於哪一類型？您準備好要接受一些儲備精力、累積健康、提振精神、避免就醫的方式來迎接健康人生嗎？為了幫助您起步並堅持良好的飲食習慣、打好增進健康正確生活態度的基礎，這裡有一些值得深思的指引：

1 請記住，您值得擁有健康的人生。採行比較健康的生活方式所投注的時間、花費以及轉變，都是對自我的投資。身體愈健康，您對所愛的人就能付出更多。每天您在健康上投注的時間都不會白費；它會讓您延長活力充沛的歲月，而且會在日後連本帶利給您回饋。

2 整個家庭的成員不需要配合您一同改變。如果家人願意配合會非常棒，但不要把它當成自我改善的必要條件。讓家人感受到您的健康活力，身教是教育及鼓勵其他人的最好方式。

3 留一點喘息空間。一輩子秉持百分之八十，天然健康的生活方式，比百分之百堅持天然卻僅僅持續一周來得好。每天盡您能力所及持續健康的生活型態。

4 為了盡可能簡單又持之以恆地使身體健康：

■將垃圾食物請出家門（直接不再購買）。

■家中隨時準備現成美味的零食替代品。人偶爾總喜歡放些東西到嘴裡，所以要確保家中唯一找得到的零食都是有益健康的。健康食品店中有許多陳列架都供應兼顧營養的包裝零嘴（如果確實詳讀標籤，您會發現其實超市也買得到）。喜歡爆米花嗎？只要少少花費，您就可以利用爆米花機隨時享用新鮮現做的爆米花。不添加（過量）鹽或牛油，**自製爆米花的熱量非常低而且還是纖維質的極佳來源**。

■隨時在冰箱備妥冰涼的蔬菜拼盤——盛放切好的生鮮芹菜、胡蘿蔔、櫻桃蘿蔔、花椰菜、小黃瓜與其他蔬菜的「派對托盤」。只要所有材料都已洗淨切妥，家裡就有人會把它們吃掉。

■把冷凍庫裡的冰淇淋全部換成果汁冰棒。您可以在便宜商店買到塑料模具，並製作自家口味的多色果汁冰棒。務必使用百分之百，不加糖的純正果汁。

■如果孩子纏著您要些甜點，給他們一匙糖蜜（molasses）或蜂蜜。兩種都跟糖果一樣甜，卻讓人大大放心。

■廚房桌上永遠擺著一大盆新鮮水果。那麼家裡每個人都會知道，他們隨時都可以盡情享用水果。沒有比水果更好的零食了。

■在一碟糖果盤中放滿混著無鹽堅果的綜合水果乾。另一碟則放些葵花籽或南瓜籽。放在桌上，它們被吃掉的速度會超出您的想像。

■冰箱裡請備妥一壺開水。零熱量的冰開水跟含糖飲料一樣消暑而且便宜得多。

5 利用獎勵方式建立正確飲食習慣。這些方法用在全家人身上效果非常好：

■每餐以新鮮蔬果汁或芽菜開場。除了上述兩樣，餐桌上先不擺任何東西，因為最餓的時候東西吃得最快。我們會告訴孩子：「先把芽菜（或胡蘿蔔汁等等）吃掉，之後才會給您想吃的東西。」

■每星期頒發獎品給持續全天然飲食一週的人。小小的獎勵即可，持續一整個月的再頒發大一點的獎品。這個方法從頭到尾對小孩跟大人都具有實際的效果。

■孩子從學校、朋友那裡或派對得到的垃圾食物，都可以拿來跟您換錢。我們家的孩子在萬聖節那天就大賺了一筆。

■用減少就醫省下來的帳單數目，給每個家庭成員現金分紅。保羅．蓋蒂（J. Paul Getty，為六〇年代的世界首富）說，這種分紅制度會激勵出「百萬富翁的心態」。如果補牙要花八十美元，為什麼不給孩子幾塊錢當做沒有蛀牙的獎勵？您還是賺到了啊。在對的時間使用這個方法並簡化規則，您將擁有一個健健康康的家庭。

6 美味可口的飯菜是非常重要的。有益健康卻難以下嚥的餐點比什麼都糟。請參考健康美味的素食食譜。

7 倘若多提供沙拉，就能吃進更多生鮮食物。嘗試以水果沙拉當早餐。每頓午餐與晚餐都以大份的生菜沙拉為第一道菜。購買十幾種不同口味的瓶裝沙拉醬以增加變化，而且沙拉醬成份愈天然愈好。

8 您還是可以出外用餐，但務必吃對食物。可以找附有沙拉吧的餐廳用餐，而且許多餐館也會應客人要求準備素食餐點。不確定時先以電話詢問店家。

無度吃到飽：改造飲食習慣的迂迴方式

不要忘了「一次學乖」的教導力量。地獄被形容是，在不斷重複又不得不忍受的情形，而此一原則形成了有效的教導模式，即使是自以為喜歡的事也是一樣。

當我大一的時候，我的胃第一次有機會，在完全無人監督酒精限度的情形下放縱，而最先達陣的就是廉價啤酒。在宿舍派對上，我第一次暢飲的啤酒，都是從放到變室溫的鋁製啤酒桶最底部倒出來的，那味道喝起來可怕極了。從那次起，我對啤酒就敬而遠之，也不曾飲用過量了。

我那個幾乎吃全素的女兒，在即將步入青春期之前曾想嚐試熱狗，於是我便卯足了勁，買到幾磅最便宜最難吃的雞肉熱狗給她。看到這裡時切勿驚慌，這些熱狗還算新鮮，都通過美國農業部（U.S.D.A.）檢驗而且消費者眾。當然，我女兒那時也吃多了一些，同時對熱狗再也提不起任何興趣了。這有點像在甜甜圈店得到第一份工作一樣。店裡的人會告訴您：「愛吃多少就吃多少。」這或許是世界上最有助於節制過量的方式。

相同的技巧也可以運用在糖果、汽水與其他垃圾食物上。亞伯罕·賀弗醫師就讓他的年輕病患享有每週一次的「星期六垃圾食物日」，孩子們可以「縱情垃圾」，吃遍肚子裝得下的所有五顏六色、肥滋滋、甜膩膩的垃圾食物。**當然，只在星期六這麼做是有原因的：孩子們星期日會因此一整天渾身不舒服。賀弗醫師發現孩子們完全能夠從這痛苦的經驗中得出結論。**

如果您發現自己正面臨一些來自家庭的強烈阻力，以下有一些使您更不為難的強制方式，可以督促孩子遠離肉類食品：

- 如果您的孩子想吃肉，欣然答應為他們準備一些並且刻意把肉煮過頭。
- 如果您的孩子想吃熱狗，找最便宜的買並且讓他們吃到噁心為止。
- 重複地供應肉類，並且不分晚餐、午餐、點心、早餐通通只有肉類沒有別的。

■帶孩子一起選購食物，並挑選牛肚、肝、腦和舌頭等動物內臟，使他們能真正看到牛是由那些東西構成的。讓他們聽聽活龍蝦被蒸熟的聲音。

■安排到鄰近的超市參觀肉品包裝室。或許沒辦法安排到屠宰場的參觀行程，但這其實才是最棒的震撼教育。這些手法確實粗鄙了點，但每天宰殺數百萬頭牲口的行為必須受到阻止。如果孩子是我們的未來，讓我們直接告訴他們：肉類就是動物屍體，而且不存在任何美好的一面。

最後，真正重要的是每天過著健康的生活方式。您必須確實身體力行，而不是只在心裡想像。裝在瓶子裡不拿出來吃的維生素沒有好處、榨汁機只有在派上用場時才有價值、健康的食物只有進入您體內才幫得上您。沒有醫師會整天跟在身邊並按月監督您——這個部分端看您的抉擇。吃與不吃的選擇是人生幾個少數真正要做的決定之一。不僅是學步嬰兒，甚至連坐高腳椅學習接受副食品的嬰兒，都無時無刻面對這項決定。身為一個成年人，您可以做出正確地選擇。而且記住，您的孩子正在看著。

◆《拒絕庸醫》兩分鐘快速檢測

1 查看廚房水槽。油膩的鍋碗瓢盆愈少，您吃下的油膩食物愈少。這是好事。您洗碗都花多久時間？時間花得愈長，您吃下的多油烹調食物愈多。只要成為近素食者，就可以節省花費在洗碗上的時間。

2 查看廚房裡的垃圾桶。看到的包膜、塑料包裝與紙盒愈少，您飲食中的「再製食品」也愈少。

3 看看您自家的蔬果花園及堆肥。它們愈大愈好。什麼？您都沒有嗎？趕快抓一支鐵鏟，到外頭動工！

4 看看您的綜合維生素罐子。維生素C、E及B群的含量應遠遠高出RDA/DRI的建議量。

5 並非我說話唐突，但請教您多久排便一次？時間間隔愈長，您飲食中需要的纖維就愈多。纖維速成方案：更傾向素食主義。無肉飲食攝入的纖維，通常至少是肉食者從他們所吃的麥克垃圾餐中得到的三到五倍。而且當您在浴室時，請跳上那可怕的體重計，讀出數字！但別哭泣，只要吃素就會自動降低身上的肥油。

6 晚上您要花多久時間才能安然入睡？**大量攝食複合碳水化合物，並吃大量堅果與豆類，有助於腦中平撫情緒的色胺酸增加分泌**。睡前服用少量菸鹼酸**（維生素B3）**也有助眠效果。

7 您家中可以看到多少個菸灰缸？如果答案大於零，您就必須馬上要求吸菸者戒菸。

8 讓我們出去看看車庫。您有多少啤酒或含糖飲料瓶要回收？很多是嗎？您知道該怎麼做：回收它們並不再購買。

9 開車的時候，您會喝含咖啡因飲品或吃含糖食物嗎？您是否對交通狀況不耐煩？把車停下來，**買一些含大量色胺酸的腰果，是天然的抗憂鬱精神科藥物替代品**，不然就只能耗在需要借助藥物的情緒裡。

10 所有這些自我檢視的方法都有助您重新振作並神采奕奕。檢測只需一分鐘就可以完成，而生活方式的改變卻會讓您終身受益。不要讓孫子們在您離開人世後才聽聞您的故事：活久一點，自己親自跟他們說。

「沒有人是完美的！」（註1）

生活方式的改變是預防或治療疾病唯一的有效方式，其實並不容易。在改變的道路上獨自奮戰，需要適當的彈性、幽默感以及常常重新振作。如果不小心半途而廢，再來一次就是了。不斷地一再努力，我們才能邁向持續不懈的旅程。再提醒一次，成為一位十年不間斷的，百分之八十素食主義者，勝過您百分之百吃素卻只堅持一個星期。

註1：原文「POBODY NERFECT」其實為NOBODY PERFECT的誤植，主要帶出「沒有人是完美的」之涵意。

6 健康飲食的秘訣

健康有問題，豆芽來搞定！

豆芽——您在沙拉吧和超市都會看見它。現在只要在家大量種植這些高纖維、高蛋白的小豆芽，就能讓您省錢又健康！

您能做到最健康的其中一件事，就是每天吃一碗什錦豆芽。**豆芽含有像肉類一樣完整的蛋白質，但不含飽和脂肪和動物屍體的其他缺點。**豆芽富含**酵素**、**維生素和礦物質**。不同種類的豆芽可以提供您整年的天然生食來源。豆芽價格便宜，而且自己栽種的豆芽嚐起來更是美味。當然，您是可以在商店買到豆芽，但您得花更多錢，買到的也是比較不新鮮且不美味的產品。

首先，您將需要六到十個玻璃罐：寬口玻璃罐、美奶滋罐或是其他容量約為一點五夸脫（約一點四公升）的瓶瓶罐罐。如果您還沒開始儲存瓶罐，可以先跟鄰居要一些。您還需要約一平方碼（約零點八平方公尺）的工作檯面，合於罐口的小廚房濾網，淨水、能發芽的新鮮種子、一個窗口以及每日兩次十分鐘的工作時間。

在罐裡撒上足夠的種子來覆蓋罐底，約為三顆種子的高度。撒太多種子的話，發芽率也不高。加入半罐左右的清涼淨水後浸泡一夜（約六至十小時）。隔天早上，將濾網裝上罐口，當我們倒出浸泡用水時，濾網就能撈住這些種子。

現在您在罐底有一堆潮濕的種子。等到下午（或是晚上）的時候，再把這些罐子裝滿水。但這次您應該馬上把水倒掉（別忘了使用濾網）。經過第一晚的浸泡之後，就不需要再泡隔夜了。您還需要繼續一天進行兩次滋潤種子並過濾排水的動作；能一天三次更好。如果不滋潤種子的話，它們就會乾枯死亡。如果加水卻不排水，也會淹死這些種子。它們不是水生植物；它們只是需要像任何其他作物一樣的灌溉用水而已。**滋潤、瀝乾，一天兩次！**

您可以栽種幾種不同類型的種子。可以先試試苜蓿芽，**苜蓿芽十分可口，容易生長，而且大約六天就能收成**。大部分的豆芽在溫暖的夏季生長得較為迅速，溫度較低時就生長得比較慢。

您還可以種植**小麥**、**全大麥（不是珍珠麥）**、**三葉草**、**高麗菜**、**扁豆**、**綠豆**、**蘿蔔籽**、**大豆和胡蘆巴豆**。如果您種小麥或扁豆的話，我建議您儘早食用，最晚在收成後的第二或第三天。再晚的話小麥芽和扁豆芽就滿難嚼的了，雖然它們仍然對您的健康有益，而且您也可以把它們跟其他蔬菜放在一起榨成蔬果汁。我不建議一開始就試種綠豆或大豆。綠豆芽比較麻煩，而大豆芽有比較強烈的腥味。我滿偏愛蘿蔔芽的，因為它們跟蘿蔔一樣有點「嗆」或辣的味道。

我也推薦栽種葵花籽。要讓葵花籽發芽只有一個訣竅：您必須用一些土。盆栽土的效果極佳。我用一個（不銹鋼或玻璃的）托盤或義式滷麵烤盤。在盤底鋪上一粒種子深的未去殼大葵花籽，然後再覆蓋上約半吋（約一點三公分）深的土壤。一天二至三次將整個托盤都灑上足夠的水份。土壤應有濕氣，但不能過潮。偶爾將手指頭伸進土壤裡頭，檢查盤底是否太過潮濕。只要您在土壤上瞄到豆芽的蹤跡，就把托盤放到陽光普照的窗邊。葵花籽要一段時間才能成長至可收成的大小——約三至四吋（約七點六至十點二公分）。切掉底部的種子部位，用清水徹底清洗過，就可以食用柔嫩的白莖與小綠葉了。關於種植芽菜，您當地的健康食品商店或合作社或許會有更多的相關資訊。美味又可口喔！

◆發芽訣竅

取得未受潮的新鮮種子是很重要的。放太久的種子不易萌芽（發芽）。**先聞聞您要購買的種子是個很好的主意**。它們聞起來是不是發黴、腐敗或酸臭了？如果是這樣，那就到其他地方採購。到販售大量種子的地方採購，以確保種子的新鮮度。也不要一次就採買很大量的種子。也許先從半磅（約二二六公克）或最多一磅（約四五四公克）最多。在栽種前，要把種子分置於有密封蓋的玻璃罐中，並保持乾燥。通有些種子不會發芽是正常的。大部分應該都會發芽，不然可能就是種子存放太久了。

您用罐子種豆芽時，您的豆芽在頭幾天是不需要陽光的。畢竟，種子一般都是從地底下發芽的。而在最後幾天，最好可以把它們移置窗邊曬一點陽光。這樣可以「綠化」您的豆芽，並幫助它們更迅速地成長。一直到您要食用這些豆芽之前，都要持續滋潤並瀝乾您的豆芽。

為了每天都有豆芽可吃，您得開始每天栽種豆芽。這就是為什麼您需要所有我們先前提到的這些罐子。如果您開始每天種植兩罐豆芽，而豆芽須六天才可收成食用，那您就會需要十二個罐子。每天三罐的話就需要十八個罐子，以此類推。每天吃兩罐豆芽聽起來好像很多。但請記住，每個罐子都不會全部長滿豆芽。通常情況下，豆芽只會長半罐或三分之二罐。

種子腐爛而不萌芽的常見原因：

1 種子放太久。使用新鮮的種子，到專門大量銷售發芽種子的商店購買。

2 不要使用含氯的自來水。

3 不當使用光照。種子一開始要置於光線較暗地方；只有在最後兩三天才會需要日光。

4 未確實執行至少每日兩次滋潤與瀝乾豆芽的工作。不論是服用維生素、刷牙、餵寶寶或是滋潤豆芽，一天一次都是不夠的。

應如何食用豆芽？就是生食（大豆和綠豆豆芽例外，它們最好熟食。）當您在製作沙拉時，可以用豆芽代替萵苣襯底。然後在這些豆芽上切一點您最喜歡的蔬菜。您也可以隨意使用不同的沙拉醬。只要是可以讓您吃下很多豆芽的沙拉醬都好。

如果某天您發現您收成的豆芽太多了，您可以把它們冷藏起來。我建議用一個可反摺的三明治塑膠袋簡單覆蓋罐口，以維持罐內適當的濕度。

避免將豆芽存放在最冷的冰箱深處或底部。多數人都不會喜歡結凍的豆芽，更沒有人會喜歡解凍後的豆芽！

如果我只能給一個人一則健康忠告，那便是**試著食用大量生食，特別是各式各樣的豆芽，能做到這一點的人都健康多了。**而只有一個方法可以證明這件事，那就是請您親身嘗試。

少量的乳製品

我曾是個一天必須幫一百頭乳牛擠奶的農場員工。從經驗中，我學到了一些聽說印第安人早就了解到的事情：**懷抱著同情心並尊重那些給您食物的動物**。

在我工作的那個農場裡，我們非常尊重我們的乳牛。不過我承認這樣的尊重完全是出自於經濟上的考量：乳牛對農場主來說是有價商品，而高產量的牛奶生產者更是價值不菲。您只要確保牠們身體健康即可。我們所有的乳牛都定期進行身體檢查，身體保持得很乾淨，也都餵養得很好。一如多數的農場，我們都自行種植牧草並製作青貯飼料，青貯飼料是高營養的窖藏發酵穀物。而與其它農場不同的是，我們會給易於罹患乳腺炎的乳牛服用蘋果醋來預防疾病。當乳牛的奶頭受傷時，我會在上面塗維生素E。對那些為生產牛奶而被飼養的乳牛來說，乳房受傷是難以避免的事情。

我告訴您這件事是要讓您了解什麼是真正牛奶的味道。我個人選擇人工培育的乳製品，主要是乳酪和優格。我不太喝牛奶，可能是因為我想念那真正純正的東西：剛從儲奶桶流出、才放不到幾個小時的生鮮牛奶。

「王老先生有塊地」絕非農場的真實寫照〔註1〕

牛奶有個幾乎不為人所知的殘忍成本。雖然我們感謝我們的乳牛，但牠們所生下的每一隻公牛都被標上屠宰記號。由於分娩後才會分泌乳汁，為了取得您所飲用的牛奶，有些乳牛必須生育。當出生的是一隻公牛時，牠或早（小牛肉）、或晚（牛排），或是非常晚（速食漢堡肉）的時候，都會遭到屠宰。

我離開農牧業後幾年，乳品業開始廣泛使用牛隻**生長激素**。我反對這種做法，並已於多場演講中譴責這樣的行為。有頭腦的農場業者都知道，乳牛不是恆溫的牛奶水龍頭。您無法只獲取所求而不付出代價。**藉由極端的手段來獲得大量的牛奶產出，意味著乳牛奶頭接觸擠奶器的時間會更長，因而得到乳腺炎的機會也會增加。**這對乳牛或是農場業者來說都不好。**注射生長激素會增加牛奶中的胰島素成長因子，這對飲用牛奶的民眾來說並不是好事。**製藥公司和它們的可疑產品都不應涉及糧食生產。

如果您是牛奶的消費者，儘可能去找到一個同意我的說法、拒賣用藥乳品並且會賣好東西給您的農牧業者（或是酪農場會更好）。待會兒，我會告訴您如何自製優格來省錢，即使您的牛奶選擇還是僅限於超市品牌。

但首先，我還是要為我許多素食或不喝牛奶的讀者們發聲：如果您不是牛奶消費者，我可能比您所想得還要支持您的做法。我絕對肯定，對某些人來說，不食用乳製品是最健康的生活方式。我知道某些人在避免食用乳製品後，它們的頭痛、耳朵疼痛，過敏或其他疾病很快就好了，但在喝了牛奶後，那些病症立刻又捲土重來。《拒絕庸醫》一書所抱持的觀點就是「**做有效的事**」。

◆牛奶與道德

在歷史上最有影響力的素食主義者之一，就是聖雄甘地。聖雄甘地早年有一段短暫的期間是葷食者，他後來希望成為一個全素食者，甚至是只吃水果的人，他曾寫道：「我堅決相信除了在嬰兒時期喝到來自母親的乳汁之外，人類並不需要乳品。人類的飲食應只包含水果與堅果。」甘地所陳述的飲食觀點與其說是一個健康忠告，還不如說它是其提倡非暴力主義的延伸。對甘地而言，對動物施以暴力等同於對人類施以暴力。事實上，生命確實都是相同的。當我教生物課時，我會要我的學生觀察蚯蚓與人類的紅色血液。然後，我請它們告訴我兩者間的區別。它們無法區別兩者間的差異，而教學便自此開始。不僅是我們的 DNA 中有百分之九十八與黑猩猩相同，我們身體的基本生理機能，幾乎與老鼠、青蛙、甚至與蚊蟲都是相同的。

因此，為倡導無害生命的主張，甘地選擇素食者的生活方式，也不喝牛奶。但是，後來的人生經驗讓他選擇了將乳製品納入他的飲食清單中。甘地曾發誓不食用任何動物製品，度過了六年沒有食用任何乳製品的日子。當他變得很憔悴的時候，他的醫師建議他飲用羊奶。甘地開始喝羊奶，並於體能確實恢復後，決定繼續飲用。

為了盡可能接近非暴力的主張，並彌補思想上的不一致，甘地只喝由他親自照顧的山羊所產出的羊奶。比起一成不變地遵循嚴格誓言，我在這樣謙遜的妥協中看見了更多的人性。我用生羊奶和生牛奶一路帶大我的孩子。我認為這種食物所具有的價值——足以改變聖雄決定的價值——對我來說已經夠好了。甘地的決定是出了名地難以動搖。即使是大英帝國的威權也無法撼動他的決定，然而，至少對某些人來說，明智地使用乳製品，是相當合理的保健意識。

使用牛奶是一個道德問題，但它也是一個關於有沒有營養價值的議題。解決方案可能就誠如甘地的妥協一樣，就是動物類飲食的整體減量，與道德層次提升。光是在美國，每年就有十億動物遭到宰殺，數量十分驚人。

◆自製優格

一夸脫（約九百四十六毫升）的純優格花費約三塊錢美金。您可以拿這筆錢去買一加侖（四夸脫）的牛奶，然後自製優格。您還需要買一點純優格，利用裡面的菌種來進行發酵，就這麼簡單。您需要做的只是把牛奶加熱到沸點或起泡沫的程度，然後放在室溫或略高於室溫的地方讓它冷卻。冷卻是最重要的一個步驟，因為如果您把您的優格菌加到熱牛奶裡，它們就完蛋了。先讓牛奶冷卻下來，您再放入一或兩湯匙的優格輕輕攪拌。然後我會把培養皿（我喜歡用玻璃或康寧餐具）放進沒有啟動的烤箱，放進去後也不要啟動，不過顯示烤箱內有東西的小燈會亮起來。那個小燈泡的熱量能恰到好處地發酵您的優格。靜置約八個小時，或者隔一夜，隔天早上再把它放進冰箱裡。

◆發酵乳製品與生乳

對很多人來說，發酵乳製品（如乳酪或優格）會比液體牛奶來得容易消化。細菌的運作使牛奶有了巨大而有益人體的轉變。即使是工廠化農場使用非有機牛奶製作出來的乳酪與優格，還是比非發酵牛奶來得好。發酵乳製品不僅容易消化，從某種角度而言，發酵乳製品也是生食。當您食用乳酪和優格時，裡面所含的有益微生物是活的。那就是一種很好的生食。

如果它未經過發酵，**牛奶應該會新鮮而天然，而不是經過脫脂、加熱殺菌而極易引發過敏，卻被人誤認為是「牛奶」的白色液體**。

「生乳？天哪，那安全嗎？」

記住，我不認為細菌是多數疾病的主因，我支持使用非常乾淨而未加熱消毒的（生鮮的）天然乳汁。當我還是農場工作者時，我的早餐是十分鐘前剛擠出來、經收集桶流洩而下的生鮮牛奶。我用我非常親近的牛隻所產出的未殺菌生乳，帶大我的孩子。我將牠們的住所維持得很乾淨、乳房也清潔得很乾淨，牠們的奶水也很潔淨。乾淨、健康的乳牛就能提供乾淨、健康的牛奶。

有一些農場的牛奶我是不會喝的，不管有沒有加熱過。由於大多數消費者沒有選擇，也無從得知紙盒中所裝的牛奶是從哪裡來的，因此為了避免喝到來自髒亂農場的牛奶，我們才需要對牛奶進行加熱殺菌。一般巴氏加熱殺菌法的溫度不足以完全殺菌，但高溫自動殺菌也會破壞營養價值。我想我還是們把重點放在農場衛生上，結果會更好。但我們卻沒有這樣做。這就是為什麼要找到認證的生鮮乳品會如此困難了。

◆孩童與乳製品

我那兩個吃奶蛋素的孩子們，現在已經是又高又壯的成年人了。我那些不喝牛奶的評論家們，已經準備好要大肆口誅筆伐一番了，因此且讓我立即再補上這麼一句：大象從來不吃雞蛋或乳製品，它們甚至還更高更壯。

孩子們可以從牛奶和雞蛋以外的食物中，攝取到蛋白質和鈣（除了口腹之慾外，這兩種成分通常是人們選擇食用乳製品的原因）。如果您查詢營養教科書或網路上的營養表，您會知道豆類、全麥穀麵包，甚至是蔬菜都有大量的蛋白質。堅果與豆芽也是極佳的來源。

我們必須很公正地強調，有些人不吃乳製品或雞蛋類的東西確實更為健康。例如，孩童們喝了巴氏殺菌奶，而引發過敏是很常見的事。它們與鼻竇問題、便秘和腹瀉、慢性耳部感染、行為問題以及氣喘都有關係。因工作而與病人相處了近三十年的時間，我認為在許多情況下，這些症狀往往是出於整體飲食不良與維生素缺乏所造成，而飲用牛奶則加劇了症狀，並非引發病症的成因。給孩子們設下極度嚴格的飲食限制有時可能會適得其反。我過去確實曾見過幾個嚴格素食卻骨瘦如柴的孩童，也曾見過為數眾多葷食而肥胖的孩童。要作何種選擇，必須由您自己決定。

佈置一個菜園，然後靜觀其變！

當您開始種植一個菜園後，您所收成的蔬果將會多到您不知如何處置它們。幾立方米的土壤與買種子的幾塊美金，就能種出您吃都吃不完的蔬菜。也可以省下很多錢。菜園農夫平均花費不到四十美元來建造一個菜園，而所得回饋通常是價值數百美元的新鮮農產品。

不買肉、牛奶和藥所省下的錢，可以買到很多水果，還想省更多嗎？您不住在溫暖的地區也能種植水果。我住在紐約州北部、安大略湖旁。湖的對面就是加拿大，往西是水牛城，往東是羅切斯特市。您對「冷」的定義為何？夠冷了吧！然而我還是能種自己的水果。

易於上手的低成本豆類食譜

可能有某些人會咕噥著寧願吃蒜味香腸跟鮮奶油，也不願意吃目前為止我所提到的那些食物，我會建議這些人試看看以下的食譜。有許多吃肉跟馬鈴薯長大的人，目前已轉變成非常棒的素食烹調高手了。在這之中，大多數的人都是從經驗、閱讀、錯誤與經濟考量中學會如何製作與享用以下佳餚：

◆焗豆

一磅乾海軍豆（白豌豆）、二分之一茶匙鹽（適量）
二分之一湯匙非硫化的黑糖蜜、四分之一杯包紅糖或四分之一杯的少量蜂蜜
二分之一茶匙辣椒、一湯匙植物油

檢查您的豆子，移除壞掉的豆子還有小石子等。清洗乾淨並用水浸泡一夜，水的高度要高於豆子約二至三英吋（約五至七點六公分）。隔天，再次沖洗豆子。將豆子置於水中烹煮一至二小時，水的高度要高於豆子二英吋。煮完豆子後，排掉大部分的水，只留一點在容器裡。拌入鹽、糖漿、糖或蜂蜜、辣椒粉和油。將豆子放進大燉

鍋裡以華氏三百五十度（約為攝氏一百七十七度）加蓋焗烤四十五分鐘，開蓋後再烤二十五分鐘。

◆ 印度豆湯

一磅扁豆（乾的）、五杯水、一顆洋蔥，切碎
一根胡蘿蔔，切片、一根芹菜，切片（葉子也要）
一或二片月桂葉、二分之一茶匙大蒜粉、一茶匙鹽（適量）
二分之一到一湯匙的紅辣椒醬、一湯匙非硫化的黑糖蜜
二分之一到四分之一杯糙米（未煮過的）

將扁豆放進一個大鍋裡。檢查並挑選過，然後用清水沖洗後瀝乾。加水、洋蔥、胡蘿蔔、芹菜、月桂葉、大蒜、鹽、辣椒醬、糖漿和米。加蓋煮沸。轉小火煮約一小時，或把扁豆煮軟即可。需要時可在燉煮時加水。注意：您可能會想加一點初級糖蜜（或微甜糖蜜）讓它變成甜湯，或是加一點辣醬變成辣湯。自己可以試試其他想法，研發出一個新的口味。

◆綠豌豆湯

一磅豌豆、五杯水、一顆中型洋蔥，切碎、一根胡蘿蔔，切片

至少一茶匙的鹽、一茶匙乾的巴西利片、一至二湯匙植物油

篩選豆子。沖洗乾淨，直到不起泡沫為止後瀝乾。加入水、洋蔥、胡蘿蔔、鹽、巴西利和植物油。加蓋煮沸。轉小火燉兩小時，或是直到豆子都煮開即可。務必確定要煮熟，豆子要煮到全都分解開來才行，偶爾檢查一下湯看需不需要加水。要常攪拌。也可以用一些新鮮或乾的大蒜來代替洋蔥。也可以試試加入四至五粒丁香。

◆扁豆雜燴

其實，我是想做扁豆漢堡，但它們一直垮下來。那就做成扁豆雜燴吧！常言道，不浪費，就不會匱乏。

一磅已煮熟並已瀝乾的扁豆、二分之一杯小麥胚芽

一杯軟的全麥麵包屑或碎的全麥穀麵包、一顆洋蔥，切碎

二分之一茶匙鹽、二分之一茶匙芹菜種子（非必要）、煎炸用植物油

先從徹底煮熟且已將水分瀝掉（不要太乾）的扁豆開始，放入攪拌碗中混合其他材料。以煎鍋熱油（使用大型鑄鐵煎鍋是最理想的），放料煎炸至呈褐色就可以上桌了。您喜歡的話，也可以在上面放些炸洋蔥。您還可以添加其他的材料，包括煮熟的切塊馬鈴薯、切碎的青椒，或任何其他您手邊有的食材。

居家種植的人請注意，果樹不但可以提供食物，還提供樹蔭與環境美化效果。在涼爽的氣候下，試試蘋果樹、李子樹和櫻桃樹。您可以買連在蒙大拿州或緬因州都能夠生長的耐寒果樹。在我還是個小男孩的時候，我記得所有從家裡附近的野樹上所摘來的李子、櫻桃和蘋果。

我從來沒有看到任何人幫那些樹木噴灑農藥。您播種、澆水並等待，就能收成果實。我曾自己播種栽植蘋果樹，現在我們有一棵結實累累的蘋果樹了。成本？零。如果植物學成績跟我一樣差的人都能做到這點，那您的成功當然也是可以預期的。

公寓居民們，「水果」未必代表要有一棵大樹。番茄是一種水果，青椒、四季豆、黃瓜和西葫蘆也都是。（「水果」是任何演變自花朵的種子結構。）番茄、豆類、辣椒和南瓜等植物需要的空間很小。如果有任何空閒的角落，可以試著在這些產量豐富的食物來源中挑一種來栽種。如果不可能有庭園空間的話，試試在窗口擺盆栽。如果那也不可能的話（這種例子很少），您可以在廚房水槽旁用瓶罐栽種發芽的種子和豆芽。

第二次世界大戰期間，因食物配給的制度使得勝利菜園成為風行一時，不可或缺的時代產物（註2）。我們現在又需要它們了。今日，我們正與兩個可怕的敵人對戰著：無知與疾病。英國小說家狄更斯（Charles Dickens）曾表示，須提防無知，因其往往為疾病的根源。現在又該是鄰里勝利菜園來克服疾病與羞恥貧窮的時候了。

遵從這個健康且經濟的飲食方式，將能減少每個人的食物開銷、醫院帳單與稅金。簡單的飲食即能省下大筆的鈔票。而健康的價值是無法被衡量的。長久以來，人們總是說，只要您砸越多錢去解決一個問題，您獲得的結果就會更好。怎麼不看看您花了多少錢在醫院和醫藥處方上面？如果您覺得您砸下了錢卻得不到等值的回報，那就花少一點。畢竟，這大概是對我們唯一還沒有嘗試過的方法。

◆「爸，奧勒岡葉才沒有腳呢！」

這句話是我十歲的女兒說的。她應該知道她是對的。在收割時，我從我們的菜園帶回大量的蔬菜。您可能會認為「大量」只是一種修辭上的說法，但只要問問我的小工人：我的兒子和女兒。他們會證實那真的是非常可觀的數量。

在我們廚房櫃台上、桌上、地板上以及走廊上堆滿了成堆的農產品，這讓我忍不住想下廚來個烹飪大冒險。就拿甜菜來說吧！拜託！我們富含黏土的土壤明顯是甜菜的最愛，它們每年都以茂盛的產量來證明這點。唯一的問題是，這個家並沒有人真的喜歡吃甜菜。我種甜菜是因為它們很好長。我是小氣鬼，四十幾公斤的免費食物真的非常吸引我。

甜菜的烹調方法並不多：熱食配醋食用，冷盤就做成沙拉，另外就是做成羅宋湯。

我相信在我學會做羅宋湯這天，我的孩子一定沮喪萬分。

要做羅宋湯，您還需要高麗菜、洋蔥、一些香料像是羅勒（最好是新鮮的）、奧勒岡葉、月桂葉、胡椒和鹽。我加了一點橄欖油增添風味，另外還有一杯番茄醬。這不只會讓口味更好，還可以改善羅宋湯的顏色，把原本嚇人的紫色變成迷人的紫紅色。如果您對廚藝極不在行，我會請您加點水。把所有的材料煮滾，您就完成了一道價格便宜、充滿異國風味且健康豐富的料理。

我的羅宋湯變化是添加花椰菜，它是我另一種豐收的蔬菜。料理花椰菜的方法不計其數，不要忘了還有沾醬生吃或是置於沙拉中食用的方式。當您的冷凍庫塞滿了花椰菜，但陸續還會收成更多時，您還是必須想辦法把這些綠色食材用掉才行。我把它丟進湯裡，包括了我的義大利蔬菜濃湯、豌豆湯、扁豆湯還有羅宋湯。

但除了我之外，沒有人會做蚜蟲羅宋湯。我不使用農藥。花椰菜跟甜菜沒有必要使用任何農藥，且對於其他任何我所種植的蔬菜，我也都沒有使用農藥，包括了萵苣、四季豆、豌豆、南瓜、番茄、馬鈴薯、蘋果跟覆盆子。完全沒有，只有用過去的優良傳統——牛糞、草屑、堆肥或其他廉價的有機肥料。

如果您不對花椰菜噴灑農藥，裡面會長出一些野生小蟲。花椰菜的毛毛蟲總是很小一隻，恰好是花椰菜本身的顏色。一般人不那麼謹慎的話，是不太容易發現牠們的。幸運的是，或者並不是件幸運的事，看您怎麼想。我的女兒願與所有人分享一個偉大的秘密：花椰菜煮熟後，它上面的毛毛蟲會轉成黃色。所以，去除小蟲的簡單方法就是輕微蒸煮您的花椰菜，這些變黃的小生物就很容易被發現了。

在這個時候，您一定認為我只想把全世界半數的昆蟲都餵給我家人吃。這只對了一半。我們的確會吃蚜蟲。這不是刻意的，您要知道，蚜蟲實在是太過渺小了，牠們牢牢地黏在花椰菜的莖部，就在您不會注意到的花朵下方。甚至熱燙花椰菜也無法去除牠們，您會發現數以百計燙熟的小蟲屍體還是牢牢釘在花椰菜上。有些會脫落而漂浮於某處，譬如說，在您的羅宋湯裡。這就把我們帶回了，我女兒堅持他的湯裡有蟲那天。

「不是，」我以我身為科學教師的權威斷言：「這些都不是蟲。那是奧勒岡葉。」

我的女兒完全不接受我的說法，並在她密切觀察後說：「爸，奧勒岡葉才沒有腳呢！」

於是，她說對了。那又有什麼關係！嗯，是有關係的。我意識到，在我對有機食物一味的熱衷下，我並沒有公平地對待我的家人。餵您的孩子吃蟲是不對的。但我想出了一個無化學的解決方案：花椰菜收穫前一個星期左右，我在我眾多遊手好閒卻飢餓的蜘蛛中，選了一種放到每一株花椰菜上。隔天便再也看不到任何蚜蟲了。是的，我喜歡蜘蛛。當有人發現蜘蛛正在房子裡遊蕩時，他們會用玻璃杯蓋住牠，然後送來給我。我把這些蜘蛛放在車庫及地下室，在那裡牠們可以靜靜地繁殖成長，等待著某天被召喚至戶外大聯盟大展身手。

補充一點：絕大多數的蜘蛛，基本上都是無害的。即使是大狼蛛也不會對人造成嚴重的傷害。不過如果您是對蚊蟲叮咬非常敏感並有已知（過敏）症狀的人，或是正要對付黑寡婦蜘蛛的話，情況就不能相提並論了。但是，即使是我，也不會去碰觸蜘蛛。您用一個茶杯、碎紙板或手套就可以隨心所欲地移動牠們了。

您的花園裡的蜘蛛能精準地執行殺蟲任務。牠們會吃昆蟲，而且還是廉價勞力。您的花椰菜將不再會有蟲子。而您將省下一大筆錢，感覺像是有一百萬美元的價值。

◆ 如何製作自己的蘋果西打

如果一天一蘋果會使醫師遠離我的話，製作自己的蘋果西打，應該就是終極的健康計劃。製作蘋果西打的關鍵在於，要知道蘋果不能整顆壓榨，必須要先研磨它。我們可以使用磨碎型（研磨型）的果汁機（如冠軍牌果汁調理機），將果汁濾網外的所有配件都組裝起來，就可以進行研磨了。這能讓您快速處理大量的蘋果。首先，把蘋果重複對切成四塊，除了可以檢查有沒有小蟲子，也可以方便蘋果進入果汁調理機裡。

果汁調理機未經過濾所榨出來的蘋果泥十分適合用來製作美式高麗菜沙拉（coleslaw），但我們現在要將它放到一塊大小適中的布上。我會把果泥放到我那張老舊卻非常乾淨的布上，這塊布是我那些破舊的橄欖球運動衫拼接出來的。接著我把這塊裹著蘋果泥的布摺成一顆又濕又重的橄欖球，然後放在我的蘋果榨汁器上。

從我告訴大家這塊榨汁布的來由，您便不難猜出我根本不打算花錢買蘋果榨汁器。我用的是五加侖、塑料、刷洗乾淨的防水漆桶。我將一塊廢棄的松木板料按十二吋（約三十點四八公分）的長度裁成兩個圓盤，並使兩塊圓盤皆可輕鬆地放進桶子裡。放在下層的圓盤鑽了幾十個四分之一吋的小孔，而上層的圓盤則沒有鑽洞。用布包裹起來的蘋果泥就放在這兩塊圓盤之間，最上面再壓上幾塊水泥磚。剩下就是靠地心引力來完成工作了。為了避免上頭的重壓會把下層的圓盤壓進桶底，我在桶底倒扣了三只堅固的塑膠平底酒杯。將下層的穿孔木盤放在杯子上面，蘋果汁就能安全地收集到桶底的空間了。

請勿使用夾板或組合板製作榨蘋果汁的圓盤。除了組合板材的膠水裡含有一些討厭的化學物資外，夾板或組合材料製品都很容易吸水腫脹變形，接著很快就無法使用了。

如果準備了三十六公升左右的蘋果泥，我會將它們包成兩份，分成兩批進行榨汁。這樣每批都可榨出五公升左右的蘋果汁，比集中一次榨汁（三十六公升裝）所得到的九點五公升蘋果汁更多。您可以放好水泥磚後就放著讓它壓一整夜，或者您可以坐在水泥磚上，閱讀一下您最喜愛的天然保健叢書，這樣十五分鐘內就可以完成榨汁了。如果您家小孩像湯姆歷險記的主人翁一樣活蹦亂跳，您可以讓他們輪流坐上榨汁器幫忙。

榨完果汁後，小心將水泥磚移置一旁。現在慢慢將壓扁的蘋果包移出榨汁器：千萬不要打開蘋果包布，不然您的蘋果汁會馬上變成充滿顆粒的蘋果醬。當您提起蘋果包使下層的木盤負重瞬間減輕，木盤會漂浮於倒置的平底杯上，並極易朝某個方向突然傾斜。這時要特別注意，才不會讓自己嚇得手忙腳亂。最後，用個大漏斗將蘋果汁倒入果汁壺中冷藏（或者，放著讓它發酵！）。

註1：意指農場生活不如童謠所描述的那般單純。
註2：勝利菜園為城市居民為增加作戰時期的食物產量，所創建的居家菜園。

7 蔬果汁斷食法

美國人飲食中，包含了太多脂肪、糖和蛋白質。事實上，美國人只是所有東西都吃得太多了。解決這種窘境的方法其實出乎意料地容易，就是偶爾斷食。喔，我幾乎可以聽到我的書被摔下，不然就是放回書架，或是悄悄地被燒掉的聲音。

嘿！成功的滋味太甜美了。我們可以花一整天談論斷食的價值，但為何不自己試試斷食能為您帶來什麼好處？經驗是最好的老師，健康是最好的證明。斷食花費低廉，而且可能是您這輩子做過最正確的選擇之一。

進行斷食前應先取得醫師許可；成長期兒童、懷孕或哺乳期婦女，均不適合斷食。服用藥物或接受正規醫療治療者，亦不應進行斷食。糖尿病患者及服用藥物需要進食的之病患，則應與其醫師討論後再進行。

醫師反對斷食的共同「科學」論點是，這在本質上是不安全的。反觀以藥物為主的對抗療法，每年卻有超過二十萬名美國人會因為藥物濫用致死，批評自古以來所有動物皆採用之自然療法（即斷食）的安全性時，那可真是所謂：「道人長短者，亦自曝其短。」下面將說明一個安全且舒適之斷食法。

◆二十一天健康蔬果汁斷食法

這個週期，分別由**八天蔬果汁斷食**、**三天恢復進食**（慢慢脫離斷食），以及**十天四分之三生機飲食**共三階段所組成。這是一套很有效的斷食法。

八天不進食，看起來似乎是段漫長的時間。其實，在斷食頭一、兩天，您身體會使用前幾餐還殘留在消化道的食物。之後幾天，身體則會使用肝臟中的儲備物。也就是說，大概到第五天才算真正開始斷食。因此，名為八天的斷食其實只有三天左右，幾乎人人都做得到。

由於「斷食」讓人聯想到挨餓的痛苦畫面，所以提醒您此處所討論的，是蔬果汁斷食法。喝新鮮現做的蔬果汁，而不是喝現成的飲料。這些蔬果汁是原始、好消化的食物。理想狀況是，喝自己想喝的任何果汁，不需要強迫喝下您不喜歡的東西。規則很簡單：**餓了，就喝蔬果汁；渴了，也喝蔬果汁**。

在進行蔬果汁斷食法時，通常建議蔬果汁和水各佔一半。如果能使用過濾水，那就使用過濾水；如果不能，也不要擔心，蔬果汁仍可發揮足夠的功效。有些人（包括我在內）並不喜歡稀釋蔬果汁的味道。替代方法是先喝一杯水，再喝一杯蔬果汁。這將有相同的效果，且風味更佳。請確定是先喝水再喝果汁，不然，先喝完蔬果汁後，您可能就不會想再喝那麼多的水了。

當我們提到「蔬果汁」時，一般是指新鮮的蔬菜汁，因為純果汁往往過甜。不過，您可以多多嘗試，找出您最喜歡的配方。只要帶來的是好結果，以何種方式攝取就不那麼重要了。

◆準備一台榨汁機

除非是在您眼前現榨現喝的新鮮蔬果汁，否則，不要在任何商店買任何蔬果汁！幾乎任何盒裝、罐裝或瓶裝的果汁都經過熱處理，而且至少是幾天、幾週甚至幾個月前所包裝的。也就是說，您應該擁有一台必要但有點昂貴的設備：自用榨汁機。

榨汁機不是攪拌機。榨汁機可榨出果汁，而攪拌機是用來製作嬰兒食品的。製作蔬果汁時，不只是蔬菜的液體部分，還應一併萃取出所含之維生素、礦物質和酵素。因此，您需要的是一台多功能榨汁機。順帶一提：我不賣榨汁機，跟任何榨汁機品牌、製造商或經銷商亦無財務往來。

請務必準備一台好的榨汁機。跟廉價的榨汁機比起來，好的榨汁機可更快榨出更好喝的果汁，也更容易清理。「一分錢一分貨」，如果太貪便宜，不出幾個星期您就會開始後悔了。

清理秘訣：榨完汁和喝完後，隨手就用清水沖洗榨汁機中可洗的零件，並於下次使用前將其置於碗碟架上晾乾。如果您不介意榨汁機的塑料零件被常用的蔬果染色，其實不需經常使用洗潔劑。

如果您的榨汁機有金屬絲網來過濾果肉或菜渣，濾網遲早會堵塞。日常保養時，可在自來水龍頭下沖洗掉大部分的殘渣，但時間一久，濾網上仍會堆積硬化的殘渣，而妨礙過濾的效果。為了解決這個問題，我嘗試過各種方法，包括溫和的溶劑、工業洗手液、石灰和除鏽劑，刷洗、浸泡，甚至在污漬處用針一點一點地戳。不過，您可以省卻這些麻煩了：只要漂白劑就可以搞定。用稀釋的含氯漂白劑來浸泡濾網一整夜（約十二個小時），您將會發現浸泡盤的底部，佈滿了從濾網上剝落的小片殘渣。

◆喝多少蔬果汁？

想喝就儘量喝。請記住，這並非飲料，而是食物；不用擔心喝得過多。蔬菜不太可能會對人體造成傷害！根據經驗，成人每天可以喝三、四杯八盎司的新鮮蔬果汁。最佳時間是**餐前或兩餐之間**，此時蔬果汁才能發揮最大的功效。

您可能會發現，當您喝的蔬果汁越多，排尿次數也會更多。這是合理的，不是嗎？因為您攝取了更多的液體。您可能還注意到，跟以前比起來，排便更多了。這也是可以預期的；而且，您的身體還可能會因為這些營養素，產生「身體大掃除」的良好反應，而將會出現更多的排泄症狀。您曾經注意過當您清理閣樓或車庫時，清出的垃圾會塞滿多少個垃圾桶？在把垃圾清出來前，您大概很難發現其中已經堆了多少的垃圾。您的身體也是如此。把髒東西清出來總比憋著好！

◆ 什麼蔬果可榨汁？

幾乎所有可以生吃的東西都可以拿來榨汁。蔬菜最好，尤其是胡蘿蔔、甜菜、番茄、櫛瓜、蘿蔓生菜、球芽甘藍菜、芹菜、高麗菜。您也可以拿水果來榨汁：新鮮現榨的蘋果、葡萄、香瓜汁可是非常美味的。我個人認為，水果本來就多汁，直接吃就好。馬鈴薯、茄子、青豆等就不適合了。規則是：**可以生吃的東西就可以拿來榨汁。**

榨汁前最好先將蔬果去皮，因為這些產品可能噴過藥或打過蠟，如商店買來的蘋果、胡蘿蔔和其他根類蔬菜通常不需要去皮，而是在水龍頭下邊用水沖洗邊用尼龍刷毛的蔬菜刷刷乾淨即可。不過，甜菜例外，因為甜菜皮非常苦，榨汁之前得先去皮。節省時間的小秘訣：將甜菜浸在沸水中約二十秒，就可輕鬆去皮。

蔬果汁要榨完後立刻喝味道最好。我強調的是「馬上」喝！**新鮮果汁含有大量的原始食物酵素和維生素，然而其中許多養份，會隨著時間流失。**榨完立刻喝，將有意想不到的好處。

◆ 健康果汁的選擇

■ 胡蘿蔔汁很好喝，是一種常見的果汁，每天喝幾杯胡蘿蔔汁將有益身體健康。請記住，如果您邊沖水邊用硬刷子刷洗胡蘿蔔，就不需要削皮了。這樣比削皮更快，並可減少浪費。**胡蘿蔔汁含有大量胡蘿蔔素（維生素A的前趨物質）。胡蘿蔔素完全無毒，不管您攝取了多少**。如果您大量喝進胡蘿蔔汁，最糟糕的狀況也不過就是您的身體會變為橙色。β-胡蘿蔔素是一種天然色素，在您的身體需要前，過量的胡蘿蔔素會先儲存在您的皮膚中，需要時再變成活性的維生素A。這種情況稱為**「胡蘿蔔素色素沉著」（Carotenosis），是無害的**。若要讓皮膚褪色，只需要暫停飲用胡蘿蔔汁（和其他橙色蔬菜）一段時間，皮膚上的橙色就會消失。當然，您不必因為這個問題就放棄享受胡蘿蔔汁的美好。您只要喝下適當的量，身體感覺舒服就好，而不需要讓自己看起來像個南瓜！

■ 芹菜汁非常美味，但鈉含量有點高。製作蔬果汁時可使用少量芹菜汁搭配其他蔬果來提味。芹菜葉和莖一起榨汁才能發揮最大的功效。

■ 羽衣甘藍、萵苣或豆芽將可榨出營養豐富的果汁，具有特殊風味，值得一喝。這種「綠色飲料」富含礦物質和葉綠素。

■ 櫛瓜榨成汁的口味比您想像的更好。先剝皮再榨汁，就可享用美味的蔬果汁。櫛瓜也有助於防止榨汁機被高纖維的蔬菜堵塞。在榨了一些根類蔬菜後，讓榨汁機榨一些櫛瓜，就可以保持暢通。

■ 傳統上認為甜菜汁有**造血**的功效，昔日，中醫將血紅色的甜菜視為補品，其功效超過任何顏色相似的植物。榨汁前必須先去皮，因為甜菜皮非常苦。另一方面，甜菜其實很甜，可以榨出非常好喝的蔬果汁。甜菜會將榨汁機永久染色，所以不用嘗試刷掉這些顏色。**甜菜汁也會影響糞便的顏色**。當您喝完甜菜汁，第二天上廁所時千萬別嚇到，這只是您吃下去的那些甜菜！不是血啦！

■ **加內特．錢尼（Garnett Cheney）博士早在一九五〇年代即使用高麗菜汁來治療出血性胃潰瘍**。錢尼博士的病人每天喝一夸脫（約九百四十六毫升）高麗菜汁，之後都在不使用藥物的狀況下痊癒（療程不到一般藥物治療時間的一半）。從那時起，高麗菜汁就已成功地運用於各種嚴重胃腸道疾病的治療上。**高麗菜汁中的營養成分，似乎可有效控制結腸炎、結腸痙攣、消化不良、慢性便秘、特發性（來源不明）直腸出血和其他狀況**。美國癌症協會（American Cancer Society）長期以來一直呼籲大家多**食用十字花科**（高麗菜／青花菜）家族的蔬菜，因為這些蔬菜具有**防癌**的效果。

沒錯，您也可以拿甘藍及青花菜來榨汁。這些食物（包括花椰菜、球芽甘藍菜）都包含一種植物化學物質「蘿蔔硫素」（sulforaphane），對人體非常有益。如果搭配胡蘿蔔，這些食物會更容易榨汁及入口。當然，您也可以直接吃。

■ 番茄容易榨汁，而且對身體非常有益。番茄是強力抗氧化劑「番茄紅素」的主要來源。另外，番茄也可以當成水果來吃。沒錯，您可以在榨汁機中混搭水果和蔬菜，正如您在任何一餐中將這些食物混著吃一樣。

會不會感到飢餓?

您需要一個正確的斷食態度。首先,請記住:斷食是一種選擇,挨餓是一個非自願的決定。我們會本能地害怕飢餓,是有道理的。在我生命中有幾次飢餓的經驗,這種感覺一點兒也不好。讓我們從驅逐恐懼開始。除非您的健康或醫療狀況不允許(先與醫療人員確認),否則不會有任何問題。

真正的問題來自於我們的食慾。就像狗和青少年一樣,我們總是一直喊餓。但是,為什麼?如果您熱衷鹹、甜、油膩的食物,那麼我可以斷定您其實不是真的餓了。**食慾只有小部分是生理引起,大部分是由身體學習得來的**。正常的人體可以維持幾天,甚至幾個星期沒有食物,但您必須得先戰勝食慾。

食慾與低血糖、渴望咀嚼以及空腹等因素息息相關。我們可以一一解決這些問題。首先,來看血糖的部份。只喝水的斷食法會徹底摧毀您的血糖,而只喝純水、果汁的斷食法卻往往使血糖超過標準。蔬果汁則較為適中,其中包含了一些(但沒有太多)單一及複合碳水化合物的自然組合。筋疲力盡時,請多喝一些蔬果汁。想要提神,就先喝兩杯白開水後再喝一些水果汁。假使情緒焦躁不安,則請試著喝更多白開水。其餘的時間,就請喝新鮮現榨的蔬果汁吧。

現在談談咀嚼的部分：以生菜為零嘴，任何種類、任何時間（白天或晚上）都可以吃；而且，要非常非常仔細地咀嚼。這算作弊嗎？當然不算，反正您原本就打算讓同樣的蔬菜通過榨汁機再喝進肚子裡。放輕鬆點！這不是喧賓奪主的技術性問題，只是另一種殊途同歸的保健方式。如果忍不住想大口大口咬，就用大口地吃吧！記得咬對東西。

儘可能不要空腹。如果您餓肚子，那就錯了。只要餓了就喝蔬果汁：不管種類、份量、時間，只要您喜歡都好。絕對絕對沒有必要餓肚子……，開始榨汁吧！

總之，可以生吃的食物，就可以拿來榨汁。**如果可以拿來榨汁的食物，就可以生吃。如果您餓了，馬上選一樣吧。**

結束斷食

脫離蔬果汁斷食階段時，剛開始最好先**少量進食**。此時比較適合吃一些水果、水果沙拉、蔬菜湯、白乾酪（cottage cheese）和其他清淡食物。經驗法則是**少量多餐**（把一餐的份量分為兩次進食）。這個階段要持續三天左右。

在接下來的十天內則採取百分之七十五的生機飲食，您可以吃所有您想吃的食物，只要這些食物中有四分之三是維持生食狀態，並且仔細咀嚼。選擇生食的食物時，可以**選擇新鮮的生菜和水果。不要漏了堅果！**原味的堅果也有重要的營養價值。記得徹底咀嚼所有食物。

每餐開始先來一份大沙拉，也許可以嘗試拿水果沙拉當早餐。吃完沙拉後再吃任何您想吃的東西（在合理範圍內）。百分之二十五煮熟的部分可以包含全麥麵包和麵食、糙米飯、煮熟的豆子、扁豆、煮熟的蔬菜（包括馬鈴薯、地瓜、山藥和南瓜）。不建議肉類（雞肉或火雞肉也是）。如果想吃肉，就吃魚吧，魚肉是重要的油脂和蛋白質等營養物質的主要來源。餐點中要避免充滿大量脂肪的麵包或煎炸的海鮮，也要避免食用從污染水域捕來的漁獲。

如果您不想吃海鮮，那麼雞蛋（適量）、乳酪、無糖優格、未加工的牛奶、羊奶、豆腐、味增、印尼豆、堅果，尤其是豆類和豆芽，這些都是很好的蛋白質來源。問題不在於您的蛋白質來源，而是攝取的蛋白質是否足夠。真相是：素食主義者可攝取足夠的蛋白質，但其他人則是吃的太多。如果您還不是素食主義者，現在該是朝著這個方向努力的時候了。

當您外食時，利用無限量供應的沙拉吧，就可以繼續維持這個計畫，又輕鬆又省錢。這是一個能確保飲食中會包含四分之三的生鮮食材、又充滿樂趣的方式。

8 營養補充品的使用方式

為維持良好的健康，營養補充品必不可缺。反對者聲稱，服用補充品是不必要的浪費行為，因為您所需要的營養素在食物裡都找得到。可悲的是，事實上大多數人的飲食方式完全不足以提供適當的營養。

不管您的飲食習慣好或壞，營養補充品都能顯著提升您的飲食健康。這是一個幾乎每個人都適用而簡單、實用的入門級營養提升方案。儘管媒體上有一些可怕的相關報導，但服用營養補充品本身並不會造成問題，它反而是疾病的解決方案。營養不完整才是問題所在。

研究結果持續顯示，營養補充品能夠幫助維持健康，也能安全而有效地治療各種健康症狀。請記住，光是拒絕藥品還不夠。您還需要能接受使用其他的東西。從何者有效的觀點上來想，那就是明智地選用營養補充品。（記住，我與任何營養補充品製造商或經銷商之間，並無任何利益關聯。）

綜合維生素

要以最低成本獲得最多必要營養素，服用高效能綜合維生素也許是最經濟的方式了。因為人們太常問我了，所以以下就提供我個人每日服用的成分與劑量，供各位參考。標示星號（＊）表示大幅超過目前美國政府的標準，美國政府的**「每日營養素建議攝取量（簡稱 RDA）」或「每日參考攝取量（簡稱 DRI）」等標準通常都太低了。**以下建議特別不適用於兒童或孕婦或哺乳期婦女。一般孩童服用劑量的計算原則是成人體重的百分比（譬如說，一個二十公斤左右的孩童，他的體重差不多是成人體重的四分之一）。而對於孕婦或哺乳期婦女的服用劑量，請諮詢您的醫師。所以，如果您問我一顆綜合維生素中應含有什麼成分（假設都能合於一錠裡），以下就是我的回答：

◆ 脂溶性維生素

■ 維生素Ａ，以胡蘿蔔素型態服用，二萬國際單位（IU）＊（如以魚油型態服用則為一萬國際單位）

■ 維生素Ｄ，八百國際單位＊

■ 維生素Ｅ，六百國際單位

◆水溶性維生素

■維生素C，六千毫克＊（很多人所需要的遠超過此量）
■維生素B_1，六十五毫克＊
■維生素B_2，六十五毫克＊
■維生素B_3，二百至五百毫克＊
■維生素B_6，六十五毫克＊
■維生素B_{12}，一百二十五微克（mcg）＊
■生物素，二百微克＊
■泛酸，六十五毫克＊
■葉酸，五百微克

水溶性維生素的劑量應於一天內分幾次服用完畢。我搭配每餐服用綜合維生素，就可以做到這一點了。

◆礦物質

■鈣，一千至一千二毫克

■鎂，四百至六百毫克＊

■鐵，非懷孕婦女為十八毫克（多數男人都不需要補充鐵）

■碘，二百微克

■鋅，男性為五十毫克＊；非懷孕婦女為二十毫克

■錳，十毫克＊

■銅，三毫克

■鉻，二百微克

■硒，一百微克

◆相關營養素

■卵磷脂膽鹼，二千毫克

■磷脂醯肌醇，一千二毫克〔註：兩大滿匙（約十二克）的卵磷脂顆粒就可以同時提供以上兩種營養素。〕

■ ω-3 脂肪酸，五百毫克

單一顆錠劑中，是不可能囊括以上所有營養素的（除非這顆錠劑有一顆冰上曲棍球這麼大）。無論如何，您是不會一次就服下所有維生素的。如果您將一日劑量分次服下，您的身體會吸收得更好，這樣也比較不浪費。

為什麼要服用這麼多種，又為什麼劑量要這麼大呢？由於大多數人的飲食是如此糟糕，補充高單位營養素，得以顯著地提升人體健康。希望服用少一點營養補充品的人應該多吃一點沙拉，還有大量的豆芽，並且每天飲用生鮮的蔬菜汁。比起從瓶瓶罐罐的營養品中獲取營養素，從良好的食物裡得到天然的營養素會更好。**一個真正良好的飲食習慣，可以減少一個人對營養補充品的需求，但不會完全消除。而維生素C、維生素E和B群的補充更是格外重要。**

補充大劑量維生素的理由

為什麼要補充大劑量的維生素呢？首先，因為它能有效提升人體健康。但另一個有趣的觀點是這樣：**您的身體包含了幾六、七十兆細胞！每一個細胞都包含了六呎（約一點八三公尺）長的DNA，如果把它們都加起來再拉開，將可以延伸十一億公里。**這就是必須補充大劑量維生素的明顯證據。

針對所有醫師的醫療方法，有兩個必須要問的問題：「它們安全嗎？」以及「它們有效嗎？」維生素療法對於這兩個問題的回答都是肯定的。不覺得很怪嗎？微量的維生素已知為絕對必要的生命要素，然而大劑量維生素在醫院裡卻是慣常遭到拒絕的療法。

維生素有個經常出現的問題，那就是人們常覺得維生素似乎太好用了，因此反倒不敢相信它的效果。**費德瑞克．科林納（Frederick R. Klenner）醫師發現抗壞血酸（維生素C）是一種有效且幾乎是全效型的解毒劑、抗生素以及抗病毒劑。一種維生素就可以治療小兒麻痺症、肺炎、麻疹、鏈球菌、毒蛇咬傷和洛磯山斑疹熱？**不管是門外漢或是專業人士一樣都會對此感到質疑。根本的原理非常簡單：**單一營養素可以治癒這麼多種不同病症的原因是，單一維生素的缺乏就可能引起許多不同的病症。**

這有點像是維生素對外的公共關係出了問題。當藥品有效治療許多病症時，它們被稱為是「藥效廣泛」或是「神藥」。而當維生素有效治癒許多病症時，他們卻被稱作是「趕流行」和「對號入座」。每當遇到這樣的雙重標準，我們都必須明辨事實，並加以披露。

人們常常問：「如果維生素療法那麼好的話，我的醫師為什麼都沒跟我提過？」我並不知道這個問題的答案。坦白講，隨著時間流逝，對於這個問題的答案，即便是想知道，我也已不若以往那麼容易激動了。因為需要去積極幫助的病人實在太多了。

維生素的安全性

很多人會窮極一生的試圖去證明對他們有益的事物，是錯的。

——瓦德・克萊佛（Ward Clever）

在影集《天才小痲煩（Leave It to Beaver）》

中對其子畢福（Beaver）所說的話。

如果有人曾告訴您維生素是有害的，那麼請繼續讀下去。**與維生素有關的最大副作用就是——維生素攝取量不足。維生素是非常安全的物質。**

作為一名醫學雜誌特約編輯，我了解到，對大多數研究人員來說，一篇負面維他命研究的投稿作品，比一篇正面維它命研究的投稿作品來得容易得到刊登發表的機會。就如同晚間新聞的策略通常是「如果夠血腥，它就是頭條」，令人恐慌的報導最好賣。這其中有很強的經濟慣性在運作著。

成功的維生素療法對醫療機構的圖利生態，形成一種三重威脅。它對醫師構成威脅，因為他們幾乎完全不了解它，而且它代表了一種絕對的競爭關係；它也威脅到了製藥產業，因為維生素不能申請專利，故而無法霸佔市場，以賺取巨額的利潤；同時它也威脅到多數的飲食專家，因為人們將會發現到「天天五蔬果，營養就足夠」的教條竟然是一種謬誤。在這三種情況下，都是因為維生素療法的成功才會引起這樣的恐慌。

要消弭維生素療法的普及性只有一個方法，那就是試圖宣稱它具有危險性，讓人對它產生懷疑。這是世界上阻止進步最古老的方式：只要宣稱它是個騙局即可。這等於是未經調查就先定了罪。

因此，我一開始就必須提醒各位這些重要資訊的存在：

在美國每年有超過十萬六千人死於藥品使用，即使是遵照正確的醫師處方所服用的處方藥劑。此外，估計有十五萬的人為其他方面的醫療照護所殺害，包括了不必要的拙劣手術（一萬二千人）、醫院造成的感染（八萬人）、錯誤投藥（七千人），還有其他醫療疏失。這些使得由醫學界所造成的死亡數字高達驚人的二十五萬人之多。每一年都有這麼多。

每年因維生素補充品所造成的死亡人數，甚至連一個都沒有。因此，亞伯罕・賀弗醫師（Abram Hoffer）才會說：「對維生素補充品安全性的批評，阻礙了維生素發揮其有效性。」

維生素A

維生素A，以胡蘿蔔素型態服用二萬國際單位（IU）以上（如以魚油型態服用則為一萬國際單位）能讓您擁有強健的黏膜與免疫系統，也能幫助您預防癌症。攝食過量胡蘿蔔素會有危險是虛構不實的言論。事實是，**您的肝臟會依身體所需將胡蘿蔔素轉換為維生素A**。過多的膳食胡蘿蔔素會讓皮膚略顯橙色，簡單形容的話，大概就像是經過人工日曬的膚色一樣。這種症狀的醫學名稱是胡蘿蔔素色素過度沉澱，或僅稱為胡蘿蔔素色素沉澱（carotenosis）。兩者都是無害的。攝入過量的胡蘿蔔素並不會導致維生素A中毒。要用胡蘿蔔自殺是一件非常困難的事。

在一個五十年的維生素研究回顧中，研究人員指出，在美國每年大約會有十到十五個維生素A中毒的案例，通常都是服用超過十萬國際單位的劑量。但β-胡蘿蔔素（維生素A的前趨物）則無任何不良影響。在提出該研究回顧來證實胡蘿蔔素的安全性後，還有一些必要的說明。首先，「**中毒反應**」跟「**致命**」是有相當大的差別的。倘若有任何人因此致命，作者就會明確地陳述。不幸的是，「中毒」可能會被誤認其代表「致命」。這不是該研究中「中毒」二字的適當解讀，**在此「中毒」是指「使人生病」**。美國毒物控制統計甚至無法列出在任何一年內，有任何一個維生素A致死的病例。

維生素A會沒有任何致死案例，有一個原因是因為，偶爾服用高劑量的維生素A並不會有任何影響。它通常需要長期、慢性地過量服用維生素A魚油，才有可能造成頭痛、噁心，以及其他身體警示的症狀，而在這些警示症狀發生前，是不會有嚴重的健康問題會產生的。懷孕是一個特例，**因為長期攝入太多預製油態的維生素A可能對胚胎有害**（註1），即使是服用相對較低的劑量（每天低於二萬五千國際單位）也一樣。有趣的是，您只要吃六盎司（約一百七十公克）的牛肝就可以攝取到超過十萬IU的維生素A。我還沒有在牛肝的包裝上看過懷孕禁食過量的警告。

如果是在懷孕期與嬰幼兒時期維生素A攝取不足，反而會造成更大的風險。成長中嬰孩，缺乏維生素A已知可能導致出生缺陷、牙齒琺瑯質缺乏、免疫系統衰弱，以及失明。**大劑量的維生素A對新生兒十分安全，有助避免嬰兒死亡與罹病**。

這並不是說預製型態的維生素A油可以隨便服用。**服用過多的維生素A油並不好；維生素A過少卻更糟。而且，您想吃多少胡蘿蔔素就可以吃多少**。水果、蔬菜和蔬菜汁是絕對安全的大量維生素A攝取來源，因為它們所富含的是高單位的β-天然胡蘿蔔素。

維生素B群

維生素B群十分安全。自一九一一年發現硫胺素（維生素B_1）後，成千上萬的研究都證實了身體的必要物質——**維生素B群，確實具有無與倫比的醫療價值。副作用已很少見，而毒性幾乎不存在，即使用了最高劑量也是一樣。**

◆維生素B_1、B_2、B_{12}、生物素、葉酸與泛酸

每日吞服五十至一百毫克的維生素B群有很多好處，包括了能調節血糖、滋養神經、改善情緒以及預防心血管疾病等等。他們既廉價又安全。我沒有看過有任何科學證據指出硫胺素（B_1）、核黃素（B_2）、鈷胺素（B_{12}）、生物素、葉酸或泛酸具有毒性。美國毒物控制中心協會（The American Association of Poison Control Centers）的毒物暴露監測系統顯示，這些營養素都沒有問題。此外，《默克診療手冊（Merck Manual）》一般被視為是特別權威的醫療參考資源，當中亦無刊載這些維生素的毒性報告。

◆維生素B_3（菸鹼酸、菸鹼醯胺、肌醇化菸鹼酸）

逾五十年來，細胞分子矯正精神病學醫師，已經在病人身上使用了每日上萬毫克劑量的菸鹼酸（維生素B3）。它能有效治療強迫症、焦慮、躁鬱症、憂鬱症、精神病行為以及精神分裂症。

先前大多數的醫師都忘了菸鹼酸十分有效。直到最近，大家將菸鹼酸視為降低膽固醇最便宜也最安全的方法之一，它才又流行起來。真想降低膽固醇的人必須多吃纖維質、蔬菜（尤其是胡蘿蔔）、維生素E和維生素C，而且要多運動。他們還必須少吃糖、脂肪和肉類，並減輕精神上的壓力。

政府的每日菸鹼酸建議量是低於二十毫克，但半數的美國人從他們的日常飲食中也攝取不到這樣的標準。我們可以從美國政府的每日參考攝取量（簡稱DRI）中了解到菸鹼酸特殊的重要性，DRI中的菸鹼酸建議量幾乎是其它維生素B群的**二十倍之多**，而且那只是健康的人日常所需要的基本量而已。由於菸鹼酸是維生素B群的成員之一，以適量的其他維生素B群來支援大劑量菸鹼酸療法是十分合理的。

發現菸鹼酸療法能降低膽固醇的人，亞伯罕．賀弗醫師（Abram Hoffer），說菸鹼酸是非常安全的。「還不曾有過人類致死的記錄」，費弗博士說道：「對動物來說，致命量約是每公斤體重使用五克的菸鹼酸。」這意味著一隻與人類平均體重（一百六十五磅或七十五公斤）一般重的動物，致命劑量大約是每日三百七十五公克。

大多數人，不論健康與否，根本不可能吃進這麼大量的菸鹼酸。醫師經常開立二千至五千毫克的菸鹼酸給病人來降低膽固醇。使用上的安全劑量範圍是很大的。

菸鹼酸療法最常見的現象包括潮紅、皮膚搔癢，以及在極過量的使用下，會產生噁心反胃的症狀。這些症狀隨使用劑量、身體需要以及伴隨維生素所吃下的食物量而有所不同。菸鹼酸使用者有時會發現其肝功能測試結果會有所變化，特別是那些有酗酒歷史的人身上。使用菸鹼酸經驗超過五十年的賀弗博士說，肝功能測試結果的變化只是顯示肝臟活動的狀況，並不代表潛在的肝臟疾病。**補充卵磷脂（每日二湯匙）和維生素C就能減少菸鹼酸的副作用**，至少吞服兩次與菸鹼酸等量的維生素C——服用更多的話，效果會更好。

如果您正在服用施德丁（seatin）等心血管藥物（如：立普妥 Lipitor）的話，也不要聽信他人的勸阻而不敢服用菸鹼酸。如果有不了解情況的醫師跟您說過，這兩種錠劑不能一起服用，這有可能只是因為她的醫學知識已經過時了。

◆維生素B_6

維生素B_6（吡哆醇）可改善情緒、降低心血管疾病的風險，並在腕隧道症候群的治療上，已證實為臨床有效的營養補充品。有時也有研究報告指出它會造成暫時性的神經症狀，如沉重感、刺痛感，或在服用極大劑量時會有四肢麻木的感覺。我們必須了解這樣的情況並不常見，而當它們發生時，幾乎都是由於單獨服用大劑量吡哆醇所引起的。維生素B群是一個團隊，而它們一起團隊工作時的效果也最好。沒有任何單一維生素B可以做到B群團隊才能做到的事。

每日單獨服用二千至六千毫克的維生素B_6（這至少是美國標準飲食建議量的千倍！）可能產生副作用，因此此劑量已是極度過量。在每日一千毫克的劑量下，很少有病症案例回報，而在更低劑量下，則幾乎沒有病例回報。當搭配其它維生素B群一同服用，或是與其他維生素B合為一劑吞服時，**除了出現無害健康的深色尿液外，幾乎沒有發現任何維生素B_6的副作用**。

每日分次服用僅僅數百毫克的維生素B_6補充品，就能大幅改善經前緊張的症狀。對服用口服避孕藥的婦女來說，每日至少五十至一百毫克的維生素B_6補充劑，幾乎已是生活的必需品了。口服**避孕藥會引發一些異常的生理變化，既而導致維生素B_6的缺乏，同時也會降低血液中硫胺素（維他命B_1）、核黃素（B_2）、菸鹼酸（B_3）、葉酸、維生素B_{12}與維生素C的濃度**。

◆ 維生素C

維生素C是世界上最好的天然抗生素、抗病毒劑、解毒劑與抗組織胺。本書反覆強調維生素C的重要性，讓人感覺我好像在唱一首只有一段歌詞的歌。其實並非如此。一如英國文學聚焦於莎士比亞的作品，細胞分子療法（大劑量維生素療法）則著眼於維生素C的使用。就讓優秀的事物得到它們應有的榮耀吧！維生素C的重要性再怎麼強調也不過分。

維生素C已經證實為有助於改善逾三十餘種重大疾病，包括了肺炎、帶狀皰疹（皮蛇）、胰腺炎、肝炎、關節炎、某些形式的癌症、白血病（血癌）、動脈粥樣硬化、高血脂、糖尿病、多發性硬化症與慢性疲勞。很多精心設計的研究皆顯示大劑量維生素C能改善癌症病患的生活品質，也能延長他們的壽命。輔助性的大劑量維生素C療法**還能減少化療所引起的掉髮與噁心症狀**，讓腫瘤科的醫師們能以最大強度來進行治療。

維生素C的個別需求量有很大的差異，尤其是在生病的時候。相對少量的維生素C（每日幾千毫克）就足以達到一般的健康狀態了，**然而當罹患病菌或細菌性疾病的時候，身體可能需求並吸收數萬毫克（幾十公克）的維生素C**，尤其如果病人將每日劑量少量多次服用的話。

生病的時候，您應該服用可以使您復原的最低劑量，可想而知，此時的最低劑量應是非常大量的。劑量，應以克為單位來衡量，而不是毫克，**而劑量的上限應以腸道可耐受的程度（飽和狀態）為基準**。

如果您目前的健康狀況良好，就從您現在已經在服用的維生素C劑量開始，每天往上加一克（一千毫克）。我會每日增加一千毫克的維生素C服用量，直到您的腸道有稍微想拉肚子的感覺為止。這可能需要服用很多天，甚至幾週，才會出現這種感覺。到那時，就可以減少一兩克的服用劑量，而那就是您維生素C的飽和劑量。這個飽和原則也適用於孩童。只要依體重來調整劑量即可：一個體重八十磅（約三十六公斤）的青少年服用劑量為成人劑量的二分之一；一個四十磅（約十八公斤）的**孩童服用劑量是成人劑量的四分之一**。

您身體的維生素飽和程度，依罹患疾病的不同會有所差別。就好像一個乾海棉會吸收比較多水一樣，一個罹病的身體也會吸收比較多的維生素C。生病的時候，可以依照上述計劃逐漸增量服用維生素C，只不過增加的速度要更快：一天增加一克已經不夠了，試著每小時增加一克的服用劑量。或每半小時就增加一克。當我生病的時候，我每十分鐘就服用四克（四千毫克），直到症狀消失為止。我一般在一小時內就能看到顯著的效果。

維生素C以少量多次的服用方式可達最佳吸收率，一天內的劑量分越多次服用越好。良好的吸收可以減少維生素C從尿液中流失所造成的浪費，所以還能省錢。可能的不適症狀也會較少，其中最常見的就是因酸度刺激胃部所造成的不適感。要舒緩敏感的腸胃刺激感，可以將劑量分次服用，並且搭配**鈣片**、**螺旋藻**、**其他食物或液體一同服用，以緩和胃部刺激感**。

◆舒適服用大量維生素C的方法

服用維生素C有兩個主要的副作用，首先是攝取不足。其二就是服用過多導致腸胃道的不適。聽取以下建議，服用大劑量的維生素C，對您而言可能就會變得比較輕鬆。

■更**頻繁地服用較小量的劑量**，甚至每小時一次。因為您整天都需要維生素C，您應該一整天都服用維生素C。尤其在生病的時候，更要頻繁地服用。

■可以的話盡量搭配飲料、點心或餐後服用維生素C。

■搭配一兩片**鈣鎂錠或螺旋藻**來緩和維生素C所帶來的酸度並減少不適感。

■購買舒緩型的維生素C補充錠劑。如果舒緩型的錠劑適合原本胃酸過多者，那就用吧！

■試試最新但也最昂貴的**抗壞血酸**，或稱為**「酯化」型態的維生素C**，它們是最昂貴的無酸型維生素C，但對極度敏感的腸胃道而言，卻是可以讓腸胃感到最舒適的維生素C。

■抗壞血酸鈣、抗壞血酸鎂或抗壞血酸鉀也是無酸型的維生素。此三者中，抗壞血酸鈣是最容易買到也最便宜的產品。

■試試不同的品牌。各牌的賦形劑與添加物各有不同，而不是維生素本身。**最好使用最單純的維生素C結晶粉劑，不會有任何附加成分**。

■甘甜的果汁能讓小孩子願意服用大量具有酸味的抗壞血酸。當然，您也可以簡單地使用兒童維生素咀嚼錠。有很多種都很好吃，但是它們可能也滿貴的。要選擇無酸型的種類或記得**食用後漱口**，避免酸蝕牙齒。

■從低劑量開始慢慢增加：逐漸增加劑量，能讓您發現對您而言最舒適的劑量。

■豆芽，特別是小麥芽和小麥草含有極大量的維生素C。如果您多吃這些優良食物，您就能減少營養補充品的服用。

■定期補充維生素C，即使只是中等劑量，也能預防疾病並拯救生命。就算每天只服用六百毫克，也能降低無論是任何因素所造成的死亡風險。欲達最佳效果，將足量服用維生素C作為日常生活的一部分，就跟刷牙和定時用餐一樣。

您可以隨時停止服用維生素C，但您為什麼會想這麼做呢？如果您正在服用非常高劑量的維生素，那麼您應該逐漸減少服用劑量，而非驟然停止服用。人體偏好逐漸的變化。代表飽和程度的下痢現象是一個標記，不是目標。儘管如此，**當您到達腸耐受度極限時，就多喝水**（反正您都應該多喝）並降低服用劑量。

如果有人說您的身體不會吸收額外補充的維生素C，而且補充額外的維生素C只會讓您得到昂貴的尿液，那都是胡扯。尿液是腎臟淨化血液後剩下的產物。如果尿液中含有過剩的維生素C，那表示那些維生素C也曾存在於您的血液之中。如果維生素存在於血液中，理所當然會被您所吸收。若是尿液中測不到像維生素C這種水溶性維生素，那才代表體內維生素有所缺乏。如果您的身體把維生素排到尿液中，那是表示您營養充足，而且還有多餘營養素可以排放的跡象。

經醫學委員會認證的胸腔科醫師——費德瑞克・科林納（Frederick R. Klenner）博士寫道：「**維生素C是您可以放進人體中最為安全的物質之一。**」即使服用極高劑量的維生素C，也是非常安全的。與常用的處方藥劑相較之下，其副作用幾乎不存在。它不會導致腎結石。事實上，維生素C會**增加尿流量，有利於降低尿液pH值，並能防止鈣與尿中草酸結合。這些特點都有助於避免結石形成。**

維生素D

維生素D首先於一九三六年成功自鮪魚油中分離出來，並於一九五二年成功進行人工合成。它是在給日光照射下，身體將7-脫氫膽固醇（7-dehydrocholesterol）轉化生成的激素原固醇（prohormonesterol）。維生素D（膽鈣化醇，cholecalciferol）是我們人類與動物身體所製造出來的型式，也存在於魚肝油中。維生素D_2是從麥角固醇（ergosterol），而非膽固醇，所轉化製成的，因此也稱為鈣化醇（ergocalciterol）。這是存在於植物中的形式；它也能以紫外線照射麥角固醇的方式人工製成；通常會添加在牛奶之中，您也可以在多數的美國營養補充品中發現它的存在。維生素D在歐洲是較為普遍的營養補充品。

雖然D_2和D_3只有一個碳原子的差別，證據顯示**D_3較能為人體有效利用**。天然維生素D_3有兩個商業來源：**魚肝油和羊毛提煉油**。如果標籤上所列的是「維生素D_3（膽鈣化醇）」，那麼它就是從羊毛提煉出來的。這是素食者的維生素D來源。如果維生素D的來源是魚肝油，標籤上就會標示魚肝油。

就跟其他所有的維生素一樣，長久以來人們總是持續爭論著維生素D的安全性與有效性。最後，問題的重心歸結到了劑量上面。因為只要給予足夠的陽光，維生素D就可以在體內生成，與其說它是維生素，不如說它是一種賀爾蒙。維生素這個詞會讓人聯想起對大劑量維生素療法的成見，這是非常不幸的一件事。政府已為維生素D建立起「耐受量」或「安全上限」的標準，這標準或許一半是根據事實，一半是根據猜測。對於一歲以下的嬰兒，該「上限」是每日一千國際單位（二十五微克）。對於其他人，包括懷孕與哺乳婦女們，「上限」則為每日二千國際單位（五十微克）。然而，這些「安全上限」可能過於保守了。

二〇〇三年《英國醫學雜誌（British Medical Journal）》發表了一個雙盲對照試驗，在長達五年的時間內，研究者每隔四個月就給予超過二千名的年長病患口服十萬國際單位的維生素D_3。依據該研究作者的陳述，除了骨折率大幅降低外，不論在男性或女性身上，該大劑量療法「並無引發任何不良影響」。因此或許已經可以承認，**偶一為之的大劑量維生素D並不足以產生毒性，因為維生素D是可儲存於體內的脂溶性維生素，要大劑量服用數月才會造成如肺或腎臟的軟組織鈣化。**

除了富含油脂的魚類外，一般食物中並沒有明顯大量的維生素D。但由於擔心海魚體內汞含量的問題，食用某些魚肉的建議並不實際，即使魚肉沒有汞汙染的問題，許多人對鱈魚肝油也普遍存在反感。自一九三〇年代以來，鮮奶中都添加了維生素D，但其他奶類製品中並沒有。

從營養豐富的食物中攝取維生素D不但花費便宜，而且也十分可靠。碘、鐵和部分維生素B群是其他在食物中添加營養素的例子。這樣的行為應簡單地被認知為：政府由於實際了解到人民因不當飲食，而無法避免大多數明顯的營養缺乏症，包括了缺碘性甲狀腺腫、缺鐵性貧血以及糙皮病等，因而置立了此一國家政策。以維生素D的例子來講，該政策也隱含了維生素D安全標準的聲明。每夸脫（約一點一公升）鮮奶添加了四百國際單位的維生素D，那麼很多飲用鮮奶的青少年輕輕鬆鬆就可以喝到四倍DRI（美國政府所設立的每日參考攝取量）的二百國際單位標準值。很多人經常性且大量地攝取超過政府DRI所設立的維生素D標準值，而營養師卻很少對此表示擔心。

囊括所有攝取量總計來看，欲達最佳健康狀態而設立的每日一千至四千國際單位建議量，對絕大多數的健康成人來說並不合理。若欲達疾病治療效果，攝取量應遠大於此。當服用高劑量時，建議要有適當的檢測與監控機制。**忽略維生素D在治療多發性硬化症、硬皮病、牛皮癬、充血性心臟衰竭、高血壓以及各種癌症方面的療效，是十分不明智的。**

維生素E

有個普遍的說法是，您並不需要服用維生素E補充劑，因為從植物油裡面就能攝取到大量的維生素E了。這個嘛，光是這樣是無法足量攝取的，還差得遠呢！根據研究顯示，**在美國只有百分之八的男性與百分之二點四的女性，自食物中攝取到維生素E的人體平均需要量。**而這一數值是將維生素E強化早餐麥片也計算在內所得到的結果。

蔬菜油含有天然有益的輔助因子，但請算一下裡頭維生素E的含量有多少。**能預防心血管疾病的維生素E劑量至少為二百IU，或許還要六百IU才夠，而整杯橄欖油所含的維生素E還不到三十五IU。**「有些醫師聲稱，維生素E在多起心臟病病例的治療上都確有助益，但官方的看法則是認為：該物質尚未證明其有助心臟疾病治療的價值。」這樣幼稚的聲明可以從近來的新聞報導上逐字摘錄出來，然而，事實上，這段陳述是引述自一九五三年《麥克琳雜誌（Maclean's Magazine）》中一篇名為「維生素E爭論戰（The Fight Over Vitamin E）」的文章。

半個世紀後，在對維生素E的看法似乎並沒有什麼改變：「我們並不支持持續使用維生素E療法，也不鼓勵未來在對冠狀動脈疾病的高風險患者所進行的主要或次要預防性試驗中加入維生素E因子。」這段聲明來自於二〇〇三年的一則分析報告，該報告所分析的對象是，以每日五十至八十IU的維生素療法所進行的研究。然而自一九四〇年代開始，臨床醫師的研究報告持續顯示，需要介於四百五十到一千六百IU（或更多）之間的維生素E劑量才能有效治療心血管疾病。研究人員和分析師都知道，即使是同樣物質，使用高劑量所獲得的研究結果，將會與採低劑量所獲得的結果不同。

維生素E是人體主要的脂溶性抗氧化劑。倘若您認為RDA（每日營養素建議攝取量）或DRI（每日參考攝取量）所推測的二十二IU值，足以保護數十兆人體細胞的話，那麼它的效果確實是非常強大。即使自一九六八年以來，關於抗氧化劑的研究報告如雨後春筍般迅速湧現，然而在同一期間，RDA（每日營養素建議攝取量）的維生素E標準值卻又降低了。每日服用八百至三千IU間的維生素E，就能強化與調節心跳，效果跟洋地黃（digitalis）和其他類似的強心藥是一樣的。**經常塗抹維生素E於燙傷部位或手術切口，就能減少發炎與疤痕。口服八百至三千IU的維生素E則有助於逐步瓦解體內的血栓。**

最近的研究指出，維生素E能調節高血壓。**儘管持續使用維生素E補充品能降低高血壓，但在部分高血壓患者身上，一開始就服用極高劑量的維生素E的話，可能造成輕微而短暫的高血壓症狀。**解決方法就是逐漸增加維生素的劑量，並適當地監測病患狀況，無論如何，高血壓患者本來就應維持經常性的血壓監測。高血壓一直以來都有著「沉默殺手」的稱號，將近有三分之一的成年人有高血壓的症狀。而太多人都疏於防範與治療。將近有半數的死亡人口是死於心血管疾病，而往往首發症狀就是死亡。提倡每日補充幾百IU的維生素E，會是很好的公共衛生政策。然而，數十年來，由於維生素E一直被譏諷為「沒病找病」的療法，因此維生素E只能做為「沉默醫師」，默默地為那些知悉維生素E益處的人進行治療。

維生素E對心臟具有提高氧氣利用率的效果，能使心臟耗掉較少的氧，卻能完成更多的工作。這對心臟病患者復原的助益是相當可觀的。每日服用一千二至二千IU就能有效緩解心絞痛。**維生素E能適度延長凝血酶原時間（prothrombin time），降低血小板粘附，並擁有有限的「血液稀釋」效果**。維生素E是一種溫和的**血管擴張劑，能促進側枝循環**，因此提供了**糖尿病患者**極大的好處。維生素E還能**協同胰島素來降低糖尿病患者的高血壓**。

在一項研究中，醫學博士雀羅斯金（Emanuel Cheraskin）說道：「對三十二名年齡超過六十歲的正常人身上進行了一場以安慰劑對照的雙盲實驗，實驗主題為日服維生素E補充錠（服用三十天每日八百國際單位的甲型生育醇alpha-tocopheol）對免疫系統的影響。實驗數據顯示，補充維生素E能提高健康老年人的免疫反應。」最近有一項研究在觀察結腸癌病患兩周內日服七百五十毫克維生素E的結果。短期補充的結果CD4 /CD8（註2）比值上升了，也**增強了T細胞的活性**。這代表了**強健的免疫系統**，而這也是所有腫瘤學醫師樂見的結果。作者總結道：「**膳食維生素E**，或許可用於改善末期癌症患者的免疫功能。」僅僅兩週即獲得改善的現象值得特別關注。

無法成功複製維生素E的療效，有兩個最常見的原因，一個是攝取不足，另一個是沒有使用天然形式（D-alpha plus mixed natrual tocopherols右旋甲型生育醇，外加混合天然生育醇），再不然就是兩者都有。天然維生素E永遠是右旋的形式，而另一方面，合成的維生素E則混合了八個等比例的同分異構物，僅包含一小部份的右旋生育醇。應從小劑量開始服用，並逐漸增加。如果這樣做，最終劑量可以安全到達八百至一千二IU，或者更多。

關於維生素E有另一個說法是，如果您服用太多，它會有凝血時間延長的問題。**維生素E會延長凝血時間，但這是有益處的。這就是為什麼它會是抗凝血藥物可邁丁(Coumadin)及華法林（Warfarin）的強勁對手了。**以維生素E替代可邁丁的方法是逐漸減少可邁丁的用量，同時增加維生素E的攝取量，任何醫師都可以幫助您做到這一點。而且不管是哪位醫師都應該這麼做，因為維生素E遠比藥物安全多了。

維生素E是一種安全且明顯無毒的物質。甚至連不建議服用維生素E的國家科學院醫學研究所，於二〇〇〇年所發表的報告都明確承認，一千毫克（約一千五IU）是「對一般大眾而言，幾乎都不會對健康造成負面影響的允許服用上限。」

哥倫比亞大學的一項研究報告說，**阿茲海默症患者，連續兩年服用每日二千IU的高劑量維生素E後，病情的惡化速度顯著趨緩。維生素E的療癒效果，更甚於醫學藥物巴可癒錠(selegiline)。**在這個阿茲海默症的研究中，病患對該維生素E劑量的身體接受度都十分良好。也許正確的說法應該是，長達兩年每日服用二千IU的維生素E對老年人來說是安全的。

兒童使用抗癲癇藥物會降低血液中維生素E的濃度，而這是維生素E缺乏的徵兆。因此，多倫多大學的醫師，長達數月給罹患癲癇症的病童搭配醫療用藥，額外服下每日四百國際單位的維生素E。這種綜合性的治療減少了多數病童逾百分之六十的發病率。半數病童病發率減少了百分之九十至一百。這個卓越的醫療成果，同時也是孩童每日服用四百IU維生素E（等同於成人服用每日至少八百至一千二IU的劑量）的安全性證明。該研究中沒有出現不良副作用。而此一研究結果不但提供了使用醫學藥物會造成維生素E缺乏的明確案例，也為維生素補充品的使用提供了無懈可擊的正當辯護。

礦物質

在本書《拒絕庸醫》中，我們將會討論膳食礦物質及維生素，並利用所提到的方法，來逐一檢討、處理特定疾病。但在開始之前，我們先瀏覽一下相關的介紹：

◆ 鈣和鎂

鈣和鎂都非常重要，最好的方式就是一同補充。攝取時，鈣鎂的比例為二比一，約一千至一千二毫克的鈣，以及四百至六百毫克的鎂。以**「檸檬酸」形式出現的鈣和鎂，價格平易近人又非常好吸收。**

◆ 鐵

人體需要鐵來造血。雖然對於成長中的孩童與正值生育年齡的婦女，鐵是非常重要的。不過，**大多數的男性並不需要補充鐵**。如果營養補充品瓶子上設有防止兒童開啟的蓋子，通常是由於營養補充品中含鐵的關係。攝取過多的鐵對身體並不好，儘量不要超過建議的攝取量。自一九八六年以來，平均每年都有兩件死亡案例，跟鐵營養補充品有所關連。覺得人數並不多？沒錯，但是都是死於攝取過多的鐵。因此，我一向選擇不含鐵的綜合維生素。婦女可以另外攝取鐵營養補充品，當然，必須存放於兒童無法取得的位置。對於素食兒童的建議：**豐富的維生素C，可以幫助孩子從素食中有效地吸收安全、以植物為基礎的「非血紅素」（nonheme）鐵**。若您擔心血色素沈著病（Hemochromatosis）的問題：這是指血液中的鐵「血紅素」（heme），某些成年男性可以過量，**非血紅素鐵沒有過度吸收的副作用**。這又是一個遠離肉食的好理由。

◆ **碘**

您的甲狀腺需要碘，但需求量不多。半加侖的水或果汁加一滴碘劑，是一種廉價又方便的攝取方式，不必再吃加了碘的鹽。

◆ **鋅**

正值生育年齡的男性每次射精時都會流失一些鋅。**健康的前列腺需要大量的鋅**，才能強化免疫系統的功能。**建議每天補充五十至七十五毫克的鋅**。

◆ 錳

錳及維生素C**可增強韌帶和肌腱的強度**，就像一個「營養的按摩師」。您的身體對錳的吸收能力有限，需要適時補充。

◆ 銅

如果您的自來水管是銅製的，那麼，銅的攝取來源就不成問題。不過，對於大量消耗鋅（長期每天幾百毫克）的人而言，則需要補充一些額外的銅。

◆ 鉻

身體中的鉻含量足夠時，天然胰島素的平衡系統將可發揮最大的效用。每天攝取幾百微克（mcg）即可達到標準。攝取時分散劑量，以取得最佳效果。

◆ 硒

體內的硒有三個功能：**預防癌症、子宮內膜異位症，以及回收再利用維生素E**。每天**二百微克**（mcg），即可補充人體所需要的硒。

天然 vs. 合成營養補充品

我建議採用「天然」的維生素；另外有下列幾項考量：

■ 您能負擔得起的天然維生素嗎？如果不行，可攝取連鎖店的合成維生素，總比不服用任何維生素來得好。

■ 維生素品牌之間的差異通常並不是很大。例如，幾乎所有的維生素公司都使用抗壞血酸作為其維生素C的形式。由於抗壞血酸是由澱粉所製成，技術上而言是「天然」的。但也有一些例外。我曾看過有完全從甜菜根頂濃縮萃取的維生素C產品，每片有五毫克的天然維生素C。如果您食用五百毫克的維生素C片錠，也確定它是實驗室所製造的維生素C，這也同樣沒問題。問題是，甜菜根頂製品有比較好嗎？我肯定它的確有，但是，若要讓病人迅速復原，可能需要數千毫克，那實在是太繁瑣也太昂貴了。

■ 天然產品已經過長時間的測試，普遍認定是安全的。合成產品可能只是天然物質的近似產品。想要便宜地攝取完全天然維生素的最好方法，就是只吃真正好的食物，儘量選擇新鮮的原料及大量的蔬果。**您還得另外補充額外必需的維生素：維生素C和E、鎂、鋅、鉻，以及B群**。

相關營養素

■ 膽鹼和肌醇

肌醇（inositol）是維生素B群之一，而膽鹼（Choline）會在體內轉換成一個重要的神經傳導素，稱為乙醯膽鹼（acetylcholine）。**食用卵磷脂顆粒，即可同時得到大量的肌醇和膽鹼**。臨床研究表明，**卵磷脂可改善記憶力**，即使是**阿茲海默症**患者。

■ Ω3脂肪酸

魚油含有豐富的Ω3脂肪酸，堅果和蔬菜中也有。每天補充幾百毫克，有益心臟健康。順帶一提，**魚油中不含汞，因為汞不溶於油。而亞麻仁籽油則是大量的Ω3補充的優良植物性來源**。

使用營養補充品時的常見錯誤

攝取維生素和其他食品營養補充品幾乎對人體無害。不過，也很容易就無法發揮其最大功效。下列為一些注意事項：

1 營養補充品的標籤上，會提供一些相關功效或營養成份的資訊。仔細檢查標籤，確認需要服用多少片才能提供單一劑量。許多人購買的產品，會在標籤的營養說明文字上標明（以較小字印刷）：「每天六片」，不過他們可能每天僅服用一、兩片。

2 服用礦物質營養補充品時，您得仔細查看標籤上的資訊。例如，前面的標籤可能會說：「氨基酸螯合鋅」。氨基酸螯合物很好，也非常容易被人體吸收。不過，製造商可能會再說明每錠的重量（毫克），包括螯合物的重量。螯合物（載體物質）可能比所攜帶的礦物質重許多倍。您必須仔細查看每錠實際上提供的礦物元素的實際劑量、礦物質的效用與所服用的劑量息息相關。如果沒有提供此資訊，請向廠商申訴，或直接購買另一品牌。

3 **綜合維生素B和維生素C是水溶性維生素**，您應該將每天應攝取的劑量**分次服用**。如果一次吃太多，大部份的維生素成份將在幾個小時內經由尿液排出身體。這不僅浪費金錢，也流失了可能的健康效益。有些人會在早餐時吃下所有的維生素，他們常會發現剛到下午就沒什麼精神了。午餐是重要的一頓飯，而**維生素可讓您從蛋白質、碳水化合物和脂肪釋放能量。缺乏維生素時，細胞內粒腺體中的能源生產複合酶通路又稱為檸檬酸循環及克列伯循環（citric acid and kreb's cycle），將會完全停止。維生素本身不包含能量，但在您要從食物中取得能量時卻是不可或缺的。**每餐都攝取一些維生素才有充分發揮其功效。

4　脂溶性維生素A、D和E（維生素K幾乎不需要補充）可每天攝取一次，因為這類維生素可以有效地儲存在體脂肪內。不過，分次服用的吸收效果更好，特別是隨餐攝取。

5　礦物質則需要每餐都攝取。您的身體一次只能吸收有限的礦物質。**大量的鎂有潤腸通便的功效，而空腹服用鋅可能會導致您的腸胃不適**。許多不了解這些營養補充品特性的人常會有所抱怨，所以，服用鋅時，請務必配著一些食物。

具有營養補充品效用的食物

飲食習慣符合「標準的美國飲食」（SAD，Standard American Diet，註3）的人，不會太喜歡下列不受歡迎的食物。反言之，如果我們多吃這些食物，維生素營養補充品的需求量就會降低：

■ **B群強化酵母或啤酒酵母**——含有**維生素B_{12}、其他維生素B群、鉻、硒**。很多人不喜歡酵母的味道，所以可以嘗試用**鳳梨汁**來蓋過它的味道。您可能會比較喜歡主要生長的B群強化酵母的味道，因為它不是啤酒製作的副產品。無苦味的啤酒酵母已大大改善了酵母的口感。

■ **小麥胚芽**——含有維生素E、鎂、維生素B群以及素食蛋白質。如果使用**真空**

罐包裝，那小麥胚芽會是在超市裡最好的食物。僅在生意很好的店裡（才不致囤積過久）購買非常新鮮且冷藏保存包裝的小麥胚芽。並用鼻子聞聞看它是否新鮮。（註4）

■ **發芽的穀物和豆類**——是完整蛋白質，含有所有的維生素和礦物質以及纖維。您應該要常生吃芽類（豆芽、苜蓿芽……），在沙拉吧上，這些是最好的食物，也可能是您能找到的最完整食物。低熱量，而且您可以在家自行栽植，成本低廉。如果您不得不只靠一種食物維生，您最好的選擇將會是多種的新鮮發芽豆類和穀物。

■ **新鮮的生蔬菜汁**——含有胡蘿蔔素、多種礦物質和維生素，以及纖維。蔬菜汁的味道好極了，而且對身體而言，蔬菜汁比地球上任何飲料都還好。準備一台榨汁機，並善加利用。未煮過的蔬菜濃縮液的效果比瓶裝維生素還好。每天喝一些：剛開始喝一杯，之後再慢慢增加。我一口氣可以喝下六、七杯。

■ **小麥草汁**——如果不要服用營養補充品，但又想獲得大量的維生素C，方式就是飲用**小麥草汁**。小麥草（全小麥籽粒發芽而成）的**維生素C含量非常高**。小麥很便宜，您可以在廚房栽植成小麥草。在一、兩個平面托盤上倒一些土，就可以有一個室內的發芽農場了。當小麥草長成幾吋高時，就可以用普通的剪刀收成。將小麥草放入榨汁機，再加入一些水，就可以打出一杯小麥草汁。如果您想很快就感覺好一些的話，那就喝新鮮的小麥草汁吧！

■**優格**——含有鈣、磷、有益的乳酸菌和比菲德氏菌、蛋白質、維生素B群。**優格大概是最容易消化和吸收的乳製品。**用水稀釋後可作為牛奶的替代品。大多數水果口味的優格都加了糖，所以買原味優格，再自行調整甜味。

■**卵磷脂——用湯匙吃的卵磷脂顆粒，比吞下含有一點二克的卵磷脂錠劑要強得多。**卵磷脂是最便宜、最好的膽鹼、磷脂和肌醇來源，而且是完全素食。先從少量開始，再逐漸增加每日所攝取的卵磷脂（**約十克至十五克**）。

■**全麥、大麥、燕麥和糙米**——含有纖維、維生素和礦物質、蛋白質和複合碳水化合物。若飲食的首選是富含纖維的粗糧時，誰還需要額外的麩皮或瀉藥？

■**糖蜜（Molasses）**——含有鐵。避免有苦味的黑條糖蜜，並選擇全糖蜜或黑糖作為甜食的替代品。

■**新鮮水果和生菜**——水果和蔬菜都含有纖維、鉀、類黃酮，除了其眾所周知的大量維生素和礦物質。所以，多吃些蔬菜水果吧。如果您不想吃大量的藥錠，那麼，大量低熱量、高維生素的生鮮蔬果就是您最好的天然維生素來源。

如果您對上述的好東西興趣缺缺，那就必須定期服用營養補充品了。當您生病時，更需要服用營養補充品。對病體而言，單純的飲食並無法滿足其營養需求。我認為，一般人也需要營養補充品，來適當地維持身體的健康。預防勝於靈丹妙藥，以今日的物價看來，可能更勝一籌。

讓孩子們攝取維生素

這裡有一些提示，有助於父母讓孩子安全地攝取維生素營養補充品。

■維生素營養補充品比藥物安全得多，所以不必精確地計算要吃多少的量。有個的方法可以方便您估算孩童所需要的劑量：**「看他的體重與成人的比例而定」**。我們會根據成人的體重來計算成人適合的劑量。如果一百八十磅的成人服用一錠，則九十磅重的青少年即服用半粒，而四十五磅重的孩子就服用四分之一錠。您可以放心地粗略估算一下，並給多一些。在同樣重量下，年輕人對維生素的需求會比成人更大。

■您不能指望小孩能吞嚥片錠或大塊的錠劑。您可以將錠劑（或部分）壓碎，並把壓碎的粉末混入果汁或一點點食物裡。不過，**熱食對溫度敏感的維生素而言，並不是明智的選擇**。蘋果泥或其他水果泥的效果很好，鳳梨汁或其他甜的果汁也可以。挑選孩子會喜愛的食物或甜飲，來蓋過維生素的味道。

■對於嬰幼兒，若要給予抗生素或抗病毒藥物的高劑量維生素C，最好的辦法是將**抗壞血酸粉末混入甜的食物或果汁裡一起食用**。四分之一茶匙約有一千毫克的純維生素C，所以，即使是最高劑量都沒問題。

■在開始用餐時就先給他們摻了維生素的部分，免得之後太飽而吃不下。儘可能使用少量的果汁或水果，而不是一整塊的維生素。吞下維生素時，立即吃下一些甜的果汁或水果，沖走口中殘留的任何營養補充品味道。

■面對嬰兒時，不管您做了什麼準備工作，您用心準備的維生素餐點，最終仍可能是在地板或高腳餐椅上，甚至可能在您的身上。再試一次吧。就像學習走路一樣，當這件事成為日常生活的一部分時，孩子就會接受它了。早點開始，孩子就會早點接受。良好的生活習慣日後將會讓您受用無窮。

■預先混合的商用液體維生素製劑不錯，不過有一個缺點。開啟後，即使存放在冰箱，液體維生素仍無法維持很久，很快就會失去效力。順帶一提，維生素錠或膠囊不應該存放在冰箱中。我知道維生素要求：「**存放在陰涼乾燥處**」，但冰箱是一個寒冷潮濕的地方，而濕氣通常會降低營養補充品的效力。讓**維生素的瓶子遠離陽光直射處、車內或爐火旁等位置**，**儘可能使其保持涼爽乾燥**。

■營養補充品咀嚼片好吃又方便。一旦孩子大到足以應付咀嚼片時，他通常會毫無怨言地吃下它。不過，當心人工色素、人工香料，尤其是人工甜味劑。這些潛在的有害化學物質，是製造商的省錢之道，對您的孩子並不好。嘗試在健康食品商店購買維生素，而且購買前務必閱讀包裝上的標籤。

■維生素C咀嚼片，對上館用餐和外出旅遊而言都很方便。嘗試讓咀嚼片提供非酸性抗壞血酸形式的維生素C。這對於牙齒的琺瑯質來講，比起常見的維生素C的抗壞血酸形式，其負擔更輕一些。抗壞血酸咀嚼片仍可以偶爾使用。在孩子咀嚼任何片錠後，要記得給些水或果汁，讓他們漱漱口。非酸性維生素C更重要的是要定期、反覆地服用，**尤其是當孩子生病而需攝取大量維生素C的時候**。

■這裡有個判斷孩子是否大到可以吞下一錠維生素的方法：如果孩子能做到，就提供少量的現金獎勵。咀嚼片通常比含有相同營養成分的一般片錠貴一些，不過，如果有效的話，您仍然可以省點錢（省下看病的費用）。先從小膠囊開始。然後告訴孩子，如果他們不能像大男孩或大女孩吞下這錠維生素也沒關係。對孩子而言，自尊心和零用錢似乎是不可抗拒的組合。

■有些成人也無法吞嚥片錠。我發現這些人之中，很多都是被迫像孩子一樣地吃藥。由於蜂蜜是比醋更好的誘餌，您可以嘗試在孩子吞下營養補充品後提供一茶匙的蜂蜜。

■如果這一切看起來像是強迫進行，這是因為它的確是如此。為什麼不吃呢？您把營養補充品放在瓶子裡對您並沒有任何好處。

■身處在公共場所時，讓營養補充品低調些。同樣，拜訪親友時，也不要讓孩童服用維生素的事變成表演秀，或是讓話題圍著這件事打轉。您可以在出門前或返家後，再讓您的孩子服用維生素即可。

技術上來講，若是孩童要在校內服用營養補充品，大部分學校都會需要醫師的書面許可。如果您能從您的醫師那兒取得這樣的同意書，這就會方便多了。也要盡量避免讓學校的保健室人員誇大行事，您的孩子不應該為了服用維生素而中斷課程或活動。任何孩子都不應該只是因為他的良好飲食習慣中，包含了維生素營養補充品，而在學校裡被貼上任何標籤。

醫院和維生素

您可能看過那些鍍金的十和十七世紀世界地圖複製品。這些地圖通常將我們的地球描繪成並列的雙半球，華麗，但是充滿驚人的錯誤；煞是美麗，但完全不可靠（會幫助那些，想用這種近似無知的地圖來導航的探險家們，應該認真禱告祈求老天的幫忙）。這些舊地圖通常會省略非洲、美洲或亞洲的大部分內部細節，可能也完全遺漏了一、兩個大陸，就像澳大利亞。

哥倫布並沒有規畫在前往印度的途中會遇到美洲，但他卻意外發現了。相反地，澳大利亞後來被發現，則主要是因為理論上認為那兒應該有某些東西，只是需要一些勇敢的心去尋找它。

我在一九七三年時到過澳大利亞，那時我在澳大利亞國立大學（Australian National University）進行一年的研究工作。

當時我是一個相當刻板和認真的學生，高高興興地結束一長串的醫學院預科職前訓練，進了有機化學實驗室，週遭環境裡淨是苯和丙酮。即使在我不小心用沾上丙酮的手指摸了眼鏡，而使塑膠鏡框上留下了一個小小的、永久的指紋蝕刻時，也沒有改變我的想法。接著是解剖和生理實驗室，在這裡，我們整理一堆又一堆不同品種的魚，並且沒帶手套，徒手切割甲醛浸泡過的標本。我們要把活生生甘蔗蟾蜍的心臟接上心電圖儀，或者解剖一條奄奄一息的蟒蛇。對於一個想成為醫師的人而言，這些都是為了日後有機會在人體上大展身手所做的準備而已。

進行研究時，我花了大量時間待在坎培拉醫院（Canberra Hospital），讓我有機會好好地觀察。我發現，在醫院地下室工作的病理學家，應該是整個地方最具幽默感的人了。他們的確需要一些幽默感，**因為他們接收了現代醫學中所有的失敗；庸醫們跟著一個不完整的地圖出發，隨即從平的地球上掉落到地下室來。我看到了藥物治療真正血腥和野蠻的那一面**；我親身近距離接觸過；我曾經進出外科手術室，刷洗手臂然後上手術台。當然也有一些直接送來的病患，在醫院地下室不敵病魔而過世。（註5）

再有就是醫院的食物。午餐時間，內部工作人員在我的白色實驗室外套胸前口袋塞進一個呼叫器，讓我以實習醫師的身份在醫院的自助餐廳免費用餐。一分錢一分貨，這兒的餐點實在不值一提。不過，患者吃的也沒有比較好，回想起來，這可能就是他們的病情往往沒有好轉的原因吧。

在現代醫學知識中的差距，就如同新舊地圖上的差距，代表知識的主體是可觀的、技術性的和令人印象深刻的。許多人會同意：未知的事情實在太多了；但是，已知的事而不好好利用，卻是最糟糕的無知。營養療法和多重維生素療法就是這個典型的例子。幾十年來，高劑量維生素可治癒疾病的事實，眾所周知。

根據定義，醫院是病人的集合處。我不需說明醫院的存在有多麼必要，而我已經看出箇中的好壞。但他們也許可立即改善，只要下列簡單的三個步驟。

1 所有醫院的病人每餐都應該服用綜合維生素。

2 醫院的伙食應該是接近素食、新鮮，而且大多是生食。暫時不能吃生食的人，應該提供他們適合的果汁或菜泥。在醫院的保健食品？多好的概念！

3 所有手術前後的患者都應給予維生素C，每十二小時十克（一萬毫克）。千萬不要告訴我：這不能做或者這些措施不安全，或者是這些措施太昂貴了。這些改進步驟是可想像得到的最基本措施：可降低死亡率並縮短住院時間；減少併發症且降低成本；而且，這些都是此時可以做到的事。如果立法不通過或由醫院工作人員無法執行，那麼，您可以學習自己來。

醫院改革基本指南

您可以不理會醫院營養師的建議，並拒絕醫院的伙食。堅持讓病患食用您自己帶來的食物。而且，如果必要，您可以偷偷吃些維生素。我對自己的家庭成員都採取了這個方式。需要這樣偷偷摸摸實在有點蠢，但有時您不得不面臨這種狀況，不過您仍保有自己的選擇。

將來有一天，沒有涵蓋大劑量維生素療法的疾病治療，將會如同我們今天看到的，在沒有消毒的條件下分娩，或在沒有麻醉的情況下進行手術。但我們能等到醫院反省的那時候嗎？就像我們不會使用五百年前的地圖來導航，同樣的道理，我們也不應再讓利益導向的醫藥商業產業來支配我們的醫療方向。

顧名思義，醫院就是傷老病殘的集合。這些情況都需要比平常更大量的維生素。您最後一次看到醫院或療養院，每天固定給予綜合維生素是什麼時候？更不用說特定的高劑量治療營養補充品了。只要我們堅持最重要的原則，剩下的就是慢慢協商了。

■如果在住院期間想要繼續服用維生素，就帶著吧。順便帶著醫師同意的書面聲明，這將會為您省掉很多的麻煩。醫院的工作人員經常會告訴病患，說他們不能服用任何非醫院所提供的藥品。您很難指望他們會提供大劑量的維生素。這就有點像電影院告訴您說：不能把自己的爆米花帶進電影院，但是他們也不賣爆米花。相較於看電影時的爆米花，維生素在您住院時的需求性的是救命的。

■如果醫院給您一個似是而非的醫療原因，來說明為什麼您不應該服用維生素，請大膽要求書面的參考資料。查看您所接受的每次手術或藥物。維生素是否真的有問題？您可在任何醫院的藥房、圖書館或醫師休息室內找到「美國藥典手冊」（Physicians'Desk Reference，PDR），其中包含藥物的完整資訊。如果可以從病房打電話到當地的公立圖書館，甚至也可以查到相關資料。PDR中會列出所有的處方藥（並有另一本非處方藥書）與其所有副作用、禁忌症和任何營養藥物的相互作用。維生素會干預處方藥的狀況非常罕見。如果有，PDR中必會記錄任何此類的警告訊息。順帶一提，任何嘲笑您過於謹慎的醫師或護士，他們自己可能更應該要謹慎一些。不要默許無禮的冷嘲熱諷與騷擾，尤其是當您是對的。向醫院主管投訴吧。

停用維生素的謬論

■「**維生素會干擾您的測試**」。只要把「攝取維生素」這幾個字加入您的任何就醫文件中，您就能毫無阻礙地自行闡述實踐的方式。有個支持維生素營養補充品的醫師告訴我，一個關於在醫院裡繼續服用維生素的好論述：「我在測試之前及結束之後都服用維生素，那如果我現在停止，是否將不會有任何測試結果不準確（或症狀被混淆）？」如果有一個特定和必要的測試或程序，明確要求暫停補充維生素，您可以在前一天暫停服用，並在結束後立即恢復，您就只會損失一天而已。

■「**維生素將導致手術後發生危險**」。由於所有的營養教科書都指出，傷口癒合的過程中維生素的需求會大幅增加，所以這是個不合邏輯的理由。有些病人被告知他們的血液稀釋藥物（如：沃法令阻凝劑）與維生素不相容，尤其是維生素K、C和E。首先，您的營養補充品可能不包含任何維生素K，因為您的腸道細菌會自行製造。維生素C可能會稍微縮減凝血時間，而維生素E可能會略為拉長凝血時間，因此，同時攝取這兩種維生素，通常會使身體達到自然平衡。無論如何，如果您服用抗凝血劑（warfarin），您的凝血時間都應受到監測。所以，不需要減少您的維生素，只要醫師稍微調整藥量即可。

■「**如果正確飲食，維生素就不是必需品**」。如果醫院提供正確的伙食，您就不會需要長期住院。但是，因為醫院沒法提供，維生素營養補充品就派上用場。如果有醫院提供素食、四分之三生鮮食物的飲食，那我就輕鬆了。在那之前，「醫院伙食」將擺脫不了壞名聲，而服用營養補充品的行為就是完全合理的。

醫院可能是醫師的地盤，但您的身體不是只需接受您覺得合理的解釋。醫院的工作是提供必要的服務，並且拯救生命。當他們充分利用大劑量維生素療法時，他們將可拯救更多的人。在那一刻到來之前，您可以自己DIY。

註1：出血性風險：大部分的維生素A來自於魚的肝臟，因此FDA規定成人對魚油（或魚肝油）的攝取上限，為每日不得超過三克，尤其是孕婦若大量攝取魚油，可能會因伴隨攝取太多的維生素A而引起生產時的出血性風險，或一般成年人出血性中風的危險。

註2：CD4 /CD8的比值為免疫調節的一項，指標正常值應介於一點四至二點〇，愛滋病的比值常小於〇點五，大於二通常為自體免疫性疾病，如：紅斑性狼瘡、類風濕性關節炎等。

註3：此縮寫另一義為「悲傷」，有雙關語之意。

註4：小麥胚芽內所含的麩質蛋白（Gluten）為一種常見的慢性過敏源之一，因此打算長期使用小麥胚芽的人，應該檢視並確定對此一物質有無過敏。

註5：醫院的病理分析部門，通常負責腫瘤切片、組織培養，解剖治療失敗的屍體，以確認病人的死因或病因，因此部門人員有進出外科手術室採樣，或給醫師們建議的可能性。

9 探索自然療法

每次我在授課時提到一九四〇、一九五〇和一九六〇年代的老牌研究調查時，我的研究生總是有些不滿。而如果我說：我可以介紹一群美國內戰前時期中不用藥的醫生嗎？那可就真會惹惱這些學生了。當崇尚原始食物、簡單食物的素食者（通常稱為「自然養生者」Natural Hygienists）談及四〇、五〇年代時，您甚至不知道他們指的是哪個世紀。天然衛生的生活方式，不僅不需服用藥物，也不需要營養補充品或任何形式的治療。它所依賴的是乾淨的生活方式、陽光、水、未經處理的生食，以及自十九世紀以來流傳已久、有益於健康的斷食。其先驅包括席維斯特・葛拉翰（Sylvester Graham，生於一七九四年）博士，葛拉翰脆餅（Graham crakers）就是以他的名字而命名。另外還有約翰・蒂爾登（John H. Tilden）博士，他是主張**充滿毒素的身體為眾病之源理論的鼻祖**，這個理論也是二十世紀著名的自然療法作者赫伯特・謝爾頓（Herbert M. Shelton）博士的靈感來源。

還有就是我的最愛，羅素・薩克爾・泰爾（Russell Thacker Trall）博士，於一八四四年在美國創立了第一個水療設施，建立了自然養生學制度，直至今日追隨者仍奉行不悖。泰爾博士堅信藥即是毒，唯有食物及飲水才具有療癒功效；在內戰期間，他寫信給華盛頓的各部門和林肯總統本人，提供「一個醫術系統，適用於軍隊在軍營和醫院普遍存在的疾病治療，將可挽救數千名官兵的生命」。泰爾博士治療成功的患者中還包括國會議員。一八六二年二月，他在史密森尼（Smithsonian）學會的演講中提到，總統十幾歲的兒子威利・林肯（Willie Lincoln）其實不該因「感冒、肺炎或發燒」而死，但徒勞無功。後來，總統及國會還是沒有採納自然療癒倡導者的忠告。

紐約州丹斯維爾市的傑克遜療癒中心

心存喜樂，安然無欲，何須求藥問醫。

——朗費羅（Henry wadsworth Longfellow）

當我一邊奮力擠進老舊的傑克遜療癒中心（Jackson Sanatorium）四周的金屬柵欄間雜草覆蓋的縫隙，一邊感覺到日光快速地消失。那是一九七九年的事，我剛開始擔任天然保健講師也不過幾年的時間。當有機會受邀參觀這棟位在紐約丹斯維爾市（DANSVILLE）的自然療法醫院時，我欣然接受了。老實說，我並沒有期望太多。

但幸運的是，亨利（一位自然養生者兼醫院的非正式負責人，也是我在這個深秋午後的導遊）是一位對詹姆斯凱萊布傑克遜（James Caleb Jackson，1811-1895）博士的研究充滿高度興趣的學者。他為我進行了一場詳細的解說。就和大多數人一樣，我對傑克遜博士一無所知，但實際上他是19世紀最具影響力的天然保健醫生之一。傑克遜是弗雷德里克·道格拉斯（Frederick Douglass）和蘇珊安東尼（Susan B. Anthony）的私人朋友，他也是克拉拉·巴頓（Clara Barton）的私人醫生。美國紅十字會在丹斯維爾市成立並不是一個巧合。不過，傑克遜在營養健康上的貢獻卻因同時期、更有名的約翰·哈維·家樂氏（John Harvey Kellogg）博士而黯然失色。

當我們摸索著走向側門，進入黑暗的中心地下室時，我的導遊讓我吃了些東西。原來最早的早餐麥片（cereal）正牌鼻祖是傑克遜，而不是Kellogg，即眾人熟知的「家樂氏」。傑克遜的「堅果麥片」（Granula）是經過兩次烘烤再壓成碎片的全麥葛拉翰脆餅（Graham crakers），沒有碾成薄片，當然也無法大舉佔領消費市場。

我們現在在一棟很大的建築物裡面。我環顧四周，有足夠的光線讓我看出這兒曾經是一間水療治療室。有各式浴缸、熱水箱、坐浴區、按摩床，還有一些疊得整整齊齊的熱敷毛巾，仍默默地掛在旁邊。我開玩笑問道：「這些毛巾是不是從傑克遜博士時期就一直掛在這兒？」

「沒有」，亨利帶著淡淡的笑意說：「這設施之後就轉由伯納爾麥克法登（Bernarr Macfadden）經營，他於一九五五年去世後，仍持續開放為療養勝地和水療中心，直到一九七一年為止」。

伯納爾・阿道弗斯・麥克法登（Bernarr Adoiphus Macfadden）出生於一八六八年，十一歲即成為孤兒，三十五歲時躍身為百萬富翁。他是個非常成功的出版商，旗下包括長期流行的「真正的偵探」（True Detective）、「電影劇」（Photoplay）和「體育」（Physical Culture）等雜誌。麥克法登在報攤上的銷量還一度勝過傳奇新聞巨頭，威廉・倫道夫・赫斯特（William Randolph Hearst）。麥克法登是個典型的「健康狂」，每年都親自帶領群眾從紐約市健康步行到丹斯維爾。丹斯維爾位於羅切斯特（Rochester）近郊，所以這距離相當遠。三百哩供應健康食品的馬拉松被人戲稱為「吃草大拜拜」（Cracked Wheat Derby）。公關天才麥克法登，在八十多歲時決定嘗試跳傘運動，並且完美降落毫髮未傷，部分原因可能要歸功於長期睡硬地板的習慣。「體育之父」後來以八十七歲高齡過世。

我們爬上樓，進了一個鋪磁磚的洞穴狀大廳（看起來像是正式宴會廳的一部分）。我在抽屜裡發現麥克法登的文學和教育資料，整齊地油印，有點輕微的霉味。接著，我們走到中央的主要走廊，那是一個巨大的鑄鐵樓梯。亨利說：「這是防火的，因為傑克遜的第一療癒中心被燒毀。這座建築建於一八八三年，希望可以屹立不搖」。現在看來，它的確做到了。

到了五樓，我們走向一條充滿土耳其藍色調的長廊。兩側是病患的房間，每個房間裡都有裝設百葉窗板的門，使新鮮空氣可以對流。當我走進一個房間，我首先注意到的是，房間的高度比寬度還大，而且裡面還有一扇大窗子和極高的天花板。亨利介紹醫院中所有樓層的天花板都這麼高，因為新鮮的空氣與陽光跟礦泉水、新鮮的生食一樣，都是「療癒」過程的一部分。

再向上爬幾層樓梯後，我們到達了屋頂。亨利讓我看幾個像遊樂場旋轉木馬的設備，但有點不一樣，每一個圓形平台看起來都好像有人在上面放了一個小木框、玻璃窗格的溫室。

「病患坐在這兒享受陽光。」亨利解釋說：「每隔一小時左右，護理員會旋轉這個設備，讓病患可以持續曬到陽光。」屋頂的其餘部分類似舞池和高中體育館之間的交叉結構。「每天在這裡進行日常練習，人就站在這些標誌的位置上。沒錯，這兒也有舞蹈。那邊有橋樑和小路通到山上的礦泉，那個礦泉是在一七九八年地震後才出現的。那礦泉也就是傑克遜博士將療癒中心建在此處的原因。」

天色暗下來，是該離開的時間了。亨利拿了個手電筒，我們設法利用手電筒的微弱光線，從我們進來的路出去。當我們離開時，我看了一下那棟龐大紅磚建築的側面，現在在暮色中僅僅勉強可見。我想，如果現在在醫院的病患和百年前一樣，有真正的選擇的話，那有多好。如果美國有一家提供全面服務、以營養為基礎的醫院，對我而言可真是新聞；即使只是一個自然飲食的護理之家，這都將是一個真正的醫療里程碑。

健康時尚的事實

某些僅看見「健康狂熱追求者」種種怪癖的人，自然而然地會排斥其在醫療上的貢獻，而使大眾漠視自然療法倡導者的各種實際成功案例。當我們詳細討論參與者的人格特質，並將焦點集中於其實際治療時，將會發現關於體能活動和正確飲食等等走在時代尖端的重點。您很難找到任何現代化的科學依據來譴責健康狂熱追求者的基本生活方式。當今最受人尊敬的衛生當局也呼籲人們要定期運動，並食用高纖、營養豐富的食物。麥克法登的「體育信條」（Physical Culture Creed）早已明確要求「合理、定期的使用肌肉系統」、「只吃維持生命所必需的食物有益身心健康」。這樣的建議是無可厚非的。

錯的食物吃太多而對的食物吃太少，就可能導致您的健康每況愈下。健康食品的狂熱追求者即率先推廣戒除煙草、酒精、垃圾食物、暴飲暴食等有害身體的食物或習慣。這些人所堅持的原則（遠早於傑克遜，且在麥克法登之後仍持續）現在已被一般人視為維護身體健康的重要因素。

◆水療法

傑克遜博士也非常重視水的療效功能。傑克遜年輕時體弱多病，但後來體質卻出現戲劇性的逆轉，他將這個結果歸功於水療法。在水療這方面，傑克遜有許多同好。同一時期，水療法有各式各樣的樣貌。在當時的醫療及復健過程中，搭配水療法的飲食學說扮演了非常重要的角色，水療法已悄然同化到正統的醫學工作中。到了現在，洗澡、適當的衛生、瀉鹽浸泡、坐浴、熱冷敷、按摩，以及重視膳食中的微量元素和適當的水合作用……，都已經被視為醫學常識了。

羅納德·雷根（Ronald Reagan）總統的私人醫生，拉爾夫·布克曼（Ralph Bookman）博士，長期以來一直叮嚀他的哮喘或過敏病患喝大量的水，以減輕他們的症狀。在接受記者採訪時，布克曼博士說：「毫無疑問，**在治療哮喘和其他支氣管過敏症狀時，最重要的元素就是水合作用**。」他補充說，如果沒有足夠的液體，支氣管粘膜分泌物就很難排出。「液體就是良藥。」布克曼博士說：「液體可稀釋粘液，將其稀釋液化。我要求我的病患每天得喝十杯水，病患必須將這個原則奉為圭臬。」

◆先知的飲食

健康水療中心的飲食傾向於簡單、新鮮，以及少肉或無肉。如果不完全是素食主義者，作為傑克遜的信徒，其實也相去不遠。雖然麥克法登所提供的菜單營養、低脂、低膽固醇、低糖、高纖，但傳統的素食自然養生者，仍將其視為另類非乳製品飲食主義者。雖然這樣的飲食聲明，不斷地讓監管當局有機會找麥克法登的麻煩，但不論如何，這的確是一種有益於健康的飲食。最近，狄恩．歐尼斯（Dean Ornish）博士已證明：嚴格的素食可有效防止，甚至扭轉嚴重的心血管疾病。歐尼斯博士承認，這最早是由丹斯維爾所使用的療法。（註1）

我仔細研究了歐尼斯的飲食處方，您可將其與「伯納爾麥克法登的烹飪信條」（Bernarr Macfadden's Culinary Creed）兩相比較。該處方提出了下列建議：

■使用檸檬汁代替醋醬汁和沙拉醬。在所有沙拉中使用檸檬，並搭配其他所有可能的食物。不要丟棄高麗菜或萵苣外層的綠色菜葉。

■不要使用化學漂白的精製麵粉或糖。

■不要倒掉剩下的蔬菜鍋底，這些湯汁可做為高湯來使用；或加入檸檬和番茄汁，成為雜菜湯。將剩下的蔬菜汁或雜菜湯放在密封容器內，並置於冰箱保存，以防止維生素腐敗。用高湯燉煮胡蘿蔔和甜菜根頂，這道菜含有寶貴的礦物質。新鮮的甜菜根頂可當成綠色蔬菜來使用。儘可能在沙拉和菜餚中加入香菜、薄荷、青椒、西洋菜和檸檬。這些蔬果非常美味，並能提供豐富的礦物質。

■ 在整個冬季裡，儘可能持續食用多種新鮮水果和蔬菜。這些都是具保護性的食物。

■ 檢查水果和蔬菜是否含有殺蟲劑噴灑的毒性殘留物，殘留物可能會導致隱伏的疾病，而且難以追查（對於避免多重化學物質敏感性而言，這是我目前所知最好的方式）。

■ 食物必須徹底地咀嚼，並與唾液充分混合。

■ 僅食用維持生命所必需的食物，那些食物裡即包含了所有必需的維生素和礦物質。

■ 有節制地使用鹽。

■ 特別建議飲用所有的生鮮蔬菜汁。

與高度加工的工廠食品相較之下，在營養強化補充品問世之前，它們是維生素和礦物質的唯一來源。與細胞分子矯正（大劑量維生素）藥物相比，對於許多主要的維生素而言，在食物中所提供的劑量較低。營養補充品在一個世紀半以前還不存在。當一八九五年傑克遜博士死前尚未發現維生素，而直到一九三〇年代才以人工合成維生素。嚴格遵守新鮮、原始，或未經處理的療癒中心餐飲，也許表面上看來似乎過於極端，但卻是當時唯一合理的細胞分子矯正療法。

療癒中心的飲食中含有相當大量的維生素C（水果、原始乳品和發芽穀物）、相對高的維生素E（堅果、種子、全穀類、小麥胚芽），以及非常大量的胡蘿蔔素（從水果、蔬菜和蔬菜汁）。麥克法登大力推廣所有這類食品，他對胡蘿蔔的喜愛程度，已經到達「前無古人」的地步了。

◆果菜汁斷食

由於麥克法登過世時正好在進行短期的斷食，因此他的死亡常常被錯誤地歸咎於斷食。而他在世時，所完成的無數次斷食及不需要醫生的生活經驗就被普遍低估。事實上，幾十年來，他定期在每星期一進行斷食，年復一年，再外加許多額外的大規模斷食。麥克法登工作時間長是眾所周知的事實，而其體能狀況也同樣聲名遠播。他可以連續兩次以上將一整副撲克牌撕成一半，並且以單手將一百磅的重物反覆高舉過頭。難怪會有一位原名安吉洛西西利亞諾（Angelo Siciliano）的年輕男子，投身麥克法登門下，並於日後以其極為發達的肌肉，與查爾斯阿特拉斯（Charles Atlas）之名享譽天下。

厄普頓辛克萊（Upton Sinclair）是另一個麥克法登的支持者。在某次斷食七天後，辛克萊寫道：「我從早到晚無時無刻不忙碌，直到夜深人靜。我每天都步行數哩，並不覺得虛弱。我應該持續斷食，直到我感覺到飢餓為止。」他斷食十二天之後得到的結論是：「**斷食不是一種痛苦，而是一種休息。**」這位斷食頻繁的普立茲新聞獎得主在九十歲高齡去世。

雖然麥克法登在一些著作中，建議進行一或兩個星期的斷食，不過，他主要是贊同短期斷食，特別是習慣「不吃飽」。在他的信條中寫道：「用餐時間時如果沒有胃口，就等到下一餐再吃。」和「若要延長生命，則不要吃飽。八分飽時就停止；每星期找一天進行僅喝水或果汁的斷食更好。」這些並不是魯莽的建議。事實上，如果有益於健康的斷食概念廣泛實行，將對我們過食超重的西方社會有很大的好處。老年病學羅伊沃爾福德（Roy Walford）醫師建議有系統地「不吃飽」（並額外補充高劑量維生素）可提高人類壽命多達四十多年。其他醫生，尤其是艾倫科特（Alan Cott）博士，還撰寫了指引書籍，推薦將斷食運用於減肥，同時也用於促進一般人的健康。

治療法則

順勢療法的先驅康斯坦丁赫林（Constantine Hering，1800~1880）歸納出一個「治療法則」，他認為，所有療癒的過程都是從上而下、從內而外開始，並以症狀最初出現的相反順序進行。這就是原始的順勢概念，說明了自然療法如何運作，下列是幾個實際應用。

1 **在療癒的過程中，感覺良好是最重要的一個步驟**。這不只是說說而已。早在利用相關測試或技術證實之前，您通常就能從病患的外表看出復原的端倪。保持心靈的健全，與多喝蔬果汁、採取正確的飲食以及攝取維生素（這三者非常重要）同樣重要。當我在生病期間斷食，即使我知道我有病，但仍可以「感覺」不錯。這是一個奇怪的想法，但是，為什麼您生病時會感覺不舒服？剛開始感覺身體不太舒服時，我會攝取很多維生素C，馬上就感覺好多了，而疾病根本沒有機會作亂。

2 對於根深蒂固的慢性疾病，您不能指望它一夜之間就痊癒。在慢性疾病中，與其說治療是一個事件，不如說它是一個過程。「從內而外地療癒」是一個粗略的準則，意思是說，更深層的症狀，可能會在所有的外部明顯症狀消失前就已經清除了。在氣色變好之前，您可能已經覺得自己好多了。但是對我而言，感覺還不錯（睡得好、疼痛緩解、正面思考傾向）仍是一個主要的目標。許多**自然療法認為外在症狀（如皮膚發炎、暫時腹瀉、咳痰）是身體正在清潔的證據**，也是良好的復原跡象。

3 赫林的「逆序」療癒，假設就像是在工廠中根據就業資歷來裁員：最後聘請的，最先解僱。或者，就像油漆塗料層的剝離結果：最底層的最古老，而最古老的會最後掉落。拖最久的健康問題，將會花費最長的時間才能解決，這是合乎邏輯的。病患不耐煩，不可避免，但如果生活中不注意飲食，也沒有良好的衛生習慣，難道不該花費幾個月的時間來整理（或「挖掘出」）您體內的亂源？

切勿頭痛醫頭，腳痛醫腳。如果盲目地處理每一個症狀，您可能會將生命浪費在醫院等拿藥的板凳上。重視症狀，沒錯。仔細檢查您的症狀，找出合適的良好生活方式。消除這些症狀的方法就是，從疾病的源頭解決：改變您生活中錯誤的部分。**丟掉壞習慣、丟掉藉口。反之，正確飲食、運動、多喝蔬果汁，並攝取維生素。**

剩下的只是細節問題。即使是最保守的醫療和營養專業人員也承認，至少有三分之二的疾病是由不良的生活習慣所造成。我認為實際狀況應該遠遠高於此數字。大多數人可以理解，但仍會將焦點狹隘地集中於疾病的特殊症狀。針對各種症狀，他們通常想知道「我應該攝取什麼維生素？」這並不是解決問題的方法，不過，儘管如此，還是可以多多攝取萬用的維生素C。

徹底改變您的生活方式才是根本解決之道。身體所出現的症狀會指引您如何進行。只有活著的身體會出現症狀。有症狀就有生機，而您可以努力讓生活更好，試著做些改變吧。

醫療政治與自然療法

當麥克法登承受著來自於二十世紀中期的醫療政治勢力的嚴酷攻擊時，傑克遜博士正經營著廣受患者感激的「山坡上的家」（Our Home on the Hillside 即傑克遜療癒中心），當時對症療法醫學協會與製藥行業，已產生對政府及媒體的特殊影響力（這也一直持續至今日）。內戰結束後到第一次世界大戰開始前，在美國的健康照顧領域，仍保有自由選擇的權利：同類療法、草藥、自然療法、水療、整脊；當然，還有各種專利藥品的從業人員，也競相爭奪健康照顧的市場。這是一個思想開放的時節。

世界上大多數國家，都在以藥學為基礎的健康照顧上投入了大筆的金額，而且往往具有排他性，這是一個很大的損失。如此單一的制度將使病患沒有選擇，在我看來，也會使病患的復原狀況遠不如預期。

但是「山坡上的家」卻不僅僅是美國東北部的健康中心，而且還是「世界上最大的衛生機構」，甚至有自己的鐵路支線。是什麼讓實行自然療法的醫院如此受歡迎，即使它遠在丹斯維爾市。也許是傑克遜博士的人格特質（據說令人印象深刻），或是提供的水質，又或是偌大的有機菜園。但也許只是療癒中心的成功治癒率帶來了人潮。不論是過去或現在，以營養為基礎的療法的確有效。

雖然現在的大環境，已與傑克遜和麥克法登時代的不同，人們不再蜂擁到大型健康中心進行療癒。不過，沒有什麼能阻止我們，讓家成為自己的個人健康療癒中心。您的日常生活中仍可以包含曾讓數千人遠赴丹斯維爾市的全食物飲食（粗食）法，和肯定生命運動的健康促進計劃。

註1：麥克法登的飲食主張，傳承了傑克森療癒中心的SDA飲食教條，即以傳授Seven Days Advantist耶穌復臨基督教會的先知懷・愛倫女士（Alan White）的上帝諭言中，以無奶、無蛋、無肉、無精製糖、無精製鹽、無精製油的自然粗食法，作為教會的飲食教導準則，當時的家樂氏醫師（Dr. Kellogg）也是SDA的教友，深受懷・愛倫的影響，而將全穀類早餐麥片（cereal）的概念商品化，行銷世界，SDA的飲食教導被近代醫學視為最古早，且有效的抗發炎低敏飲食，對慢性病的療癒與長壽養生有極大的意義。到了二〇〇三年，《國家地理雜誌》專題報導了SDA教友在世界各地的許多人瑞故事，目前台灣的台安醫院就是隸屬SDA教會旗下的醫療機構。

PART 2

針對一般常見健康問題的自然療癒守則

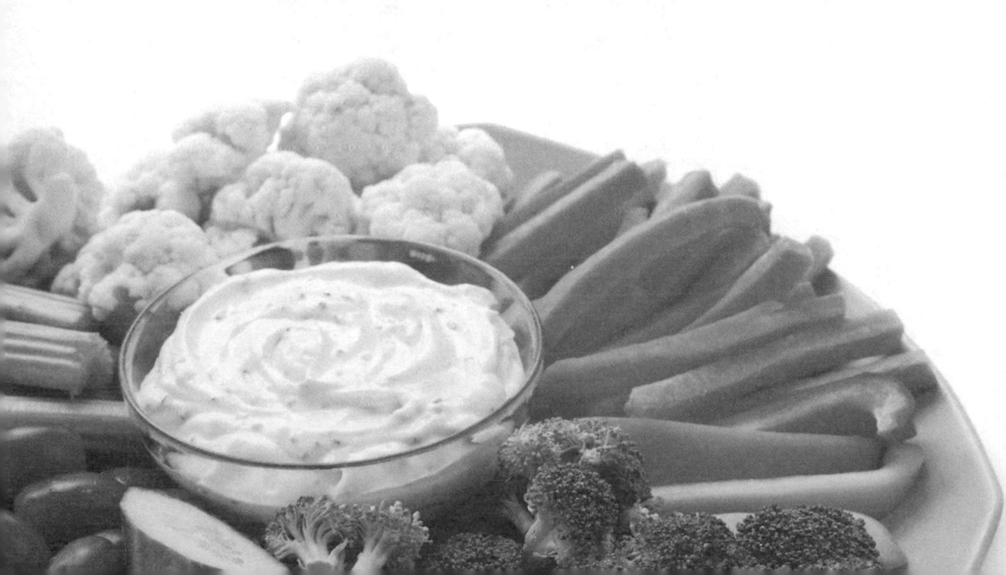

1 痤瘡（青春痘）

認清「面子」問題——如果世上存在任何安全有效的靈丹妙藥，可徹底治療痤瘡的話，您老早就會知道了。這明明是飲食問題，但製藥公司卻努力地想找出一套利潤豐厚的化學治療方式。他們一邊對大眾洗腦，一邊宣傳和銷售各種藥水和乳液。在有斑痕的臉上塗上一層厚厚的東西，這可是筆大生意。別忘了抗生素，許多青少年早早就接觸**四環黴素（tetracycline）**了。

他們試圖把責任推給細菌，才會提倡用抗生素來治療痤瘡。但每個人的臉上都有細菌，為何有些人痤瘡的情形就比較嚴重？我曾經聽一個牙科衛生專家說過，導致齲齒的細菌，其實只是一個盡責的腐食者罷了。她說，您所要做的就是認真刷牙並使用牙線，**不要把糧食供應給這些腐食者**就好。而我好奇的是，臉上細菌的食物來源是什麼？

我認為我們別無選擇，看看時下青少年的可怕飲食，其中錯誤的食物太多，而正確的食物太少。全穀類、豆類、水果和蔬菜太少，但是肉類、垃圾食物、速食、零食、汽水、糖以及化學添加劑的份量，卻遠遠超過我們的想像。

現代醫學方式並不認為，不良的飲食是導致面皰的基本常見問題。然而，維生素A及其衍生物有時被用來治療球狀痤瘡（globular acne），根據《默克診療手冊》（Merck Manua），表示**痤瘡與飲食是有某種程度上的關聯。雖然維生素A可有效治療痤瘡，但其所需的高劑量，可能導致病人維生素A中毒。讓孩子們吃蔬菜和喝蔬果汁較有意義也更安全。**蔬菜含有β-天然胡蘿蔔素，您不會過量攝取維生素A，需要時，身體變會將其轉化為維生素A。

皮膚有一項功能就是排泄廢物，雖然功用與結腸和腎臟不太一樣，但人體皮膚的面積如此大，應該更有意義。**當腎功能衰竭時，在腎臟停止運作的情況下，皮膚就會被要求排泄，通常在尿液排出的廢物。如果皮膚上出現銀白色的尿素晶體粉末（尿酸），就表示腎功能衰竭，已經危及生命了。**

但也有較輕度的皮膚排泄作用，吃下垃圾食物，就代表您的皮膚得超時工作來進行排泄。**治療痤瘡的第一件事就是全面檢視飲食型態，**這可能是大多數青少年從未被要求過的事情。

有些人寧可相信飲食不會影響痤瘡的形成，還有皮膚科醫師言之鑿鑿地宣稱，痤瘡與吃巧克力無關。我認為這是錯的，至少，糖果取代了飲食中的良好食物。甚至還有人認為，油膩的食物（如炸薯條）吃再多也不會影響皮膚狀況。但是，如果您吃下過多的薯條，即表示有益健康的蔬果會攝取不足。讓營養師和皮膚科醫師回答這個問題：油膩食物的正面價值到底是什麼？從青少年的飲食中移除過多的油脂將會是件好事。

我自己也曾是個十幾歲的男孩，而且當年的飲食內容也是典型的恐怖，所以，就算不像某些朋友那麼嚴重，我也會長青春痘。十七歲時，我的痤瘡狀況達到了顛峰，從當年的護照照片就可證明這點。接下來出國留學導致壓力更大，而包括嗜吃巧克力、糖、肉類和油膩食物的飲食習慣也在此時攀上新高，因此皮膚狀況更是雪上加霜。試了各種方法都沒有任何進展，最後，我改變了飲食內容，痤瘡竟然全好了。這也許是巧合，不過，我覺得這是有效的。我的驗證方法是：每次亂吃東西，我的皮膚就會再冒出青春痘。有個理論認為，**痤瘡是由於荷爾蒙導致皮膚油脂過多，阻塞毛孔造成的現象**，而這並未充分考慮為何某些青少年痤瘡相當嚴重，但其他人並不會的狀況，而且痤瘡也會發生在成年人，甚至中年人的身上。為何發病率與症狀的輕重程度會有所不同？我所認為的答案可能有點老派，就是這些問題都與人們的飲食息息相關。

對於皮疹、丘疹、水痘及其他身體會嘗試自行清除的皮膚疾病，自然療癒理論都可長期、有效地控制。您的身體會嘗試（而且必須嘗試）清除毒素、外來的化學物質以及各種垃圾食物的殘留。自然的食物有助於消除體內的廢物。如果您希望身體的自然清理程序有喘息的機會，那麼，您必須先停止將各式垃圾送入身體。

我知道已經有不少年輕人開始飲用新鮮的蔬果汁，而且每天輕鬆攝取兩次綜合維生素／礦物質補充品，皮膚問題便立即獲得改善。我敢打賭，任何一個年輕人只要成為只吃全食物的健康養身者，都可以在鏡子裡看到令人滿意的結果。

2 愛滋病（AIDS）

請問：大部分的愛滋病藥物研究計畫，和五角大廈花五百美元購買鐵鎚之間的區別是什麼（美國一則挪用公款的爭議性新聞）？答：對大眾而言，鐵鎚的價值還大於藥物。

截至目前為止，已經有大大小小各種愛滋病相關的研究和會議，但仍然沒有找到可治癒愛滋病的療法。而我們將繼續花費龐大的經費來尋找治療愛滋病的方法，我們在每個愛滋病患身上，所投注的金錢甚至比癌症還多，即使每年死於癌症的美國人超過愛滋病的十倍。癌症的相關研究目前也尚無定論，畢竟，您曾聽說過癌症有治療方法嗎？不過，看來錢並不是問題。在美國，愛滋病研究已經花費了幾十億美元，仍無法停止病患死亡。

如果病患的診斷結果是**「HIV 陽性」**（HIV：Human Immunodeficiency Virus，人體免疫缺損病毒），如同被宣判了死刑，這的確是讓人沮喪，就醫後仍希望渺茫。不過，並不是每個診斷出 HIV 陽性反應的人都會死於典型愛滋病（Full-Blown AIDS），有些患者可能只會演進為 **AIDS 相關綜合症**（ARC，AIDS related complex），甚至只是帶原者。有一半的 HIV 陽性患者在十年後仍未發病。為什麼？

也許是因為有些人有較強的免疫系統。在這種情況下，強化愛滋病患者的免疫系統的動作是有道理的。人體的天然防禦系統會被愛滋病病毒削弱，將極度需要補充營養。普通的飲食顯然不足以應付愛滋病，可能得研發濃縮的營養素。但是，到底有多少研究計畫受到資助，來研發大劑量的維生素對抗愛滋病？非常少。請自問：免疫系統較弱，真的是身體無法吸收對抗病毒藥物（antiretroviral）所引起？不是，但確實可能是身體無法得到需要的營養，所導致的狀況。

美國約翰霍普金斯大學（Johns Hopkins University）耗時七年，針對二八一名 HIV 陽性反應的男子所進行的研究發現：若患者服用維生素，之後發展成愛滋病的人數，僅僅是完全未攝取營養補充品的患者的一半。只要服用維生素，就可以減少百分之五十的愛滋病病例！真正的奇蹟是，所使用的劑量非常小：每天只要攝取七百一十五毫克的維生素C，並補充 RDA（每日營養素建議量）約五倍的維生素B群和β-胡蘿蔔素即可。看來，更大量（分子矯正）的維生素，肯定會挽救更多的生命。該研究小組下了如此地結論：「維生素C和B_1以及B_3（菸鹼酸）的總攝取量（從食物和補充品）最高水平，與顯著的降低愛滋病惡化率相關。」

拖了漫長的十一年之後，另一個低劑量維生素補充品的研究計畫，終於在二〇〇四年進行。美國哈佛大學（Harvard University）的研究亦發現，**維生素可減少百分之二十七的愛滋病死亡人數，並減緩百分之五十的愛滋病惡化率**。研究報告表示：「綜合維生素也產生了明顯較高的 $CD4^+$ 和 $CD8^+$ 細胞計數和明顯較低的病毒載量。綜合維生素補充品確實可延緩 HIV 疾病的惡化。」

顯然，HIV 愛滋病患的營養補充治療是非常值得做的。今天，全世界有超過四億的人罹患愛滋病。數十年來，未針對營養採取積極的補充治療，已導致多少人死亡？二〇〇四年七月，聯合國的 HIV/AIDS 聯合計劃估計，治療世界上最貧窮的愛滋病患者，所需要的金額將達到十二億美元。這個預測隱含了兩個假設：

1 愛滋病的蔓延將繼續幾乎不減。

2 治療工作將持續以醫藥為基礎。

然而，藥物治療在降低愛滋病的傳播或死亡率上明顯地無效。任何受限於僅使用醫藥的治療方法，將使愛滋病患者的治療前景堪憂。直到二〇〇四年，終於有研究證實，約翰霍普金斯大學在十幾年前的研究結果：即使是**非常溫和的營養補充品劑量**，

都可減緩或甚至有助於停止愛滋病繼續發展；大約有百分之五十左右的效果。如果任何一種藥物有此療效，它早就在各個媒體上大肆宣揚了。

加州的羅伯特・卡思卡特（Robert Cathcart）醫師以每天高達二十萬毫克的維生素C來治療愛滋病患者。他發現，若服用維生素C，即使是晚期的愛滋病患者，其壽命也會顯著地延長，而且相關症狀也會少得多了。說不定，大劑量的維生素C，也許可以治癒最近確診的HIV陽性的病例。

卡思卡特博士發現「**大劑量抗壞血酸（每二十四小時五十至二百克）可以抑制這種疾病的症狀，並能顯著降低繼發感染的傾向。根據持續的輔助型T細胞抑制的實驗證據看來，的確達到了臨床緩解的效果。**」他指出，愛滋病患者的身體通常需要極大劑量的維生素C，而服用抗壞血酸的上限，將視腸道容忍度而定。卡思卡特博士使用的是「安定抗壞血酸」混合物，由約百分之二十五緩衝抗壞血酸鈉（鈣、鎂、鉀抗壞血酸）和百分之七十五抗壞血酸的組合組成；至少每隔一小時，以少量的水溶解後服用。「最初的忍受量通常是每二十四小時四十至一百克。若要防止繼發性細菌和病毒感染，則所攝取的劑量可能需要每二十四小時超過一百克。」有時病患必須**靜脈注射抗壞血酸**，如此才能攝取足夠的抗壞血酸，以清除愛滋病感染所造成的自由基。

當營養補充理論在藥物失敗之處成功時，就對醫學和藥理學構成了巨大的威脅。

如果維生素的補充品劑量效果比藥物更好時，那將會對一再強調「您不需要維生素補充品，只要均衡飲食就好」的醫護專業人員造成衝擊。當維生素的效果優於藥物，藥物所衍生的龐大利益便岌岌可危。一磅純晶體粉狀維生素C的製造成本不到美金二十元，而每顆綜合維生素錠劑成本更只需幾美元。高劑量補充品遠**比專利處方藥物便宜，也更安全有效。他們肯定不能由製藥公司申請專利。沒有暴利的可能性！當然也就沒有興趣或投資這類的研究了。**

針對維多利亞大學（University of Victoria）哈羅德．福斯特（Harold Foster）教授所發表的硒（selenium）、半胱氨酸（Cysteine）、左旋麩醯胺酸（glutamine）和色氨酸（Tryptophan，八種必需胺基酸的一種）的愛滋病營養守則，醫學界不表認同，甚至不願進行大量的臨床試驗。福斯特博士留意到泰勒（E. W. Taylor）博士的研究工作，HIV可能與硒相關。然後，福斯特博士觀察到，若考慮到所有的非洲國家，將會發現塞內加爾的愛滋病發病率非常低，而在塞內加爾，土壤中的硒含量非常高。福斯特博士認為，若飲食中含有豐富的硒，應可防止由HIV引起的硒缺乏的致命狀況。他的書《究竟是什麼造成了愛滋病》（What Really Causes AIDS）中也完整描述了添加三種氨基酸的理由。

醫學界認為，讓HIV/AIDS患者攝取硒、半胱氨酸、左旋麩醯胺酸和色氨酸的療法（如果他們曾經考慮過）太過於簡單，不可能有效，因此，連試都不想試。在這方面，我認為醫學界真是一錯再錯。福斯特的治療方法已在非洲五個國家成功地完成了實地測試，這的確有迫切的需求。每一次的延誤，就有無數的愛滋病病患歷經痛苦和死亡，而這些都是可以避免的。對於那些已死於愛滋病的患者而言，我們當然來不及套用昨日的研究結果；同理，對於那些即將死於愛滋病的患者，未來的研究也是為時晚矣。

放眼現今的醫學界，只有一種療法是正道。即使目前所完成的營養相關研究（雖然量少），均已顯示其效果優於巨額資助的愛滋病醫學研究，病患仍被告知要排隊等待，並一起去嘗試昂貴的新藥物，同樣也被告知不要嘗試維生素療法。他們的腦袋都秀逗了。對於 HIV 陽性的個體（愛滋病病患亦同）而言，其必定是「窮途之策」，也許有朝一日，營養療法會被證明是許多 HIV 感染者的避風港。

3 焦慮和恐慌

當您感覺緊張和焦慮時，難道不會想好好地躲在安全的地方嗎？這是常見的反應，並不是最差的一個。沒有人知道有多少人身陷負面情緒的桎梏，因為可能會導致破壞性的行為，通常都應早在病發以前加以防治。數百萬人每天都在「**沉默而絕望的日子**」裡勉強生活，每年各醫療院所都會開出數以百萬計的精神科疾病處方。尋求家庭醫師協助的人中，有超過三分之二都是因為與壓力有關的疾病，每年至少耗費達一百億美元。

可以為這些人做的事其實很多，包括採用一些好的自然療法並定期減壓。當我在澳大利亞國立大學讀書時，我對功課感到非常焦慮（以及十八歲就離家一萬二千哩），這造成我身體上不明的疼痛。校醫做了適當的檢查，拿出了他的處方箋，並開始寫。我心想，應該是「處方：服用鎮定劑」之類的話吧。不過，並非如此。這位醫師寫了一本由安斯利．米爾斯（Ainslie Mears）博士撰寫的書名：《非藥物治療》（Relief without Drugs）。

醫師告訴我要放鬆，但我不喜歡這個建議。之後，醫師假設我不知道「如何」放鬆，所以他提供了一個參考讓我可以學習。他勸我試試看這個有教育意味、不使用藥物的新奇方法。這個方法真的有效，而我的疼痛也消失了。這是我第一次不在藥店取得處方上開的藥，而是在書店。

在附近的坎培拉醫院（Canberra Hospital）學習時，我學到了其他的減壓方法，如想像、自我催眠，以及向工作人員和諮詢精神科醫師尋求協助，以自動放鬆。許多我認識並且尊重的人開始練習「超覺靜坐」（Transcendental Meditation），而效果顯著。使用這些技術便可有效地解決您的焦慮。

色氨酸——營養療法也適用於焦慮和恐慌。**褪黑激素**可讓您有個良好的夜間睡眠品質，而**血清素**可讓白天免於焦慮。您不能命令別人放鬆，除非他們有這樣的生物化學機制。讓身體產生這些分子，總比使用藥物來得安全又便宜。

您提供產生這些分子所需要的原料，身體就可以好好休息。您的**肝臟會從必需氨基酸L-色氨酸合成褪黑激素和血清素**。您可以購買色氨酸來當作補充品，但它相當昂貴。這些加在老年人的液體食物以及所有的嬰兒配方奶粉中的元素，對生命而言，既安全又是維持生命所必需的元素，這樣的價格實在是不合理。

好消息是，您只需要在飲食中加入豆類、乳製品，特別是堅果中的**腰果**，就可以得到大量的色氨酸。高複合碳水化合物（主要是素食）將有助於您的大腦攝取所吃下的色氨酸。

維生素B_6——您的身體需要維生素B_6（吡哆醇）才能正確使用色氨酸。B_6缺乏症在美國很常見，這還是根據低得離譜的RDA所進行的測量標準！DRI（膳食營養素參考攝取量）小於二毫克。不幸的是，有些人竟然因為擔心攝取過量而拒絕補充。若單獨攝取大劑量的B_6，會產生暫時性的神經系統副作用，一般是每天攝取二千至五千毫克的B_6，就會出現四肢麻木或刺痛的症狀。這是非常大劑量的維生素B_6，曾經有人每天攝取五百毫克的低劑量B_6即出現副作用，但這些是非常罕見的案例。通常醫師針對**PMS**（經前症候群）所開的治療處方都是每天一百至五百毫克，所以每天幾百毫克的B_6是非常安全的劑量。高劑量B_6也許並不會出現副作用，而且，如果與整個B群一起攝取，就可以確保合理的營養平衡。（註1）

菸鹼酸——維生素B_3（菸鹼酸）在治療精神病上非常有效。若大蕭條時期時缺乏B_3的飲食能被導正，那麼美國南方的精神病房囚犯，大概就有一半能夠被釋放。**比一般飲食劑量稍大的B_3可作為天然的鎮靜劑，誘導身體放鬆或睡眠**。B_3不會使人上癮，價格又便宜，而且比任何醫藥產品安全，其用量將視情況而定。亞伯罕．賀弗（Abram Hoffer）為首位使用B_3的細胞正分子醫師，歷史可以追溯到一九五〇年代初期，他通常建議B_3的劑量至少要和維生素C一樣多。皮膚感覺溫暖，**而且出現臉紅或「潮紅」的感覺，就表示體內的B_3飽和了**；大多數人也會體驗到放鬆和輕鬆的感覺。與鎮靜劑藥品不同，B_3只是供給身體所需要的元素，從體內進行自然地療養。

卵磷脂——卵磷脂是含有大量**磷脂醯膽鹼**的食物補充品。您的身體能從卵磷脂製造**乙醯膽鹼**，這種神經傳導素（neurotransmitter）會在人體上產生美好的「**放鬆效應**」。卵磷脂佔了您**大腦淨重的三分之一**，針對這類主要由卵磷脂構成的器官補充卵磷脂，可以**大大幫助增強腦力**。

卵磷脂補充品是由大豆所製成。每湯匙（七點五克）卵磷脂顆粒含有一千七百毫克的**磷脂醯膽鹼**，常見的形式是卵磷脂膠囊。若要攝取一湯匙的卵磷脂劑量，您將須服用八至十二粒。因為每天三湯匙以上才是有效的補充品劑量（意味著您得吞下超多膠囊）。液體卵磷脂比較便宜一些，不過，液體卵磷脂的口味並不怎麼好。服用液體卵磷脂後，建議吃或喝些乳製品；一小口的起司就能完全蓋過它的味道。

卵磷脂顆粒可能是輕鬆獲得大量卵磷脂的最好方式，也最便宜。將顆粒倒入鳳梨汁或牛奶後迅速攪拌，您喝的時候，顆粒並不會溶解，而是懸浮在飲料中。卵磷脂顆粒也可與任何生冷食物搭配食用。如果您真的不喜歡卵磷脂的味道，加點冰淇淋試試。此外，拌入優格也是個不錯的方法。

鉻——鉻可以減輕或消除糖份所引起的情緒波動，甚至可以**控制想吃糖的渴望**。若成人缺少鉻（每日攝取量少於五十微克），十之八九都會出現不良影響。**二百至四百微克的鉻（分次服用）將可明顯改善細胞使用胰島素的能力**。多菸鹼酸鉻（chromium polynicotinate）或吡啶羧酸鉻（chromium picolinate）都是易於吸收的形式。

維生素B群複合物——**B群有助於調節血糖**。此外，您所消化的食物之代謝過程將與維生素B密不可分。若同時攝取B群，將特別安全和有效。不過，與其他B群裡的維生素相較之下，您的身體需要更多的 B_3（菸鹼酸的 RDA 是其他維生素 B 的二十倍）。因此，額外補充菸鹼酸是適當的。

飲食限制——少吃糖可以減輕焦慮症狀。如果您不知道這件事，這是因為您還沒有嘗試過。血糖在高低之間波動將會導致相對應的情緒波動。以複合碳水化合物來替代糖吧。對某些人而言，**巧克力或人工色素染色的糖果可能會觸發「腦過敏（Cerebral allergy）」的症狀。這種情況將會嚴重到，幾乎瀕臨精神病的狀況**。過敏症專科醫師，班傑明‧法因戈爾德（Benjamin Feingold）讓病患避免食用人工色素染色的食物後，發現他們馬上鎮定下來。

眾所周知，**咖啡因是**一種黃嘌呤化學興奮劑，**會引發焦慮反應**；對某些人所產生的反應可能是非常激烈的。**某些形式的老年癡呆症，實際上可能是咖啡因的過敏反應**。即使低劑量，仍可能會影響對咖啡因敏感的人。難以戒掉咖啡因嗎？試試攝取大量的維生素C吧！

以肉類為主的飲食，可能會導致在您體內的**血清素**含量急劇下降。另一方面，**碳水化合物則會幫助氨基酸L-色氨酸吸收進入大腦**。

水——有些人已經發現，多喝水可以減輕他們的焦慮。不妨試試？

順勢療法——人們使用如「烏頭」（Aconite，又名「附子」）、「阿拉伯咖啡」

（Coffea Cruda）和「磷化鉀」（Kali Phos）的療法來治療焦慮症狀已將近二百年。這些極稀有又自然的療法對人體非常安全，而且效果顯著。我建議您參考克拉克（J. H. Clarke）醫師《處方》（The Prescriber）書中的內容，這本書非常實用，簡明地解釋了這個療癒的方法，有助於您輕鬆選擇最適當的療法。順勢療法並不是處方藥。許多健康食品商店都可以取得所需的材料。我知道有些人會隨身攜帶一瓶**磷化鉀6X錠**，以防萬一；這是恐慌症發作時的急救良方。

草藥——您可以使用草藥（如洋甘菊和貓薄荷）來泡一壺舒緩身心的茶。當然，還有其他許多有用的焦慮療癒草藥，圖書館或網路都能提供許多相關資訊。

運動——運動可以減少焦慮。是因為您筋疲力盡而無暇擔心嗎？誰在乎呢？反正它有幫助。運動也有許多其他健康方面的益處，您的確應該多多嘗試。散步、游泳、伐木、適當的慢跑、舉重，或是隨便一種對您有效的運動。輕鬆地開始，並逐步加強份量，慢慢地讓自己真正鎮定下來。

註1：B_6被證實對過動兒、ADHD、ADD治療及緩解孕吐，皆有顯著之效果。

4 關節炎

幾十年來，醫療學說中，都幾乎沒有提到關節炎和營養之間的關連。

自然療癒倡導者認為，關節炎的病因是來自於不良的飲食。關節炎病患大多都是熟食暨肉食者，我們有動物的證據支持這個說法。弗朗西斯．帕騰格爾（Francis M. Pottenger）博士耗時數年，針對數百隻貓進行了一些營養實驗。他發現，如果以人類典型的熟食來餵貓，確實會發展出許多退化性疾病，包括關節炎。不過，特別有趣的是，帕騰格爾博士發現，只要拿新鮮的生食來餵養動物，就可以扭轉這個情況。

關節炎患者應該吃些什麼？我建議遵循下列守則：

- **主要採用生機飲食，大量的豆芽，並包含少量的發酵乳製品（如起司和優格）。**
- **每隔兩小時攝取一次菸鹼醯酸（Niacinamide，不會發生潮紅的B_3版本），每日可達數千毫克。**
- **維生素B_6，每天一百至三百毫克，最好攝取B群補充品，並分次服用。**
- **攝取維生素C達飽和的程度。**

維生素C——自一七五三年以來，缺乏維生素C的飲食，將導致壞血病是眾所周知的事。**壞血病的主要症狀之一是嚴重的關節問題，罹患壞血病的水手在甲板上行走時，就會聽見關節發出喀啦喀拉的聲音**。當時，沒有人認為飲食和關節紊亂症之間有任何關連。

關節炎（英文名稱為arthritis，其中arth代表關節，-itis則是發炎）係指關節發炎了，您可能會需要吃很多水果才能治癒它。不過，**大劑量的維生素C，已證實可以減少身體上所有形式的發炎症狀，關節也不例外**。您所需要的維生素C量就是治癒症狀所要的量。**您必須攝取足夠的C來消除症狀**，無論得吃多少量。

除了減輕發炎的症狀，維生素C也有助於形成**膠原蛋白**，這是蛋白質的「膠水」，可以把細胞聚合在一起。**膠原蛋白在結締組織中特別重要，以確保韌帶，軟骨，肌腱和關節本身的健康**。如果沒有足夠的維生素C，就無法適當地產生膠原蛋白，可能會導致關節畸形。

關鍵是要攝取足夠的劑量。研究發現，如果每天只攝取幾百毫克的維生素C，通常對關節炎而言好處並不大。至少需要數千毫克才能明顯改善臨床症狀。關節炎患者似乎需要更多的維生素C，來解決之前因攝取不足所造成的問題。

維生素B群——威廉考夫曼（William Kaufman）博士懷疑關節炎與飲食缺乏相

關，並採取行動來證實他的觀點。考夫曼博士的主要工具之一是（菸鹼酸，即維生素B_3）。他嘗試了每一個半小時服用二百五十毫克的菸鹼醯酸（另一種B_3的形式，不會發生溫暖的臉紅），一整天下來共服用十劑，即每天二千五百毫克。結果可明顯改善握力和關節的靈活性。

在一九七八年接受電台採訪時，考夫曼博士說：「我曾有一個病人，羅患非常嚴重的關節炎，我甚至沒法彎下他的胳膊肘來量血壓。他是我的第一批病人之一。我開了一星期份量的菸鹼醯酸，讓他分次服用，之後他的手臂就可以彎曲了。後來，我停掉了菸鹼醯酸，並給了他一批外觀類似的藥物（安慰劑）。結果，在一個星期內，他又回到之前關節僵硬的狀況了」。

不論劑量多少，您必須要分次服用菸鹼醯酸，如此一整天下來，血液中菸鹼醯酸的濃度才不會忽高忽低。對關節炎而言，頻繁地服用二百五十毫克劑量的菸鹼醯酸，將會比服用五百毫克，但次數較少的用法更有效。關節越僵硬，服用的次數就得越頻繁。嚴重的關節炎患者需要高達每天四千毫克的劑量，並分成十次服用。患者在一至三個月內就可以離開椅子或病床行走；三年的治療結束後，他們將完全不需要臥床，即使是老年患者也會有正向良好的回應。

考夫曼博士使用菸鹼醯酸加上維生素B群：硫胺素（B_1）、核黃素（B_2）、維生素（B_6）和泛酸，治療了將近一千名患者。他同時也給了病患大劑量的維生素，這一點也不令人驚訝。令人驚訝的是，他早在一九三五年即開始使用維生素成功地治療關節炎，而在一九三七年開始使用菸鹼醯酸。菸鹼醯酸（單獨或與其他維生素相結合），使考夫曼博士的研究中沒有出現不良的副作用。噁心就是菸鹼醯酸攝取到上限時所出現的症狀，您也許可以使用菸鹼酸來取代它（菸鹼酸可能會導致臉紅，但很少會引起噁心）。

一九八三年，德克薩斯州的約翰埃利斯（John M. Ellis）醫師出了一本關於維生素B6（吡哆醇）的書，書名為《免於疼痛》（Free of Pain）。埃利斯博士發現，B6可收縮關節襯裡的滑膜細胞，這有助於控制疼痛和恢復行動力。當單獨攝取非常大量的維生素B6可能會導致短暫的神經系統副作用，不過，每天服用約七十五至三百毫克相對溫和的劑量則非常安全。若單一維生素B若能與其餘B群維生素一起攝取，將會更安全。

5 行爲與學習障礙

從國小到博士班的各階段教育我都教過。這方面的經驗有助我了解，營養在教育過程中無可或缺的重要性。希望您從來沒有過，帶一整班缺乏維生素並吃糖與化學添加物長大的學生。不論學生的年齡多大，他們所受的毒害太深，以致於上課根本沒辦法專心。

現今學校裡許多（也許是大多數）所謂的「壞」學生，並非生來就頑劣不堪，只是營養失衡。學校的午餐計畫只試圖提供熱量，並填飽學生的肚子，但若可以只核准並資助無人工色素、香料、防腐劑與糖分添加物的菜色的話，那將會更好。如果每餐還能添加良好的複合維生素，與額外維生素C的話，幫助還會更大。大量的研究都證實，美國孩童所攝取到的多種維生素與礦物質，甚至還達不到最保守的RDA/DRI（每日營養素建議攝取量／每日參考攝取量）標準值。這無疑會影響其在校表現。

您知不知道？在美國如果沒有醫師的書面許可，孩子們不得在學校服用維生素錠劑？但是他們卻可以在教室或學校餐廳裡，餵孩子們吃各種垃圾食物。

人們有理由懷疑，注意力不集中伴隨過動症（ADHD）事實上是維生素缺乏症。

讓學童服用維生素補充劑來彌補其所缺乏的維生素，為什麼會這麼困難？不要告訴我，維生素太危險、太昂貴或是不便於學校施用。他們在各個學校給孩子們服用過動兒處方藥劑——**利他能（Ritalin）**，而這種藥具有許多禁忌症跟副作用。對於那些父母無力負擔的孩童，我們要想辦法給予安全的膳食補充品。這不是學校營養午餐計劃的本意嗎？

剔除垃圾食物還更為容易。學校可以輕易地避免人造化學食品出現於其菜單之中。父母親們可以前往學校視察一次來開開自己的眼界：參觀您當地公私立學校的廚房，然後瞧瞧食品供應商，送來的箱子上頭的標籤。其實學區只須製訂出一套標準，供應商們為了保住生意，就會馬上比照辦理。不如對您當地的教育委員會施加一點壓力，明令禁止學校供應的午餐參雜化學添加物如何？

去除食品化學添加劑並添加維生素補充劑，對孩童在校行為所帶來的好處是顯而易見的。許多孩子吃了無化學成分的食物後很快就好轉了。過敏專科醫師，班傑明·法因戈爾德（Benjamin Feingold）博士撰寫了《您的孩子為什麼會過動（Why Your Child is Hyperative）》一書來幫助家長們，藉由食物而非藥物來改善孩童的過動行為。它對很多人都有效，而且也比利他能來得安全。在一九九〇年時，逾**七十五萬名**美國學童在服用利他能藥物。不到十年，服用該藥物的孩童數已飆升超過**四百多萬**。小至六歲的孩童每天都在學校排隊服藥。與其讓他們排隊服藥，不如讓他們排隊服用維生素吧！

我們可以先從**維生素B_3（菸鹼酸或菸鹼醯胺）**開始。威廉・考夫曼（William Kaufman）醫學博士是這樣介紹菸鹼酸的效果的：「一位病人懷疑他所服用的維生素含有鎮靜劑的成分。他回憶說，在進行維生素治療前，他全身充滿能量與『衝勁』，覺得他自己是個非常有活力的人。」但他的病歷顯示，在菸鹼酸治療前，他有一種強迫性的急躁症，他工作時很粗心也很沒效率，但卻不停地忙碌著。進行維生素療法後，他變得不尋常地平靜，工作變得更有效率，而且已經沒有不斷逼迫自己工作的感覺了。如果可以說服這類病患持續進行菸鹼醯胺療法，總有一天他也能夠享受幸福的感覺，並了解過往自以為充沛的活力與能量，事實上竟是不正常的過度緊張感，而那樣過度的緊張與焦慮感，便是B_3菸鹼酸缺乏的徵象。

自然療癒與藥物治療非常不同的是：它比較安全。**美國食品和藥物管理局（FDA）將利他能（Methylphenidate，中樞神經興奮劑），與安非他命和古柯鹼列為同一類的藥物**。危險藥物並不適合孩童服用。首先必須考慮的應該是孩子們是否營養不完整。過動症並不是藥物缺乏所引起的，但的確可能是由營養缺乏所導致的。許多注意力不足過動症的症狀，都與B_3（菸鹼酸）缺乏的症狀十分類似。自然飲食不見得對每一個孩子都有效，但它還是能幫助數以千計的孩童。對每個人而言，這項嘗試都很安全。避免添加糖分和人工食品添加劑，是不會造成有害副作用的。營養良好的情況下是不鼓勵依賴藥物的。

我知道許許多多的案例，都是關於孩童們停止食用食品添加劑並開始服用維生素（特別是維生素C與維生素B群）之後，於兩周之內就能停止服用利他能或類似藥物的故事。搭配餐食分次服用一日份的維生素，是最為有效的使用方式。將一日份的維生素B群分成三份，就可以搭配三餐來服用了。費德瑞克．科林納（Frederick Klenner M.D）醫學博士建議，給比照孩子的歲數來給予以克為單位（一克即為一千毫克）的維生素C。我們發現一半的量，就足夠維持我們孩子的身體健康了；對八歲的孩子來說，那也就是一日四千毫克的劑量，分三餐或搭配零食服用。

當我離開一棟市區大樓的時候，有一個小女孩（至多六歲大）正牽著他媽媽的手走進來。我只聽到他們最後的談話內容，顯然是在討論她弟弟在附近商店內的問題行為。當她看著她的母親，女孩正經八百地說道，「我想他是吃太多糖了。」如果一個六歲的孩子都可以找出問題行為的原因，美國醫師和營養師們為什麼不行呢？自製甜點派對的口號總是，而且一直都是，糖和化學添加物並不會影響孩子的行為。這個嘛……事實上是會的。

6 雙極性情感疾病（躁鬱症）

罹患躁鬱症（雙極性情感疾病）多年的人，會發現以下這段陳述十分驚人：

「對二十四名受試者進行躁狂／抑鬱狀態評估，他們完成了兩組普遍認可的心理測試。每一名受試病患都服用了三克（三千毫克）的**維生素C發泡錠或安慰劑**。服用維生素C的組別為實驗組，該組病患的雙極狀態，在第一個小時內就減輕了，而在接下來的第二小時到第四小時之內，病情更是急遽下降。服用安慰劑的組別則沒有變化。」

在一小時內就改善了？再檢視一次上述的研究。首先，請注意到這個實驗的對照組，是服用安慰劑的組別，然後在注意一下維生素C服用的劑量。患者服用三千毫克的維生素C，不是五百毫克，也不是一杯柳橙汁。如果繼續重複使用相同劑量的維生素C，那麼病況也將持續改善。

這裡還有更多的好消息：如果您再加入大劑量維生素B_3（菸鹼酸）的話，結果還可以更好。**精神科醫師亞伯罕．賀弗（Abram Hoffer）五十年來已經以菸鹼酸與維生素C成功治癒了躁鬱症病患**。他寫道，「不久以前，有個人來找我，並跟我打招呼，好像他早就認識我一樣。」他告訴我，我許多年以前就已經見過他了。他看來很健康且穿戴整齊，那時他正在採買雜貨。他每天還在服用三克（三千毫克）的菸鹼酸，他覺得這樣很好。當我查看他的病歷資料時，上頭記錄說我第一次看見他時是在一家精神病醫院的重症病房。他幾年前因為濫用安非他命而被安排住進慢性精神病病房。他被他有妄想、幻聽和幻覺，還有偏執的想法、情緒波動，也常有過度激動的現象。他被診斷為雙極性情感疾病的患者。他喝很多酒，也使用毒品。我看過他以後，先給他每餐服用一千毫克的**菸鹼酸**，以及同樣劑量的**維生素C**。當我最後一次見到他時，他已經戒掉酒和毒品了。」

對另一位病患，亞伯罕・賀弗（Abram Hoffer）醫師還添加了維生素B群加礦物質。「一位女士，三十二歲，已被診斷為躁鬱症患者，並已間斷性地接受鋰鹽（lithium）治療十三年了。她有幻聽，並有妄想症，記憶力差，還有無法集中注意力的問題。」他首先讓她接受**無乳製品的飲食**，並服用**維生素C（抗壞血酸，每餐後服用一千毫克）**、**B_6（吡哆醇，每天二百五十毫克）**，**以及每日一次的維生素B群**。幾個月後，她恢復了健康。她在開始接受這項治療方案後約十天，就已經開始改善了。

另一種要考量的可能因素是咖啡因，人體對咖啡因的過敏反應，可能會導致病患被誤診為躁鬱症患者。一位女士寫信給我說：「自從我開始了解到咖啡因可能影響行為後，我的整個生活型態就改變了。我被診斷出患有躁鬱症，但藥物似乎沒有幫助。

我每天都想自殺。我隨時都準備好要立刻尖聲大笑或是放聲啜泣。」後來，她停止使用咖啡因，因此不再需要服用藥物了。從那時起，她沒有任何自殺的念頭，也沒有覺得腦袋不清醒或無法控制自己的時候了。她感覺自己變成了一個完全不同的人。

戒除咖啡因是有道理的，它不花費什麼成本，對所有似乎患有躁鬱症的患者來說，也都值得一試。我當然不是說，這可以解決所有的問題，但它可能是解決方案中一個重要的部分。

7 咖啡因成癮

咖啡因是美國的首選藥物。我在想假如您要依賴藥物的話，不妨就依賴咖啡因吧！咖啡因肯定比酒精、尼古丁或麻醉毒品來得好。成年人如果願意的話，可以選擇在他們的晨間咖啡盡情地飲用咖啡因——那是他們自己的事。但是有越來越多的孩童也在飲用同樣份量的咖啡因。「五分之一的一至二歲孩童在飲用碳酸飲料。這些幼兒每天喝了平均七盎司——將近一杯的飲料。」有人估計將近四分之三的六個月以上孩童經常使用咖啡因。咖啡因學名為甲基化黃嘌呤（Methylated Xanthine），是一種興奮劑藥物。對於兒童使用藥物，您的感覺如何？他們是看電視、學朋友，還是看著爸媽而養成的習慣？

首先假設咖啡因使用者都能有孩子的狀況下，因為攝取咖啡因的女性，比起避免攝食咖啡因的女性來得較難受孕。為了避免雷氏症候群（Reye's Syndrome）的風險，大多數的父母都會避免讓他們的孩子服用阿斯匹靈。但是**咖啡因，跟酒精一樣，都是公認可能造成胃潰瘍的原因。**所有的這些藥物，包括咖啡因，都會降低胃壁的強韌度。咖啡因也會干擾正常的血糖標準。

流產或產出體重過輕的嬰兒、心臟病發、血壓升高、良性乳房腫瘤、恐慌，以及學業成績低落等，都可能是由於慣性的咖啡因使用所造成的。長期攝取相當於一日七至十杯咖啡的咖啡因攝取量，會造成明顯的、甚至是永久性的心律不整症狀。醫學研究和常識都指出，戒除咖啡因是非常值得鼓勵的行為。

您如何戒除咖啡因而不會有戒斷性的頭痛發生？然後，如何抑制幾天後不斷想要去星巴克喝咖啡的衝動？

■ **維生素C可以減少咖啡因戒斷症狀，尤其是頭痛。**研究還顯示，維生素C可以減少對毒品的渴望，包括尼古丁，甚至是麻醉性毒品，如海洛因。我的建議是：**服用足量的維生素C直至症狀消失，不論該劑量為何。**雖然它通常要花費一兩個月才能戒得了攝取咖啡因的習慣，高抗毒劑量的維生素C可以大幅加速這個進程。

■ 行為修正：心理上要完全戒除攝取咖啡因的習慣，可以用一杯其他的健康飲品來替代晨間咖啡。波斯敦飲品（Postum，味道像咖啡的穀類飲品）、藥草茶、熱水加檸檬，或是熱蘋果汁都是很好的選擇。享受著咖啡文化、風俗習慣和涼爽的氣候，以及傾注並握著一杯煙霧繚繞的無咖啡因飲品在手中的舒適感受。即使是低咖啡因咖啡都是一個好的開始。

■「茶好不好呢？」您可能會問。是的，一般茶葉中都有咖啡因，大約是咖啡的一半。茶葉中還含有一些抗氧化劑，對您是有好處的。然而，水果和蔬菜中含有更大量也更多樣的抗氧化物，而且還沒有咖啡因。

人們常常會問哪個比較好，綠茶還是紅茶？您可能會對這個答案感到有點驚訝：兩種茶葉都是從同一種植物——茶樹，摘取下來的。不一樣的地方是綠茶的葉子沒有成熟（發酵），而紅茶有。未壓碎、未氧化的綠茶葉對您而言更加健康。但兩者自然都含有咖啡因。一杯五盎司（約一百四十二公克）的釀造茶約相當於十二盎司（約三百四十公克）含有咖啡因的飲品。

■ 由於咖啡因可能會「沖洗掉」**維生素C和維生素B群**，我想**維生素補充品對咖啡因攝食者，與試圖戒除咖啡因的人來說尤其重要**。廣大的美國民眾都是重度咖啡因使用者。甚至在減肥產品與高強度止痛劑中都有咖啡因。對於長期的咖啡因狂熱者，依照順勢療法使用小劑量的未烘培咖啡——Colfea Cruda 6X，或許也能幫您戒除。

記住，如果您「一定得」喝一杯晨間咖啡，那就是依賴。在戒除時如果出現如頭痛等等的身體症狀，那就是真的上癮了。這也包括了咖啡因。也許該是讓我們醒來，卻聞不到咖啡香的時候了。

8 癌症

罹患癌症的人常常不明原因就自動痊癒。有時被稱為「自發緩解（Spontaneous remission）」，這樣的事情每天都在發生。不知怎麼，身體就是能自己消滅癌症。不論我們做了什麼樣的事情，只要能有助於這樣的發展就都值得了。我們能夠幫助身體的方式之一，就是補充維生素與其他營養成分。

在治療癌症時，有幾種營養成分可以列入考量。其中**最有價值的一種就是維生素C，尤其是以靜脈注射的方式來使用**。其他數種營養成分與飲食方式，也證實能夠有效對抗癌症。現在這是一個您可能需要解僱您目前的醫師，並另請高明的狀況了。而我們還有很多方法可以嘗試。

維生素C——根據亞伯罕・賀弗（Abram Hoffer）醫師的說法：「**無論是經口服或靜脈注射高劑量的抗壞血酸，又或是兩者同時使用，都比只以化療或手術做為唯一的治療方式來得好多了。**」在以極高劑量進行靜脈注射時，**維生素C會殺死癌症細胞卻不會傷害健康正常的細胞。**

身體若要生成能將細胞黏合在一起的蛋白質「膠水」——膠原蛋白，維生素C是必不可少的物質。膠原蛋白能結合身體細胞，就像水泥把磚頭黏合成一道牆一樣。如果膠原蛋白豐足而強大，您的細胞就能緊密地連結在一起，**腫瘤就很難於其中散布開來**。所以強健的膠原蛋白能夠減緩，甚或阻止癌症擴散。腫瘤細胞會分泌出一種叫**透明質酸酶（hyaluronidase）**的物質，這會幫助它們侵蝕分解膠原蛋白，並擴散至身體其他部位。高濃度的維生素C能大幅促進膠原蛋白的生成。**如果癌細胞能藉著摧毀一個人的膠原蛋白而蔓延開來，那麼強化膠原蛋白，來對抗癌細胞的擴散便相當合理。**要做到這一點，抗癌鬥士們就必須要有極大量、有助膠原蛋白生成的物質。**癌症患者體內的維生素C濃度，通常都特別低**，所以他們的膠原蛋白一直都沒辦法阻止癌症擴散開來。定期服用高劑量的維生素C，不只不會有什麼損失，還會有很大的收穫。

在癌症治療中使用維生素C的另一個原因是，**維生素C有助於強化免疫系統**。如果我們希望身體能夠消滅癌細胞的話，讓免疫系統發揮最大功效便是一個重要的關鍵。然而，如放射線治療和化療等醫學治療，實際上卻會大幅削弱我們的免疫系統。因此，**我們其實有兩個理由需要藉由維生素C來強化免疫系統**。首先，大量的維生素C，往往使一個人更加能夠容忍大劑量的放射線治療與化療，醫學治療所帶來的副作用將大幅減少。維生素C也不會干擾化療的效果。其二，強化的免疫系統，一般來說只有助於病人抵禦疾病的侵害。

曾經，對英國的臨終病患來說，接受麻醉毒品（如：嗎啡）來舒緩疼痛並非不尋常的事情。蘇格蘭利文河谷醫院（Vale of Leven Hospital）所進行的維生素C研究，帶給受試病患的一個額外好處，就是**大幅減輕了身體的疼痛。每日接受靜脈注射十克的維生素C，大幅減緩了病患的疼痛，在停止麻醉藥品的使用後亦然。**

施用：以靜脈注射的方式，使用維生素C是最為有效的。維生素C也可口服，但不是最理想的方式。為了要接近點滴穩定的流量，一日口服次數必須相當頻繁。即使每半小時就口服一次維生素也不為過。每次的服用量，是一個人身體可以容忍而不會造成腹瀉的最大量。我們稱之為「腸道可耐受劑量。」**軟稀便**代表身體的維生素飽和狀態。要達到這樣的狀態，維生素C的每日攝取總量就必須要相當大才行。要記得口服方式並不如靜脈注射的方式來得有效率，必須要攝取更多才能達到效果。

口服維生素C必須透過消化道吸收，但其實有好一部分並沒有被吸收進去。一般來說，病人的病情越重，她可以吸收的維生素C就越多。最健康的人在不到二萬毫克（二十克）的每日服用量下，就會達到腸道可耐受劑量。這表示身體需要比較少一點的維生素C。一位癌症病患的免疫系統已遭受侵擾，因此身體能吸收高達一日十萬毫克（一百克）的維生素C，甚至還可能更多。那是很大量的維生素C，但那時病患的身體也就需要這麼大的份量。

服用大劑量維生素C時，持續性的服用是很重要的。我們必須要每天並經常性地服用才行。偶爾零星地服用過於小量的維生素，並不具什麼療癒價值。同一時間服用太多可能會導致假性的飽和腹瀉。大多數人在服用單劑量五千毫克或更多的維生素C時，會產生暫時性的腹瀉。然而，如果將一日劑量分次少量服用的話，**癌症患者能夠吸收的量，也許是上述劑量的二十倍**。必須強調的是，幾近腹瀉的維生素C劑量，即為治療標準，標準劑量因人而異。所有成功以維生素C治癒癌症的研究，都是使用高劑量的維生素C，劑量越高，結果就越好。

維生素C的爭論：曾參與治療一千二百名癌症病患的亞伯罕．賀弗（Abram Hoffer）博士，與其他醫師等人所公開的醫師報告都不斷顯示，**服用大量維生素C明顯延長了受試者的壽命**，且生活品質也大為提升。對癌症病患的家庭來說，我想不到比這個還來得更重要，且更令人振奮的消息了。

並不是每個人都同意這一點。某些政治勢力強大的醫療機構，已公開建議癌症患者，不要服用大劑量的維生素C。不論是哪位醫師，否定一個可能對其病患的病情有利的療法是不道德的。儘管如此，醫師曾經建議病患，嘗試以大劑量維生素C來治療的例子還是很少見。

貶抑維生素C通常基於三個不正確的理由：

1 維生素C對治療癌症無效。

2 維生素C會干擾傳統癌症療法。

3 維生素C本身對癌症病患有害。

讓我們來澄清一下這些爭議。

有許多對照研究顯示，維生素C本身即能有效抗癌。劑量決定了療效。最為成功的一些早期研究是在日本進行的，研究者使用一天超過三萬毫克的維生素C。較為近代的細胞分子矯正（大劑量維生素）醫師，如休．賴爾登（Hugh D. Riordan）醫學博士，所發表的臨床報告顯示，更高劑量的維生素C效果甚至更好。**賴爾登博士已發現，每日靜脈注射十萬毫克的維生素C，確實能夠殺死癌細胞而不傷害健康的人體細胞。試管內高濃度的維生素C對癌症細胞具有致毒性。以靜脈注射維生素C，也更能有效地（也更安全地），達到傳統化療藥物的選擇性致毒性機制**（註1）。

口服高劑量維生素C能減少化療、手術與放射線治療的副作用。**接受強力營養治療方案的病患，在化療期間比較不會感到噁心，往往也較少或是根本不會掉髮**。接受放射線治療後的疼痛與腫脹也會減少。他們手術後的復元速度更快，也不會產生併發症。以維生素C緩解副作用，意味著腫瘤科醫師，可以對服用維生素的病患，施以足量的傳統化療，而不再需要降低劑量來避免病患完全放棄治療。顯然，足量化療比減量化療更能有效對抗癌症。而在放射線治療方面也會產生類似的好處。因此，維生素C不但完全無損傳統癌症治療，還對其做出了最積極的貢獻。

即使在極高劑量下，維生素C仍然是一個異常安全的物質。七十年來無數的研究都不斷重複證實了這一點。**維生素C可作為一種抗氧化劑、膠原蛋白建造輔酶，與免疫系統強化劑，因此對癌症病患非常重要**。然而，癌症患者的血液檢測都不約而同地顯示，他們血液中的維生素含量卻異常地低。有罹患維生素缺乏症的危險。

維生素A（以胡蘿蔔素的型態）——高劑量的**維生素A**，已證實能有效對抗若干形式的**癌症**。當長期服用大量的維生素A，脂溶性的維生素A具有潛在毒性，因此維生素A療法的接受度可能較低。然而，維生素A的前身——**胡蘿蔔素或類胡蘿蔔素**，無論療程長短與使用劑量多寡，都是完全無毒的。即使是攝食極大量的胡蘿蔔素，唯一的副作用也只是，無害的胡蘿蔔色素沉著現象，或橙黃色的皮膚。只有在需要的時候，人體才會將β-胡蘿蔔素轉換成維生素A，且胡蘿蔔素或許比油脂型態的維生素

A還更能有效對抗癌症。

胡蘿蔔素的有效劑量可能超過一日五十萬IU（國際單位），而我們可以從八到十杯的新鮮蘿蔔汁中攝取到這樣的份量。這樣的天然來源，能確保我們攝取到許多不同形式的胡蘿蔔素。添加一點番茄到新鮮蘿蔔汁中，還能提供我們另一種類胡蘿蔔素——茄紅素。比起新鮮胡蘿蔔汁，人工合成的β-胡蘿蔔素膠囊就沒有什麼價值了。

「大多數人都聽過β-胡蘿蔔素，但這只是眾多類胡蘿蔔素中的一種，類胡蘿蔔素存在於有色蔬果中，如胡蘿蔔、甜菜、番茄和綠色蔬菜中。」賀弗（Abram Hoffer）博士說到：「**有強大的證據顯示，這些食物中發現的混合類胡蘿蔔素，會降低癌症的發病率。**」但對於純β-胡蘿蔔素的功效還存在著問號。此議題仍然有著激烈的辯論。但比起β-胡蘿蔔素，我還比較喜歡胡蘿蔔汁。

維生素E——維生素E是抗氧化劑，也是自由基清道夫，它似乎能有助於防止癌症造成的細胞損傷。它也是一種無已知毒性的脂溶性維生素。普遍採用的是八百IU與一千二百IU的劑量。賀弗（Abram Hoffer）**博士偏好為癌症病患施用水溶性的維生素E，學名為D-α-生育酚琥珀酸酯（D-α tocopherol succinate）。「在試管實驗中，此一水溶性的形式，在控制癌症細胞生長方面的功效最大。」**

硒——在美國，土壤中含有此一微量礦物質的地區居民罹患癌症的比例，顯然比其他地區的居民來得低。研究顯示，**硒與維生素E協同作用**，在保護身體細胞的同時，也**能減緩腫瘤的生長**。「我一日服用三次二百微克（共計六百微克）的硒」，賀弗（Abram Hoffer）博士說道。「我認為，人們嚴重誇大了硒的毒性。我有一個病人，他長了一個嚴重的淋巴瘤。他動過手術，但它又長回來。他也接受過放射線治療，它還是復發。醫師宣告他只剩三個月可活。我一開始讓他服用每日六百微克的硒。跟許多患者一樣，他認為如果六百微克對他病情有幫助的話，那服用越多應該會越好。他回來找我的時候說，他每天都服用一日二毫克或二千微克的量。我開始有點擔心了，建議他把劑量減到一千微克。不管怎樣，他已經復元了，而且到現在已經活七年了。」

對身體健康的人而言，硒的正常服用量一般是每天一百微克到二百微克之間。賀弗（Abram Hoffer）博士所使用的高劑量是在醫師的監控下，特別針對癌症病患所開立的處方。

菸鹼酸（維生素B_3）——「已經有七場國際研討會，在探討關於菸鹼酸與癌症間的議題，」賀弗（Abram Hoffer）博士寫道。「**這種維生素是修復DNA分子的酵素系統內含的必要成分。單劑劑量範圍介於一百毫克到一千毫克之間，每日三次（總計每天三千毫克）。一些研究發現，頭部與頸部癌症對放射性療法的回應率為百分之十，但當給予大劑量菸鹼酸時，回應率便上升到百分之八十。**」

葉酸（葉酸鹽）——「許多研究發現，這個重要的維生素對**子宮頸癌**和**肺癌**具有抗癌特性。」賀弗（Abram Hoffer）博士說道。「每日劑量範圍是從一毫克到三十毫克之間。一般人只能在醫師的處方下使用（上述範圍的劑量）。」

輔酶Q10——「卡爾．佛克斯（Karl Folkers）博士發現了這種物質，它又叫做『泛醌』（ubiquinone），」賀弗（Abram Hoffer）博士說道。「在他漫長而傑出的職業生涯末期，他很遺憾沒有把這項物質稱為維生素。它是一種很奇特的維生素，**因為年輕人可以將側鏈長度較短的Q6或Q8等輔酶合成足夠的Q10，但老年人與病人卻無法自給自足**。因此，自生命後期開始或是當人生病了以後，它就成為一種維生素。」一些臨床研究顯示，**大劑量的輔酶Q10具有抗癌特性，特別是對乳癌**。輔酶Q10價格昂貴，但非處方藥。治療劑量介於一日三百至六百毫克之間。

鈣與鎂——目前已發現這兩種礦物質有助於治療腸癌病患。成年人每天應自其食物與補充品中攝取一千至一千五百毫克的鈣，而鎂的攝取量也應為上述劑量的一半。

賀弗（Abram Hoffer）博士說：「**當人病得越嚴重，就越需要足量的營養素，來支援身體修復機制正常運行。**」一旦診斷為有癌症之嫌或確診為癌症，就應立即會同其他腫瘤科醫師，與癌症專家，所建議之療法開始進行治療。他預計有朝一日所有癌症專家，都會使用這些細胞分子矯正醫學的技術。當接受化療或放療時，更應配合使用營養補充品，因為這樣可以減少病患所承受的化療副作用，也會縮短復元的時間。

賀弗（Abram Hoffer）博士敘述他與癌症病患工作的經驗：「我不會干擾腫瘤科醫師，對癌症病患進行的治療工作。」我試圖改善他們整體的健康狀況，提升他們的免疫系統，直到他們更能成功地對付他們的腫瘤為止。我會做的第一件事是先創造一點希望。我認為癌症診所的許多醫師了解擁有希望的絕對重要性。

「**然後我會建議我的病人應攝取到的營養素。**」我嘗試做的第一件事是就是**大量減少他們的脂肪量**。我嘗試把它降到低於百分之三十的熱量，可能的話，直至百分之二十或百分之十。我發現，在我們的文化中，要做到這一點最簡單的辦法就是，完全戒除所有的乳製品。如果您戒除了所有的乳製品與所有肥肉，要在這樣的飲食中攝取到過量脂肪是相當困難的。所以，我安排這些病患全都接受無乳製品的飲食計劃。我讓他們減量攝取，而不完全戒除肉和魚等食物，然後我請他們盡可能增加蔬菜的攝取量，特別是非加工的天然食材。我認為這是一個良好且合理的飲食習慣，對大多數人來說應該不會太難執行。花了一段時間講解他們應該吃哪些食物後，我便開始談論營養素。第一個當然就是維生素C了。我深信**維生素C是任何人能給予癌症病患最為重要的單一營養素**。

這個飲食計劃的優點是什麼呢？嗯，首先，可以延長壽命。我們已能延長其壽命五點七個月到將近一百個月，這樣的成績十分可觀，且半數病患至今仍然在世。我們已經大幅減少了病患的痛苦與焦慮，甚至也包括了那些正在死亡線上掙扎的患者們。我們沒有最終的答案，但我們至少有部分的答案。利用如維生素C與B_3等等營養素來增加化療的效力，營養素的補充能夠提升化療對腫瘤的殺傷作用，並減少其對正常組織所產生的毒性。在放射線治療方面也顯示了有同樣的效果。

我的結論是，今日對癌症的最佳治療方式，是綜合現代醫學所能提供最好的方法，即**結合手術、放療、化療，並搭配細胞分子矯正醫師所能提供的最佳處方——也就是營養、營養素，以及希望**。

葛森癌症療法——由已故的麥克斯．葛森（Max Gerson）所發展出的葛森飲食規則，以身體整體（尤其是**肝臟**）的排毒與營養修復為努力的方向。「葛森（Max Gerson）博士發現所有癌症病患的根本問題就是，**毒素過多與營養缺乏**。」葛森博士的女兒，夏洛特（Charlotte）說道：「他發現其療法的重要特徵之一，就是每小時皆須飲用新鮮蔬菜汁。這些蔬菜汁能提供充足的營養素與液體，能幫助**清洗腎臟**，促進排泄功能。當高濃度的營養素重新進入組織細胞中，多年累積的毒素就被迫流入血液之中。接著，**肝臟**就會過濾並排放出這些毒素。持續不斷地釋放毒素，很容易讓肝臟不堪負荷。葛森（Max Gerson）博士發現，讓大腸吸收到咖啡中的**咖啡因**，**就能夠幫助肝臟進行排毒的工作。咖啡因會刺激肝臟／膽管擴張，將毒素釋放到腸道中排泄掉。**」

年過八十的夏洛特・葛森（Charlotte Gerson 女士）的一生都奉獻在癌症療癒事業上，先是在協助其父工作時埋首學習，其後則專注於教育世人其父所研發的療癒之道。我曾親眼目睹，葛森療法對癌症末期重症患者所做出的貢獻。我曾接受安排，前往協助一兩個知名的末期重症病患。其中一名病人是一位體壇名將。他被宣告只剩幾個月的壽命，為此他倍感沮喪，因為他當時不過才五十多歲而已。他罹患的是無法手術，也無藥可醫的癌症轉移，他想知道他最好的機會會是什麼。我告訴他——葛森療法。他執行了，雖然不完整，但充滿著熱情。於是，他的壽命比他先前所預期的還長了許多。但真正令我印象深刻的是他生命能量的提升：接受這個療法之後，他原本疲弱的身軀竟然立刻充滿了活力。他的壽命超出預期太多了，以致於連之前知道他罹患癌症的人，都忘記了他還在生病這件事。

我也曾在一位宣稱是無藥可醫的肝癌病患身上，見過類似的成功療癒經驗。病患是一位傑出的紐約商人。他按照葛森療法做了許多努力，雖然沒有完整執行整個療法，但後來還是能夠與家人四處環遊世界。他的壽命比預期的還長了幾年，所有看見他的人都證實了，他那幾年活得相當有品質。光看這兩個病人的經歷，葛森療法的批評者可能會想，如果沒有完全而明確地治癒疾患，那根本沒什麼可以拿來自誇的，光批評而無解決方案是沒有建設性的。這兩個病患的家屬會告訴您，**努力壓榨蔬菜汁，而能換來患者所延長的那幾年壽命，以及其所提升的生活品質**，是相當值得的。

數十年來，癌症療法與研究幾乎完全受限於手術切割、放射治療與化療藥物的使用。無數的金錢花費在研究以上各種治療方法，但就是沒有花費在營養療法的研究上。當葛森博士致力於了解為何病患得以存活，以及要如何努力才能確保病患存活時，他就知道自己勢必會遭到排擠。葛森療法之所以不為您的腫瘤科醫師所採用，一直都是由於醫界的輕蔑譏嘲，而不是因為科學的證明。該療法的惡名昭著的咖啡灌腸（別擔心：使用的咖啡溫度為人體體溫），至少提供重症病患兩個切身利益：緩解疼痛與排毒。葛森豐富的醫療經驗告訴他，這兩個目標確實都能達到。遵循葛森原則的病患和醫師們也都已親眼證實，他確實所言不虛。

「我很清楚葛森療法，我相信它有許多優點，」賀弗（Abram Hoffer）博士說道。「對於此療法一直得不到應有的重視與深入研究，我也感到相當沮喪，我認為它過往的紀錄十分良好。」

蔬菜汁如果有不好的一面，我也還未曾聽聞。我遇過對蔬菜汁療法最嚴重的羞辱是說，雖然蔬菜汁對人體無害，但並不具任何特殊的抗癌特性。但我們現在知道，蔬菜有助於預防和抑制癌症。番茄富含茄紅素，已證實能有效對抗前列腺癌。橙色和綠色蔬菜是極佳的胡蘿蔔素食物來源。球花甘藍、花椰菜，羽衣甘藍、球芽甘藍和包心菜等十字花科蔬菜的**蘿蔔硫素（Sulforaphane）含量極高，都是對抗癌症**的重量級選手。蔬菜汁內含完整植物細胞的細胞質成分，但卻沒有多餘而難吃，且不易消化的纖維細胞壁。將蔬菜榨汁有兩個主要目的，一個是增加蔬菜的食用量，其二是對病患來說，菜汁比較容易消化吸收。飲用蔬菜汁是有益的，而葛森也是正確的。（註2）

葛森療法是屬於勞力密集型的治療，至少需要十八個月才能完成。而且不一定要住院。葛森博士的醫療成效卓著，即使是在治療那些被診斷為罹患絕症的病人們也是一樣。您可能會認為，倘若醫師排拒一個經證實有效，且很有可能對病患有益的營養方案，那麼他將很難自圓其說，然而事實上到目前為止，大多數的腫瘤科醫師，依然把此療法視為極端的非主流醫學。

當查爾斯王子於二〇〇四年六月說出以下這段話後，隨即遭受英國醫師們嚴厲的批評：「我知道有個被告知罹患末期癌症的病患，醫師說她再化療下去一定會活不了，因此她轉向葛森療法求助；令人高興的是，七年後的今天，她還是活得好好的。因此非常重要的是，我們應該進一步探究這些療法的有益特質，而非一味地摒棄過往的經驗。」

葛森治療方案中有一部分不斷受到爭議但卻至關重要，那就是它以咖啡進行灌腸的肝臟解毒法。但此方案的核心重點還是基於**大量蔬菜、低鹽飲食、蔬菜榨汁、補充鉀、碘、消化酵素、小牛肝臟萃取物、維生素B_3（菸鹼酸）、甲狀腺劑（處方用藥）等營養補充品，以及注射維生素B_{12}等營養修復工程**。可以肯定的是，這是一個很大的工程。根據我與重症患者及其家屬的工作經驗，不管醫師所叮囑的內容有多重要，這些家屬很容易被這些囑咐弄得暈頭轉向。居家治療時，葛森療法需要家人們共同的合作與用心的參與。

我們經常要提醒大家，葛森療法並不是只專門用於癌症的治療。葛森博士視之為一種新陳代謝療法，一種能夠淨化人體，並強化人體自癒力的治療方式。無怪乎不管是偏頭痛或是狼瘡等等各種疾病，葛森療法都能有效治療了。超過六十年的經驗證實，即便最嚴重、最絕望的癌症病患，都能藉由葛森療法，顯著提升其生活品質並延長壽命。已經有許多人藉由葛森療法完全治癒了自身的疾病。

癌症的傳統醫療模式，都著重於如何以化學藥物或放射線，進入人體來消滅癌細胞。將來，這種偏頗做法很可能會逐漸被修正成：試圖讓病人自己身體的免疫力來殺死癌細胞。要達成這樣的任務，一個營養充足的身體機會最大。在癌症危機期間，人體必須藉由大量蔬食，與適當補充高單位的營養素，來提升免疫系統。此外，**以靜脈注射極高劑量的維生素C來殺死癌細胞**，很可能是未來的新式化療法。**而只要能找到受過細胞分子矯正訓練的醫師，願意配合執行，我們現在就能這麼做。我們無法確定生命能被延長多少年，但生活品質與活力是可以確保的，其實對於不生病的人來說，何嘗也不是如此呢！**

註1：意指對某些微生物具毒性，但對其宿主的健康細胞無害。

註2：葛森療法以近似中醫「去邪扶正」的概念，以首重肝臟解毒（去邪）與營養修復（扶正）為其療法之主體，中醫亦有「腎水不足，肝火旺」的概念。葛森療法以蔬菜汁清洗腎臟（利腎水），並以咖啡灌腸執行肝膽排毒（降肝火），與中醫的概念不謀而合。

9 心血管疾病

在美國，心血管疾病到目前為止仍是男性與女性的頭號殺手。然而，大多數心血管疾病都是可以預防的。而這也使得它成為您可信心滿滿，拒絕庸醫的絕佳機會，因為許多心臟與循環系統疾病，都可以藉由營養療法加以控制甚至逆轉。由於此主題所延伸的相關細節，內容龐大，實非本書所能容納，在此僅就一般個人，可立即上手的心血管疾病自然療法運用重點加以介紹。

1 **不過量攝取脂肪：**這點您早已明白；近素食的飲食型態，是避免過量攝取脂肪最簡單，也最便宜的方式。

2 **不抽菸：**這個您也知道，但您有這樣做嗎？關於戒菸習慣的方法，請參閱本書菸癮相關章節。

3 **減掉多餘的體重：**關於符合實際且天然需求的建議，請參閱本書體重過剩相關章節。

4 **多運動：**適度的運動使心臟強健、血管順暢並且擁有健康血壓。嘗試散步或利用健身影片。如果情況許可，與朋友或家中成員一同運動。

以上四種方法到底有什麼好處？美國心臟協會說，只要大眾吃得更健康再加上運動，就可以使心臟病的死亡人數減少三分之一。香菸每年造成四十萬名美國人死亡；只要不抽菸，心血管疾病的死亡率就會遽降。補充營養素並在飲食中刪除肉類，那麼死亡率會下降得更加明顯。對於大多數慢性病的成因，社會上或許還存在不同意見，唯獨心血管疾病完全沒有科學上的爭議——**抽菸、飲食習慣不良，以及抗拒運動都是破壞我們心臟及血管的原因。**

對於心血管疾病的治療方法，大家卻沒有這麼多共識——因為**動脈中藏著錢脈**；外科醫師能藉由開心手術，躋身百萬富翁之列，我們就不難預期，他們會忽視具有價格競爭性又有療效的營養素。畢竟採取補足維生素及近素食的飲食型態，是比執行心臟繞道手術更安全且低廉的。我常常百思不得其解，何以移植幾英寸冠狀動脈血管，能稱得上是一種治療方法？除非病人改變自己的飲食習慣與生活方式，難道移植過後的血管，不會跟之前一樣，再次遭到阻塞嗎？而且如果您遲早要改變自己的飲食習慣來避免這一點，為甚麼還需要手術強力介入呢？從同一位繞道手術病患，有時需要不只一次進行血管移植的事實看來，有些患者根本沒搞清楚疾病的禍首為何。

而應有的健康觀念的確是病人的福音：另類療法有效且已臻至成熟境界。迪恩·歐尼斯（Dean Ornish）醫師發明的減壓及素食飲食計劃，已證實可以不藉助手術減少動脈堵塞。卵磷脂與其他補充品用於心血管疾病的治療已歷經數十年考驗，而且**高劑量維生素E在這方面的成效，在經歷了七十年的辯證之後依然屹立不搖。**

10 動脈粥樣硬化

動脈粥樣硬化（Atherosclerosis）或「血管硬化」是導致大多數心血管疾病的原始病症。窄化的血管妨礙正常的血液循環、促使血壓升高，且更容易附著游離的凝血塊，並可能導致緩慢惡化或立即死亡。解決之道不是手術或藥物，而是營養。

大豆卵磷脂——每日服用二至四大匙（十五克至三十克）。卵磷脂是一種有助於乳化動脈內脂肪沉積的脂肪乳化劑（Lipotrophic）。它既可預防又可逆轉動脈粥樣硬

化。攝取脂肪看似兩難，因為吃下過多的脂肪，會造成身體與血管的負擔，但必需脂肪酸（Ω3與Ω6）過少又會造成心臟問題。事實上，除了必需脂肪酸之外，您的身體不需要吃進任何脂肪。除了增添風味與口感，膳食脂肪唯一的作用是提供必需脂肪酸、Ω3與Ω6。**脂肪酸是支援心臟最有效的能量來源。**卵磷脂中含有足夠的Ω6以及一些Ω3（註1）。有益心臟健康的Ω3可攝取自魚油，或亞麻仁籽油、核桃中獲得。這就是也吃一些魚類的近素食型態，之所以是維護健康最佳飲食方式的原因。要擁有健康的心血管，魚油、亞麻仁籽油（Ω3來源）與卵磷脂（膽鹼來源）是極為重要的。

每大匙卵磷脂顆粒（七點五克）約含有一千七百毫克的膽鹼（Choline）、一千毫克的肌醇（Inositol），以及二千二百毫克左右的必需脂肪酸。這些寶貴的物質在我們的日常飲食型態中往往攝取不足。

卵磷脂口味並不怎麼好，這就是卵磷脂膠囊大受歡迎的原因。這樣做固然方便，但也相對昂貴。為了吃進一大匙份量的卵磷脂，您必須服用八至十二粒膠囊才辦得到。因為有效的補充品量是每日最少三大匙，於是要吞服的膠囊數量就為數可觀了。比較便宜的是液體卵磷脂。液體磷脂的口味必須先經過調整才好入口，比較容易的方式是在一匙卵磷脂外包覆一層牛奶或糖蜜。在服用液體卵磷脂後，緊接著再追加一口乳製品或糖蜜調和口味。

最便宜的方式是，在健康食品商店購買卵磷脂顆粒。或許輕鬆服用大量卵磷脂的最佳方式，是將顆粒迅速攪拌進果汁或豆奶中。就我個人而言，豆奶蓋住味道的效果最好，但鳳梨汁效果也不錯。卵磷脂顆粒不會溶解，但也不會在喝的時候漂浮在液面上。它們也可以灑在冷盤上作為提味的材料。補充品形式的卵磷脂，全都是由大豆製成的。還有一種非大豆來源的卵磷脂替代品（但功效不顯著），就是蛋黃。一般來說，只有吃下略微煮過的蛋黃（如半熟水煮蛋），才能獲得最大效益。

飲食——少吃糖。即使您平時幾乎不吃膽固醇食物，身體仍會製造出膽固醇。糖會使您的身體製造過多的膽固醇，**糖也會提高體內胰島素濃度與三酸甘油酯**。也要儘量少吃肉類，因為即便是瘦肉也含有脂肪與膽固醇。從長遠來看，高蛋白飲食並不健康。

在日常飲食中加入更多纖維。雖然庸醫們還沒搞清楚，高纖飲食減少心血管疾病的原因，但我們不用管原因，有效的事直接做就是了。儘可能多吃一些小麥胚芽與啤酒酵母或B群強化酵母。小麥胚芽的鎂與維生素E含量，遠遠高出一般食物來源（註2），而**B群強化酵母**則富含**鉻與維生素**B_{12}。

額外的營養素——攝取更多的菸鹼酸（維生素B_3），每天服用一千至三千毫克劑量。以菸鹼酸療法降低膽固醇的發起人之一亞伯罕．賀弗（Abram Hoffer）醫師，對一般菸鹼酸之間的差異所作說明如下：「**菸鹼酸可以降低膽固醇，提升高密度脂蛋白（HDL）膽固醇濃度，並減少心臟病的發生，但初次服用會造成潮紅現象。潮紅反應會隨時間消退**，而且大多數使用者的症狀會在幾週內消失或變得十分輕微。菸鹼醯胺對血脂肪（血脂）沒有影響，也沒有血管擴張劑的作用。第三種形式是肌醇菸酸酯（inositol hexaniacinate），雖然效力不似純菸鹼酸，但它可以降低膽固醇，又不引起潮紅這類副作用。」

每天攝取二百至四百微克的鉻；這種礦物質有助於維持血糖（因此胰島素也得到控制）濃度穩定。除此每日尚需增加攝取鎂三百至六百毫克。這一劑量包括日常飲食中所攝取的鎂，所以若您吃下大量蔬菜以及仔細咀嚼過的堅果，補充品需要的量就可減少。檸檬酸鎂是鎂的最佳吸收形式之一；市面上較常見的氧化鎂也是可接受的補充品。

服用輔酶Q10，這是一種像維生素的物質，**絕對是任何心臟疾病的緊急處方**。它並不便宜，但每天三百至六百毫克可以挽救性命。同時每天配合服用四百至八百IU（可能還要更多）的天然維生素E（D-α-生育酚加上天然混合生育酚）。

攝取更多的**離胺酸（Lysine）**每天二千至六千毫克。離胺酸可以從補充品攝取，但它也可以自魚、蛋、乳製品與馬鈴薯中獲得。最好的來源是豆類（四季豆、豌豆、扁豆等）；把它們當作一日中兩餐的主菜，您不需額外花費補充，就能輕易吃到足夠的離胺酸。

攝取更多的維生素C，劑量為每日數千毫克。補充維生素C可阻止造成動脈栓塞的脂蛋白（Lipoprotein）堆積，以預防動脈粥樣硬化。然而，維生素C在預防與逆轉動脈粥樣硬化上的功用，並不是新聞。數十年前研究就發現，缺乏維生素C會引起膽固醇濃度升高。更重要的是，維生素C也可以預防中風。它是透過強化細胞間的膠原蛋白，來**增強血管壁彈性**達到預防中風的功效，而**膠原蛋白亦可防止血管內壁的損傷，與出血以及隨後的血栓形成**。

減壓——雖然本節中所提供的大部分建議，是有關膳食營養方面，但還有另一個有益心臟的重要方式：靜坐。據心臟專家約翰．薩瑪拉醫師（John Zamarra）所言：「更多的研究顯示，超覺靜坐（Transcendental Meditation, TM）比其他任何醫療程序為心臟健康帶來的益處更大。」慢性心臟病患，在長期運用TM技術進行靜坐後，就診人數驚人地降低了百分之八十七。這項研究受到嚴密的監控；這些病人仍然持續例行性的醫療檢測與體檢，因此不會出現病患單純迴避就醫，這類令人混淆的變因。倘若世上存在像這種逼近百分之八十七有效性的心血管藥物，肯定會被奉為仙丹。此外，靜坐也能降低高血壓患者的血壓值達十 毫米汞柱（收縮壓）。讓我們想像一下：用靜坐擊敗藥物！

註1：大豆卵磷脂中含有大約百分之二十九的Ω6及百分之六的Ω3，百分之二十三的膽鹼。
註2：打算長期食用小麥胚芽者，應了解自身的體質上是對小麥胚芽中的一種蛋白質——麩質蛋白（Gluten）過敏，再自行使用。

11 中風與心臟病

中風是游離的血塊阻塞在大腦中產生的現象。在美國，每分鐘就會出現一起中風案例，而每年中風的人數就超過五十萬。三分之一案例會因中風去世，這也使得中風在美國這個國家的死亡排行榜中高居不下。心臟病如：心肌梗塞是血塊在冠狀動脈內阻塞引起的，其致命率高達百分之五十。在美國，大約每分鐘就會有三起心臟病發案例。

心臟病常是由血栓造成的，**而血栓是內出血的結果。這種出血的原因可能是體內維生素C太少：一條缺乏維生素C（抗壞血酸）的動脈就會在血管壁直接「出血」。**醫學博士威廉．麥考密克（William J. McCormick）審視了心臟病與營養的關聯，發現各個醫院的**心臟病患者，有八成具有維生素C缺乏症。**早在一九四一年，體內維生素C濃度低，被視為冠狀動脈血栓病的起因。即使每日補充中等劑量的維生素C也已被證實能預防疾病並挽救性命，即使只要五百毫克的劑量，就可將心臟病的致命風險降低百分之四十二，也能使其他疾病的致命率降低百分之三十五。維生素B_6（吡哆醇 pyridoxine）對心血管健康也很重要。三十年來，研究已確定即使餵食高脂飲食，實驗動物只要每天接受相當於人類劑量七十五毫克的B_6就不會中風。由於**口服避孕藥的婦女會導致B_6的缺乏，其中風的機率是同齡者的三倍**，補充B_6就變得非常重要。B_6缺乏症不可輕忽而且有可能引起血管硬化。此外，**身體自行製造卵磷脂也需要B_6的協助**，而卵磷脂在臨床上已被用於清除脂肪肝，以及堵塞的動脈。

維生素D已被證明能治療並有效預防心血管疾病的發生。例如，不論體內維生素D是否不足，補充維生素D可降低高血壓的情形。專家還認為，**維生素D不足可能會導致礦物質代謝異常**，進而造成充血性心臟衰竭。（註1）

維生素E——一九四〇年代到一九五〇年代期間，舒特醫師兄弟（Wilfrid and Evan Shute）以每日四百五十至一千六百IU的天然維生素E來治療**冠狀動脈血栓**（Coronary thrombosis）患者，處理緊急個案時，他們會一開始就使用高劑量；而針對一般情況，起初會使用較低的劑量，再逐漸增加。**血栓性靜脈炎（Thrombophlebitis）患者每日給予六百至一千六百IU；而心絞痛患者則給予兩倍的劑量**。我的父親就是其中之一：每天服用一千六百IU，自此心絞痛未再復發。

維生素E的眾多特性之一是，它有助於**增強心跳速率並調節心**跳。這通常是相當棒的作用，但凡事皆有例外。許多心血管疾病是由（或伴隨）高血壓引起的。舒特兄弟剛開始給高血壓患者每天大約七十五IU的維生素E，幾週後增加到一百五十IU，再隔幾週升到三百IU，之後再隨時間調高劑量。之所以如此小心謹慎，**是因為有些高血壓患者，在體內維生素E濃度急遽升高時，血壓會暫時飆高。逐漸增加劑量就可避免這個問題**。而且，隨著時間推移，高劑量維生素E就會出現降低血壓的效果。

大多數服用如Coumadin（華法令Warfarin）這類抗凝血劑的人，其凝血時間檢測（Prothrombin clotting）會顯示「清血」藥的需求量降低了。與負責開立處方的醫師一同商議服用的細節，是明智的處理方式。常識警告：由於維生素E的有效劑量視個人狀況而異，所以務必在醫療監督下進行為宜。

根據舒特兄弟的發現，**維生素E可如抗凝血藥物「融化」新鮮血塊並防止栓塞**。使用高劑量維生素E還可提高側支（小血管）循環，而這項功能可能比您想像的更重要：皮膚中小小一平方英寸的範圍，就佈滿了長達十九英尺的微細血管。兩位醫師還發現，**維生素E可輕度擴張血管、保持毛細血管壁健康並富有彈性、改善低血小板數問題，以及預防紅血球的溶解（Hemolysis）現象**。

舒特兄弟是幾位首開先例，在臨床上採用大劑量維生素代替常規藥物治療的醫界先驅。就像許多開路先鋒，他們成了眾矢之的。絕大多數批評似乎都來自醫界發佈的新聞稿，這些批評單單對嘗試舒特兄弟的做法，都抱持超乎尋常的反對立場，更不可能會出現進一步的贊同意見。對於舒特兄弟早在廿世紀中葉就親眼目睹，令人嘆為觀止、類似神奇藥物的治療方式，竟未能立刻得到醫學界青睞，我們也只能百思不解：

一九三六年：富含維生素E的小麥胚芽油可治療**心絞痛**。

一九四〇年：維生素E似乎具有預防**子宮肌瘤**與**子宮內膜異位症**，以及**動脈粥樣硬化**的療效。

一九四六年：維生素E證實可有效改善**跛行**、**血栓**、**肝硬化**、**靜脈炎**等疾病。維生素E可強化並**調節心跳**。

一九四七年：維生素E成功用於治療**壞疽**與**血管炎**。

一九五〇年：研究顯示維生素E能有效治療**靜脈曲張**。

這些如山鐵證竟能被長久忽視的確是令人費解；然而事實卻是如此。美國醫學協會甚至拒絕讓舒特兄弟，在各個國家醫學會議中發表他們的研究成果。先不論舒特兄弟提倡維生素E療法的觀點是否不值一提，我們都必須想到他們在**超過三十年的時間內，成功地醫治了三萬名以上的心臟病患者**。

維生素E是一種不具已知毒性的脂溶性維生素。維生素E十分安全；舒特兄弟提供的數值顯示，即便是每日三千二百IU也不會造成傷害。維生素E的天然形式被稱為**D-α-生育酚**，由植物油製成，而人工合成形式則為DL-α-生育酚。在名稱上雖沒有很大的不同，但證據顯示天然的「D」（右旋）分子形式維生素E，對身體的幫助比人工合成形式要大得多。

健康情況良好的人，基本上一開始可採用每日二百IU的維生素E補充量，並持續服用兩三週。之後，改以每天服用四百IU持續兩個禮拜。接下來每兩個星期每日劑量增加二百IU，以六百、八百IU的劑量逐漸往上遞增。身體最終會找出能提供最佳效果所需服用的最低劑量。

註1：維生素D尤其主導了礦物質中鈣質的代謝，對血液中鈣離子進出細胞，以達成控制肌肉舒張或收縮（心跳、血壓）的作用，有其重要的影響，因此其代謝異常恐引發心血管相關疾病。

12 慢性疲勞與免疫失調症候群（CFIDS）

我們之中有許多人似乎天天都累得跟狗一樣。在十九世紀初期，這樣的症狀在當時稱為輕度發燒（febricula）或輕熱病（vapors）；之後又被賦予神經衰弱、慢性布魯氏菌病（chronic brucellosis）、血糖過低症（hypoglycemia）、肌痛性腦脊髓炎（myalgic encephalomyelitis,ME）、過敏症候群（total allergy syndrome）、慢性單核白血球增多症（chronic mononucleosis）、慢性念珠菌病（chronic candidiasis）與病毒後疲勞症後群（postviral fatigue syndrome）等種種名稱。現今則被稱為慢性疲勞症候群（CFIDS/CFS），到目前為止仍屬無藥可醫的疾病之一。現在讓我們參考營養學的研究，並找出什麼才是那些被告知要「學會和疾病共處」的患者，真正能做的選擇。

維生素A（胡蘿蔔素型式）——包括免疫功能下降的慢性疲勞症候群。**飲食中提供適當的β-胡蘿蔔素時，您的免疫力會增強，而缺乏維生素A則會削弱人體免疫功能。**據估計，實際攝食足夠胡蘿蔔素的人低於百分之十，所以改變生活方式幾乎是勢在必行。

研究已證實，β-胡蘿蔔素補充品可協助身體，製造更多輔助性T細胞以強化免疫系統。在其中一項研究中使用的劑量是每日一百八十毫克β-胡蘿蔔素；理論上，這相當於每天三十萬IU的維生素A。

身體（適當條件下）每攝取六毫克β-胡蘿蔔素，便能生成一萬IU的維生素A。然而實際的生成量幾乎可以確定是低於此數。即使「理論」上的生成量為超過三萬IU的維生素A，研究顯示攝取少量的β-胡蘿蔔素（二十毫克左右）有可能起不了任何好處。究其原因，要不是攝取量不夠，就可能是其轉換的生成率不如想像中高。

正如本書前面所提，獲得維生素A最安全的方式是飲用生鮮胡蘿蔔汁來攝取胡蘿蔔素。身體會將胡蘿蔔素轉換成所需的維生素A，並自動避免過量生成。過大劑量的魚油型式維生素A（fish-oil vitamin A）實際上可能會降低免疫功能（註1），但諸如此類的負面影響，在攝取大劑量胡蘿蔔素時並不會出現。吃進太多胡蘿蔔唯一的影響，是使您皮膚偏橙一些，但這是無害的。

綜合維生素B群——B群維生素的發現史本身就是一個有關疲勞的故事。**腳氣病**（beri-beri，印度語意思是「我不能，我不能」）是一種引發嚴重虛弱與疲憊症狀的疾病。這種「不治之症」被認為是單純的**硫胺素**（**維生素B_1**）缺乏之症。只要在飲食中將精製白米改成全糙米，就足以消除疲勞，獲致世上任何藥物都無法達到的顯著功效。

糙皮病為菸鹼酸（維生素B_3）缺乏症，會導致孱弱與精神不濟。為什麼呢？在您體內，食物必須分解成如葡萄糖的簡單分子，而細胞中的能量必須由葡萄糖轉化釋放出來。這個複雜過程的主要部分被稱為，**檸檬酸循環（TCA cycle）**及或是**克雷伯氏循環（Krebs Cycle）**。這精心設計的能量釋放途徑，其運作若缺乏B群維生素就會完全停擺。**身體缺乏足夠的B群維生素就像一座巨大但沒上油的生鏽摩天輪——它就佇立在那裡，一動也不動。**

參與身體細胞能量循環最重要的四個B群維生素有硫胺素（B_1）、菸鹼酸（B_3）、泛酸（B_5）以及核黃素（B_2）。科學研究一再指出，B群（以及其他）維生素缺乏症會削弱人體免疫力。但營養師與醫師們往往低估這些研究發現，宣稱現代文明社會維生素缺乏症已不復存。如此觀點經不起科學文獻的嚴密檢測，卻已造成全國上下廣泛營養失調的情形。同時它也無法解釋，何以CFIDS患者在服用大量維生素補充品後，可獲得具體顯著的改善。

配合餐食一同服用維生素B群是常見的補充方式。目前已知增加服用次數，有助於治療更嚴重的症狀。

維生素C——超大劑量維生素C，成功用於增強免疫系統已有五十年的歷史。早在一九四〇年代，費德瑞克．科林納（Frederick Klenner M.D）就率先運用大劑量C

療法，給病患注射數千毫克的維生素C，以治療各式各樣的病毒性疾病。針對**病毒性肺炎病例**，科林納博士註記患者往往主訴，「**劇烈頭痛伴隨明顯下肢無力**，因此患者抱怨在床上移動時會出現下肢沈重的感覺，而這種無力感會持續數日。」科林納博士發現超過五年追蹤期的四十二名個案，在**服用大劑量維生素C（抗壞血酸）後都獲得十分出色的成效**。我們很輕易就可以看出，肺炎與慢性疲勞症候群兩者之間的相似之處。

病毒性肺炎是個可敬的對手，但維生素C增強免疫力的效果在遇到愛滋病時才算是終極測試。**卡思卡特（Robert F Cathcart）醫師已就巨大劑量維生素C，對抗許多病毒性疾病的成功案例，出版了相關著作。即使治療的病患中，有些是進入發病期的愛滋患者，增加壽命長度與改善生活品質都是常態而不是例外。**

到底治療CFIDS需要多少維生素C？劑量太少無法達到最大效果，而太多又成了浪費。卡思卡特博士建議**服用維生素C至腸道可耐受劑量**，這是身體不出現腹瀉所能承受的最高劑量。任何人都可以獨立在家測試出自己的耐受度。根據卡思卡特博士所言，病情愈重，身體所能耐受（而且所需）的C就愈多。當您身體漸漸康復，將無法再耐受如此高量的C，所以所需劑量也會隨之減少。這是一個自我調節的過程。根據我採訪過的許多過來人說法，「服用身體能承受的所有的維生素C」方案真的有效。不過，這依然是醫師，甚至撰寫有關CFIDS營養療法的作者，一直以來最容易忽視的一項原則。

鎂與鈣——**鎂是參與您體內每個細胞中，數百項生化反應的催化劑**。鈣與鎂的角色，對**神經功能**與**肌肉**活動不可或缺。美國國民幾乎普遍鈣質不足：美國人鈣質攝取量至少低於 RDA 標準建議量的三分之二。**美國青少年間缺鎂的情形可高達百分之九十九**。這就是為什麼針對慢性疲勞，鈣鎂的補充應作為第一線措施的原因。我覺得無論膳食中具備多少鈣鎂含量，每天仍應隨餐分次服用總量為八百毫克的鈣，以及三百至四百毫克的鎂。

鉻——**壓力**與**感染**都會增加維持身體健康的**鉻**需求量。最重要的是，美國農業部曾預估百分之九十的美國國民膳食中缺乏鉻。**攝取糖份過高實際上會消耗體內的鉻**。動物實驗中，有機鉻補充品能增加動物體內的免疫功能。每日補充二百至四百微克有機鉻是安全並值得一試的方式。多菸鹼酸鉻（chromium polynicotinate）或吡啶甲基鉻（Chromium Picolinate）是鉻補充品最好的形式。

鋅——鋅（Zinc）或許是營養字母表裡「敬陪末座」的一員，但它的重要性卻是數一數二的。所有的微量元素，只有鐵質在人體內的含量比較大。奇怪的是，**過多的鐵質會阻礙人體吸收食物中鋅**。大多數美國人鋅的攝取值甚至不到 RDA 標準（約為每日八至十四毫克這種極低的水準）。

國民普遍缺鋅的現象，幾乎可以斷定是引發 CFIDS 的因素。眾所周知，**人體內許許多多酵素系統都需要鋅來協助運作。缺乏鋅會導致免疫功能降低。對淋巴細胞、輔助性T細胞（T-helper cells,TH）、抑制性T細胞（T-suppressor cells,TS）以及自然殺手細胞（Natural Killer Cells,NK）而言，鋅是絕對必要的。**即使血液測試顯示體內血漿鋅濃度大致正常，您細胞本身的鋅含量仍然有可能過少。這代表著您的免疫功能可能已嚴重下降，而測試結果未必能夠反映現況。這聽起來，是否與慢性疲勞症候群病患的情形有些類似？

研究顯示**鋅可縮短普通感冒的持續時間達百分之五十以上。不僅如此，每日服用約四百毫克的鋅，可發揮抗病毒力並提高免疫力。**每日服用五十至一百五十毫克的鋅是絕對安全的。**不過長期每天補充三百至六百毫克的鋅，特別是非天然的硫酸鋅，可能會導致缺銅或缺鐵性貧血。**如果按照醫師指示需服用這麼高的劑量，那麼每天補充幾毫克的銅與十至十五毫克的鐵，將可解決以上問題。

註1：根據 FDA 的規範，魚油的攝取量成人每日不得超過三克，其原因在避免過量攝取存在於魚肝油中的維生素A，以免出血性中風的風險。

13 慢性疼痛

當身體急需向大腦傳遞訊號，並要求有效的回應時，疼痛往往出現提醒我們該有所行動——忙碌運作吱吱作響的齒輪，需要上油了。在這種情況下服用止痛藥——就像塞了耳塞充耳不聞，怎樣也修復不了吱吱作響的齒輪。最佳的止疼劑會針對疼痛原因起治療作用。最起碼，我們會希望疼痛能暫時離開，而且不產生有害的副作用。提供以下兩個藥物替代品：

苯丙胺酸（Phenylalanine）——D－或DL－苯丙胺酸，是此種常見基本必需胺基酸的「右旋」形式，實際上並不能稱之為營養素，但卻是一種胺基酸鎮痛劑。雖然它是非處方保健品，要達到有效劑量卻所費不貲。針對例如關節炎或腰背痛這類，其他藥物治療成效不彰的慢性疼痛，醫療從業人員通常會採用DLPA（左右旋苯丙胺酸Dextro-levo-phenylalanine）加以治療。在沒有其他藥物或整脊保健替代方案的情況下，DLPA也不失為適合的止痛物。

研究顯示DLPA可有效控制偏頭痛、關節痛、神經痛甚至術後疼痛，而且亦有案例通報其具有消炎功效。即便長期服用，DLPA也不會造成感覺遲鈍。我所知道最戲劇性的止痛案例發生在一位朋友身上，他在很短的時間內將一堆老舊補牙更新。正因為如此，他飽嚐持續又劇烈的下顎疼痛，牙醫嘗試了所有止痛藥，但沒有一樣有效。在絕望中，我的朋友嘗試每天服用三千毫克左右的 DLPA。他告訴我這才真正救他脫離苦海。

苯丙胺酸會在身體內轉換成苯乙胺（Phenylethylamine）。臨床上發現憂鬱症與苯乙胺濃度低有所關聯；如果補充 DLPA 來提高其濃度，在生化機制上可產生絕對的助益。DLPA 扮演止痛藥的機制，似乎是在維持人體自身分泌的類嗎啡天然止痛劑，腦啡與腦內啡（Enkephalins and Endorphins）激素不被破壞。這十分合理：如果身體的痛苦獲得緩解，那麼一個安全的生化機制就有可能正常運作。DLPA 似乎扮演著協助該機制的角色。

DLPA 所需劑量因人而異，不過通常一開始必須每天服用一千毫克長達兩週，再逐漸增加劑量至發揮止痛效果為止。如果持續一個月服用每日三千毫克的劑量都不見起色，那麼再增加劑量可能也不會有效。一般而言服用二千毫克劑量達一個月的期間，症狀就會出現明顯的改善。

好消息是，服用 DLPA 的病患在病情獲得控制之後，大多可以逐步調降劑量，也往往能夠在疼痛復發時，使用更少劑量就達到止痛效果。DLPA 其效力發揮的持續時間長，而且身體似乎沒有耐受性的問題。市面上可能找不到單純的「D-苯丙胺酸」，因此請選購左右旋型式的DLPA。只有右旋型式才有效力；食品與商店中容易找到較為低價的左旋「L-苯丙胺酸」，並不能加以替代。

DLPA的安全性確實非常高。它不含任何添加物，也幾乎不具毒性。有些評估甚至將其安全性，與維生素C或果糖相提並論。儘管如此，還是勿於懷孕期間使用。很顯然的，**苯酮尿症（Phenylketonuria，簡稱PKU）患者也不應額外服用苯丙胺酸**。高血壓患者應於飯後服用DLPA。服用處方藥物期間，通常仍可使用DLPA而不出現交互作用。

維生素C（抗壞血酸）——服用高劑量維生素C可減輕疼痛。一九七〇年代，蘇格蘭的研究人員，每天為病入膏肓的癌症患者靜脈注射十克維生素C（一萬毫克）。是的，這項研究是針對維生素C與癌症的關聯性，但意外在緩解疼痛方面獲得斬獲。

當時在英國施行的政策，是提供臨終病人任何用得上的止痛藥，包括像海洛因這類會上癮的毒品。其所抱持的立場，單純是以病患終究一死，所以只要能夠鎮痛，其價值皆勝過藥物成癮，等任何負面效應為出發點。予以抗壞血酸治療的病患中，有五名曾經接受過高劑量毒品止痛治療，這幾名患者在開始接受維生素C療法幾天後由於止痛效果十分明顯，因此不再需要毒品介入治療。

任何一種可以達到嗎啡或海洛因止痛效果的維生素，我們都必須視其為重要的鎮痛劑。由於研究中使用**靜脈注射維生素C**，您便不難推測，口服劑量需比研究中使用的劑量還要大得多。而其**使用後的結果證實，這是個安全性相當高又簡單的止痛療法**。

14 大腸炎、潰瘍及其他腸胃問題

您的消化道全長超過二十英呎。如果僅取小腸這段攤開，其總吸收面積就有一個籃球場大小的一半。就房地產來說，像這樣的有效容積可是重要的一環。

自然的治癒倡導者，往往因為看腸胃道（GI gastrointestinal）的問題角度而惹惱醫學專家，如大腸炎、潰瘍、痙攣性結腸（spastic colon）、腸躁症（irritable bowel syndrome,IBS），甚至是克隆氏症（Crohn's disease,CD），這些表徵都被視為源於兩個健康問題：**身體遭到污染與營養不良**。這表示身體吃進了太多錯誤的東西，而正確的食物卻吃得不夠。

對於有腸胃道困擾的人，最簡單的就是避免腸道繼續受到傷害。菸、酒、咖啡、肉類、食品添加劑與壓力，應從生活中全面淘汰。如果一個人不願意停止有害健康的行為，那麼有益健康的事，做起來要成功的機會也會大大降低。有關飲酒與吸菸對消化系統的危害，我在此無需贅述。然而，喝咖啡與葷食，卻往往得到本身具有相同習慣的醫師允許。但若抗拒多數人擁有的惡習可以減少痛苦，我們就必須勇於面對。轉向素食主義並遠離咖啡的人，將來一定不會失望。

接近素食的飲食型態具有重要的優勢：它的量大，相對具有較多的維生素C與胡蘿蔔素（維生素A）。不過，如果您長期為敏感、生病的消化道所苦，一開始就吃高纖素食餐可能會讓您受不了。調適過渡期，蔬果汁是個聰明的策略。患有嚴重腸道問題的人，應該先看醫師。即使是最脆弱的腸道，也很難有醫師會反對病患飲用蔬果汁。

您整個消化道的內壁，全是由上皮組織（Epithelial tissue）所構成的。上皮細胞就是構成「皮膚」的細胞。因此某種程度上，您的身體內外都有皮膚覆蓋。您可以把自己想像成一具睡袋：外部覆蓋著一層防水層，而內部則是柔軟的襯裡。由於**上皮組織**有賴**維生素A與C**維持其健康及完整性，而且多吃水果、芽菜與其他蔬菜的飲食型態富含該類維生素，您便不難看出素食的優勢。多吃素食的飲食習慣，會使大便更柔軟也更容易排出。結腸內的壓力變小了，而且也不需要再出力排便了。腸道極為敏感的人，應該將蔬菜榨成汁飲用，而且若有必要，甚至連沙拉都要先以攪拌機攪成泥。它的味道會比聽起來好吃多了，而且是個能立即改善營養狀況，又十分溫和易消化的方式。蔬果（尤其是蔬菜）的胡蘿蔔素含量相當高，若以榨汁方式攝取，您就不用再額外補充維生素A。

我最早接觸的自然療法參考書之一，是哈利・班傑明（Harry Benjamin）博士所著的《自然療癒大眾指南》（Everybody's Guide to Nature Cure）。當時，我並不認同他對所有疾病，一開始幾乎都以同樣的方式處理：進行斷食。但他的忠告經得起時間的考驗。有腸胃道的困擾的人，只要讓消化道休息一陣子，往往就能使腸胃達到最舒服的狀態。**斷食幾天能給身體一個休息與修復的機會**。保健狂熱份子知道，並且經過解剖學證據證實，這麼做可以提供身體自癒的機會。

剛才我提到，您的腸道佈滿上皮細胞。這些細胞被稱為腸細胞，身體每隔三至五天便會自動更新。這表示差不多這個長度的斷食，讓腸道重建的效果最好。斷食其實是個暫時且合理的措施。雖然有些人但靠喝水進行斷食沒有問題，但我覺得這是不必要的。蔬果汁斷食也可以達到同樣良好的效果（而且更加舒適）。**各式蔬果汁斷食非常適合我們，因為它們提供具療癒功效的維生素A與C。蔬果汁中含有的最少量碳水化合物，可促進血糖達到正常值、提供電解礦物質，並且預防酮症（ketosis）**。（註1）

為了讓您對蔬果汁的治療潛力有點概念，我們參考一下加內特錢尼（Garnett

Cheney）博士的成功經驗。他曾要求一百名消化道潰瘍患者每天喝一夸脫（約○點九五公升）**生高麗菜汁**。患者回報疼痛大幅減輕，而透過X光檢查也證實復原時間更快。病患在飲食上沒有其他改變，而且未接受任何藥物治療。百分之八十一的患者在一週內症狀消失；其中有超過三分之二是短短四天的時間就病情好轉。另一方面，接受醫院正規治療的病人，平均痊癒的時間則超過一個月。不僅如此，錢尼博士還**用高麗菜汁來治療胃潰瘍與十二指腸潰瘍**。今天，富含蘿蔔硫素的高麗菜家族（十字花科）蔬菜，包括球芽甘藍、羽衣甘藍、白花菜以及青花菜都被推薦為有助於防治包括癌症在內疾病的健康食物。

就我所知，已有許多病患不藉藥物及手術治療，單單採用高麗菜汁配合素食與斷食就治好了各種形式的腸胃道疾病。在《無藥可醫》（Doctor Yourself!）一書中，我也撰寫了**某位女士**，以**高麗菜汁成功治癒醫師都束手無策的直腸出血案例**。主治醫師證實了她的病情出現了令人雀躍卻無法解釋的進展，並問她這段期間都做些什麼。她告訴醫師有關自己飲食上的改變以及高麗菜汁療法。醫師當時直覺的反應是：「不，不可能這麼簡單！」現在，您應該了解這本書的書名從何而來了吧。

在協助整個腸胃道的病變與發炎症狀痊癒方面，額外攝取維生素C扮演著極具價值的角色。為了獲得最棒的效果，一定要將數千毫克的劑量分次服用。要改善病情，我們應該服用足夠的維生素C，但也不用太過大量，否則可能會導致嚴重腹瀉。非酸性或緩衝劑型的維生素C較為適用，因為它不會刺激消化道；擔心消化道不適可以服用抗壞血酸鈣。

其他可加強補充的營養還包括維生素D，它已被證實可以緩解發炎性的腸道疾病。大麥或燕麥水，以及新鮮的蘆薈汁，長久以來也被視為緩解胃腸不適的飲品。

一些減壓的方法對消化系統的健康與療癒也十分重要。無論是祈禱、靜坐、瑜珈、音樂或其他方法，最重要的是您要實際學會如何有效放鬆，並每天撥出時間做。學會之後，您也可以利用吃飯時間充分放鬆。

註1：酮症（Ketosis）是指當身體無法取得碳水化合物（澱粉），即葡萄糖做為能量來源時，肝臟將體內所儲存的脂肪，及較不重要的組織（蛋白質）轉換成為一種稱為「酮（Keton）」的物質，以供大腦、心臟、肌肉等運作所需。酮症好發於末期糖尿病患者，病人通常呈現暴瘦，連帶腎臟機能衰竭，但亦可能發生於錯誤執行斷食法的人身上。九〇年代所盛行的阿金斯（Atkins）減重法即是利用此原理，呼籲肥胖者可享用牛肉、奶油等高脂、高蛋白食品，避免碳水化合物（即澱粉、蔬果）便可輕鬆減肥，雖可達到減重效果，卻造成腎臟損傷，並引起骨質疏鬆及肝功能失常，這絕對不是一個好的減重法。

15 便秘

我母親是一位貨真價實的瀉藥信徒。她需要瀉藥最主要的原因，是因為服用巴比妥類（Phenobarbital）藥物治療癲癇；這種類型的鎮靜劑會引起便秘。但在她身上，這份瀉藥狂熱是有點過頭。似乎已經成為每天的例行公事，我們兄弟會奉命前往「瀉藥基地」，去廚房那個放早餐穀片的碗櫃旁，吃一匙弗萊徹牌瀉藥（Fletcher's Castoria）。自一八六八年以來（而且到今天都還買得到），弗萊徹牌瀉藥就是個宣稱調味成，孩子們會喜歡吃的草藥軟便劑商標名稱。不過我向您保證，該標籤上所宣稱的廣告內容，絕對不是小孩子的心聲。

我從小就討厭弗萊徹牌瀉藥。這一切造成了我對瀉藥根深蒂固的厭惡，還有對瀉藥替代品熊熊的興趣。即使還是個小男孩，我就明白即使是仔細咀嚼食物、生吃蔬菜，還是搜括我媽藏在梳妝台的巧克力口味 Ex-Lax（Ex-Lax 為成人瀉藥品牌。）來吃，都比難以下嚥的弗萊徹牌瀉藥好。最後弗萊徹牌瀉藥，在我媽心軟的情況下出局了。不過這也可能是因為我們愈大吃得愈多，或者落跑跟藏瀉藥的技術愈來愈好的緣故。

為了讓您的孩子逃過更難吃的口服輕瀉藥水（Castor oil）味覺煉獄的折磨，這裡提供一個小秘訣：將輕瀉藥水以全身塗抹的方式拿來外用。**輕瀉藥水會透過皮膚吸**

收，而且效果一樣好。輕瀉藥水價格便宜，而且這種方式使用起來也很方便。外用會有輕微的異味，但比起讓它通過您的味蕾，這算是小意思了。

我不建議把服用瀉藥當作常態，但對於那些拒吃高纖、植物來源食物的頑固份子而言，便秘確實是一大問題，誠如W. C. 費爾德（W. C. Fields）所言：「您得面對問題，當機立斷。」（W. C. Fields為美國知名喜劇演員。）自然療癒倡導者一直以來都相信，即便不是大多數，也有許多疾病是由於遭到污染的身體所引起的。排便順暢對長期不健康的人而言，可說是個好的開始，而用輕瀉藥水塗抹全身，可使深受便秘所苦的人在廁所裡徹底解放。另一種取巧的方式，是服用滿滿一茶匙（或三平匙）**維生素C粉（六千至一萬五千毫克左右）**即可解除便秘之苦。

其實，要達到規律排便的真正答案是：**養成高纖、生食加蔬果汁、接近素食的飲食習慣**。以植物來源為主的飲食型態，也有助您避開癌症、心臟病、糖尿病以及許多與便秘有關的健康殺手。科學研究已經證實便秘的人其大腸憩室症、心臟病以及癌症的發病率比一般人高。而關節炎患者普遍都有慢性便秘病史。只是調整飲食型態多吃纖維質，所有的胰島素依賴型糖尿病患，大概起碼有三分之一能降低用藥需求。

縱觀非洲與亞洲大多數地區，人們平日都攝食大量的蔬菜、穀物以及豆類（四季豆、扁豆等）。這些人們消化所需的時間最多不超過十八個小時，這代表他們消化後的食物殘渣，會在差不多十八個小時後被排出體外。受西方文化影響的地區中，基本上消化所需時間是上述的兩倍（三十六個小時），而且食物停留四十八到七十二個小時的情況亦非罕見。**這意味著廢物在體內停留更長的時間，得以製造更多毒素被吸收的機會**。

您結腸（或大腸）的作用是收集與集中廢物，但僅可將廢物保留一段時間。如果沒有定期清空結腸，它就會像個變成堵塞的下水道。腸道內不斷累積的排泄物會撐開腸子原本的形狀，繼而降低肌肉張力，最後造成排便情況不良。腸道內的廢物因此變得愈來愈緊實乾硬，同樣更加難以排出。糞便的味道也變得奇臭無比，因為正常情況下，有益的腸道細菌皆因腸子遭受污染生病而消失。

便秘是一種您絕對不可再患的疾病。吃進正確的食物當然很重要，但把廢物排出體外的重要性同樣也不可忽視。上個世紀的自然療法醫師如哈維．加樂氏博士（Dr. Harvey Kellogg），便常常把腸道健康擺在第一位，是非常有道理的。以下是終結便秘的方法：

1 **成為一位素食主義者**；少吃肉，多吃植物來源食品，可保證排便更順暢。

2 **吃大量生鮮蔬果**；不是瀉藥，沙拉才是您需要的。

3 **在早上醒來後，馬上喝一兩杯水，最好是溫開水；藥草茶也不錯**。然後，一整天都一定要記得多喝水。

4 **養成早餐後立刻坐五分鐘馬桶的習慣**——製造機會，讓身體習慣一早就排便。

5 **吃較健康的零食來增加膳食中的纖維**：爆米花、蔬菜棒、水果以及堅果都是絕佳選擇。

6 如果您嚴重便秘，**糖蜜是種很好的天然軟便劑**；大約三分之一杯的糖蜜就夠了。**鮮榨高麗菜汁或櫛瓜汁**也頗有效果：飲用一或兩杯八盎司裝水杯的量即可。一整罐**德式酸泡菜**連汁帶料吃下，跟瀉藥的效果也差不多。當然還有果乾（如蜜棗），它們仍舊是功效良好。

7 一次服用數千毫克維生素C的劑量，可產生潤腸通便的作用；加服幾片**鎂錠**效果更佳。

8 **您可以輕柔地按摩腹部促進腸部蠕動**。大致上循著腸道消化的方向按摩即可。從下腹部，也就肚臍下方右側開始；往上按摩之後再橫越腹腔。接著，往下移動到左側腹部並在腹股溝上方結束動作。重複幾次，一段時間之後您可能會感覺到一股上大號的衝動。這個方式對兒童特別有效。若懷孕或存在任何醫療手術之類不適用因素，則不可進行按摩。

9 **散步、瑜伽、騎自行車，以及其他輕至中度的運動，絕對有助於規律排便。**

16 咳嗽

每個人都有咳嗽的經驗：不論您或任何一位家人，都是在夜裡咳得最嚴重。尤其是孩子咳嗽，更令人手足無措。在止咳糖漿與醫院這兩項選擇外，還有別的辦法嗎？當然有。

款冬（Coltfoot）——尋找處方止咳藥的替代品，藥草值得您優先考慮。款冬（又稱 Tussilago farfara）葉片製成的茶，是一種有效的止咳藥。您可以在藥草店及一些健康食品商店買到乾燥的款冬。每杯熱水加入一至二大匙的藥草。就成人而言，飲用數杯**款冬茶**甚至可以治好肺炎引發的咳嗽。我很清楚是因為曾經得過肺炎，而且還大病一場，當時含可待因（Codeine）的處方止咳藥對我的病根本沒效。只要兩到三杯款冬茶，幾個小時內即可消除咳嗽症狀。它花費不多，偶爾使用會產生副作用的可能性也很低。款冬不可長期服用，且不適用於懷孕或哺乳期婦女。

維生素C——咳嗽通常是在表現體內存在其他問題的一個症狀。斬草除根的方式處理咳嗽，才是明智之舉。健康的身體是不會咳嗽的。無論是一般感冒、流感或肺炎，唯有以維生素C來強化免疫系統才有用。我個人有一套簡單的劑量規則：「**吃足夠的C，直到不生病。**」這通常是使您即將瀕臨腹瀉的劑量。

當我女兒四歲的時候，曾經有過非常嚴重的咳嗽。我們遵照醫師的建議，做了包括嚴格臥床，與服用可待因止咳糖漿的種種一切，就這麼忍受了兩晚。然而，四十八小時後她還是咳個不停。我受夠了這無止息的折磨，於是開始每隔一個小時，就給女兒喝加了一茶匙（約四千毫克）維生素C結晶粉的果汁。幾個小時之後，咳嗽就消失了。當天接下來的時間，我們持續給予女兒維生素C，她不再咳嗽，人也舒服多了。她那時總共服用了三萬六千毫克的維生素C。

到了晚上，咳嗽又復發了。我們醒過來，給了她一茶匙的維生素C，接著每個人不一會兒又全睡著了。第二天早上，咳嗽再度發作，我們便每隔一小時以維生素C持續為她止咳。我們一直提升女兒體內的C含量，來控制咳嗽病情趨緩。照顧一個生病的孩子，徹夜不眠地跟病魔奮戰確實十分辛苦，不過維生素C與款冬的戰鬥力也不輸病魔。當您使用它們，大家都會好睡得多。（註1）

註1：在台灣或許不易購得「款冬」這種草藥，使用中藥店可輕易購得的「川貝」，狀如薏仁，搗碎後沖泡滾水飲用，亦可得到意想不到的鎮咳、解痰效果。加上足量的維生素C，以避免病毒及細菌的進一步感染，即是完整的止咳方法。

17 唐氏症

一九八〇年代早期，醫療和教育機構開始有了互動。茹絲．哈瑞爾（Ruth F. Harrell）博士與其同事在《國家科學院》（Proceedings of the National Academy of Sciences）發表的一項研究結果表明：高劑量的維生素，可以提高有學習障礙的兒童（包括患有唐氏症的兒童）智力，並改善其學習的效能。雖然對許多觀察者而言，這項研究完全是個異數，但研究維生素對學習的影響長達四十多年的哈瑞爾博士，卻沒有在這段期間內得到「大劑量維生素療法」的靈感。但她終究成功地讓大眾開始注意營養素在學習障礙者身上所扮演的角色。

有些「複製」哈瑞爾博士工作的知名研究計畫，似乎無法重現同樣的結果。由於拒絕採用足夠的劑量，「複製品」實驗計畫在開始的那一刻就註定失敗了。對任何複製實驗的程序而言，最基本的條件就是，必須完全複製原實驗的各項環境設定。然而，複製哈瑞爾博士研究的實驗計畫，並沒有堅持她的守則，因此無法得到相同結果當然是意料中的事情。哈瑞爾的研究是成功的，與其他傾向使用維生素的研究人員相較之下，她的團隊給了有學習障礙的兒童更大劑量的維生素：核黃素（維生素 B_2）超過成人（非兒童）一百倍的RDA劑量、三十七倍菸鹼酸（以菸鹼醯酸形式給予）的RDA劑量、四十倍維生素E的RDA劑量，以及一百五十倍硫胺素（維生素B_1）的RDA劑量。研究中同時補充各種礦物質，如天然乾燥的甲狀腺素。

批評哈瑞爾博士的人，早已預設立場認定，藥物治療最後一定會被證明是最好的方式；如果必須進行任何大劑量治療，也應該是大劑量的藥品輪不到維生素。維生素療法對製藥公司毫無吸引力；不能申請專利的產品無法帶來利潤。用現代醫學的方法來治療唐氏症就是個悲慘的實例。

如果使用維生素來提高學生的學習狀況，都會遭遇主流醫學的阻力，那麼維生素有助唐氏症兒童發展的建議，會面臨的便是更大的考驗。對於遺傳性殘疾，營養介入可能有助於身體進行生化修補。維生素泛酸（維生素B_5）的發現者羅傑・威廉斯（Roger Williams）（註1）將此稱為「**遺傳性營養概念**」（Genetotrophic Concept）。遺傳營養性疾病是「**需要增加一或多種營養素供應量的遺傳性疾病；如此，當這些營養物質的供應量充足時，相關症狀即可改善**」。茹絲・哈瑞爾數十年的研究已經證明其合理性。

硫胺素（維生素B_1）——要在貧困國家看到，致使行動失調的硫胺素缺乏症（腳氣病）非常容易，但要在美國校園中看到情緒失調的症狀也不困難。然而，兩者可能皆由硫胺素缺乏造成，且補充硫胺素有助於改善症狀。哈瑞爾博士在六十年前就將研究焦點集中在這個主題上，展示了補充硫胺素可改善學習效能。她進行了一個實驗，**對象涉及一〇四名九至十九歲的兒童，一半每天服用維生素B_1，另一半則服用安慰劑。六星期後，維生素組的學習能力比起對照組高出了百分之二十五。**

碳水化合物（包括糖）會增加體內硫胺素的需求。兒童攝食過多糖份，可能是注意力缺乏症，與其他學習及行為障礙的部分構成機制，這是眾多所謂「健康飲食狂」或「健康迷」早在幾十年前就不斷宣導的觀念。

如果說所有的學習與行為障礙，都是因為維生素攝取不足所致，這倒是比較誇張的說法，不過無可否認，有些狀況的確由維生素缺乏所造成。往往在醫生判定出營養缺乏症之前，您就可察覺患者行為缺陷的情況。亞瑟．溫特（Arthur Winter）醫師針對硫胺素缺乏症表示：「**在任何腳氣病的臨床證據出現之前，即會先產生不舒服、焦慮、歇斯底里、抑鬱和食慾不振等症狀**。」他補充說，已有其他研究顯示「在硫胺素缺乏的實體症狀出現之前，會先發生不良的行為改變」。（註2）

綜合維生素B群——**對神經系統**來說，集體作用的B群維生素絕對舉足輕重。具體而言，缺乏硫胺素不僅導致神經功能喪失終至癱瘓（腳氣病），而且還會造成**記憶力減退、注意力下降、煩躁不安、混亂以及抑鬱。核黃素（維生素B_2）**不足會造成**神經組織損傷**，可能導致**抑鬱**及**歇斯底里。菸鹼酸（維生素B_3）**缺乏會導致**記憶力衰退**、

情緒不穩終究可能導致**精神分裂**，而**吡哆醇（維他命B_6）**不足則會造成神經傳導素的失衡與混亂。**葉酸缺乏**可能導致**易怒**、**冷漠**、**健忘且憤世嫉俗**。鈷胺素（維生素B_{12}）缺乏會導致脊髓退化、乏力、神志不清，與情緒低落而導致帕金森、阿茲海默等退化性疾病。雖然一般是在長期缺乏的情況下才會出現這些症狀，**但可以看出若缺少任何一種B群中的維生素將會導致神經損傷，進而產生學習與行為上的困擾。**

傳統膳食學支持者先入為主地認定，任何聲稱兒童普遍缺乏維生素的人，必定抱持錯誤假設。主張維生素療法的人士則有可能回應：唐氏症正好是必須攝取適當營養補充品，才能改善的「功能性缺乏症」案例。然而要發揮成效營養素劑量，應該要提高到RDA一百倍才夠的基本概念，對大多數的庸醫或研究者來說都難以接受。

另一個經常聽到的說法是，即使您承認孩子飲食習慣不良，也沒有充分證據顯示，唐氏症會因營養不良而加劇，或因獲得良好營養而有所改善。畢竟，這是基因突變造成的疾病。但可以肯定的是，營養療法並不會對基因產生負面影響。例如，**維生素E**最近已被證明，**可優先保護在唐氏症患者細胞中的遺傳物質**。這也表示，抗氧化維生素補充品對唐氏症患者特別有助益。雖然更大的問題可能是「攝取最充足的營養，有助於彌補遺傳缺陷嗎？」不過，最基本的問題應該是「營養對患有唐氏症的孩子有幫助嗎？」一位特教老師評論說，哈瑞爾博士研究中的智商（IQ）增益是如此之大，不僅家長和教師注意到這個訊息，連相關人士也開始關注。「有四分之三的唐氏症病兒童，可增加十至二十五個IQ單位，同時生理也會朝著正向發展」。也許哈瑞爾博士所得到的戲劇性智商增益結果可能僅僅是安慰劑效應。若真如此，我希望世上所有學校都準備好一堆安慰劑給孩子們服用，因為短短八個月就可以有驚人的成效了！

哈瑞爾博士於一九九一年去世之時，她已不再是唯一公佈使用高劑量營養療法成功的人了。治療了數百名唐氏症兒童的亨利．特克（Henry Turkel）醫師發現，攝取大劑量營養素的兒童「典型的唐氏症顏面外觀會漸漸消除」。哈瑞爾團隊的研究結果，是提供每個學習障礙的孩子，細胞分子矯正大劑量維生素補充治療強而有力的後盾。

---

1 編註：化學、營養學家羅傑．威廉斯（Roger Williams）發現，並定義了維生素B_5即泛酸，與諾貝爾化學獎得主萊納斯．鮑林，及分子矯正精神科專家（即本書序文作者）亞伯罕．賀弗三者並列為細胞分子矯正三巨頭，而三人皆分別享年九十三、九十一、九十五歲，因此細胞分子矯正醫學亦被稱為「長壽醫學」。

2 編註：B_1缺乏症在細胞分子矯正醫學的認知裡，與目前常見屬壓力型觸發的「多發性硬化症（Multiple Sclerosis）」有關。

18 耳朵疼痛與耳部感染

許多藥物對耳朵疼痛的症狀無效，即使是常見的處方。早在一九八三年，《新英格蘭醫學雜誌》（New England Journal of Medicine）報導了一個關於減充血劑和抗組織胺藥（根據耳科專家所開立的藥方）為期三年的研究，結果顯示，**用藥並沒有比不用藥好。事實上，用藥反而更糟，因為這些藥物不僅昂貴，而且還導致令人不快的副作用。不過，儘管如此，九成以上的耳科專家仍繼續使用這些藥物：「中耳積液在四週內痊癒：其中百分之三十八使用安慰劑治療，百分之三十四則是使用藥物治療」**。您沒看錯，安慰劑的效果擊敗了藥物。

好消息是，耳部感染有其他更有效又快速的治療方式。方法如下：

1 單純的耳朵疼痛可能是耳部感染的症狀。幾乎任何您用於治療感染的東西，都可以拿來治療耳朵疼痛，特別是非常大劑量的維生素C。**到達飽和（腸道耐受度）水平時，維生素C即是一種天然抗生素和抗組織胺藥，也能減輕發炎和發燒的症狀，比藥品還安全。**

2 **檢查柔軟的上頸骨是否不正或凸出。**如果這些頸椎歪了，壓迫到神經或使肌肉緊繃，可能會導致耳朵疼痛。若要檢查這一點，請先找出頸部、顱骨和下巴的交接點，這個交接點就在耳朵下方。如果輕壓這個位置會感覺到痛，那脊椎治療師應該可以解決您的耳朵疼痛問題。

3 **熱敷是一個傳統的耳朵疼痛治療方式**。用溫水浸濕毛巾後敷上耳朵，效果不錯而且很舒服。

4 若要協助減輕壓力，並促使耳朵自然排水，您可以嘗試一個簡單的按摩技術。輕按兩耳下方。然後繼續按壓，沿著頜骨邊緣下方，向下和向前慢慢移動。您剛才按摩的是咽鼓管，這是每個內耳連接其開口（在上咽喉內）的內部通道。反覆進行類似這樣的輔助按摩，來放鬆、擴張並清除咽鼓管。採取手術插入人工導管之前，請先嘗試充分利用與生俱來的工具！

5 **多喝水。液體會稀釋黏液，加強流動性**，更容易從體內清除。若要清理耳朵，喝大量的水是很好的建議，不過，**高β-胡蘿蔔素的蔬菜汁效果更好**。吃大量的新鮮水果也可以攝取到可觀的水份，不用擔心，您只需要負責供應來源，大多數的孩子天生就愛吃水果。

6 **自然療法的倡導者認為，耳朵疼痛和感染基本上是導因於飲食不當**。許多孩子每天都吃下太多牛奶、肉類、白麵包、糖、化學食品添加物。停止這類飲食，耳朵疼痛才會不藥而癒。近素食的飲食型態（大量水果、蔬菜沙拉、五穀雜糧與非動物性蛋白質）才能養育出健康的兒童。

19 濕疹（異位性皮膚炎）

濕疹是皮膚上出現發炎、敏感、瘙癢的症狀。傳統醫學上目前還沒有可治癒濕疹的方法。當然，這並不能阻止醫師試圖治療它：軟化劑、焦油、抗組織胺藥、外用或口服類固醇、免疫調節劑或其他各式各樣的藥物。異位性（炎症性）濕疹是最常見的、乾燥又極癢的濕疹；也有過敏性接觸皮膚炎、刺激性接觸皮膚炎、嬰兒脂漏性濕疹（乳痂）、成人脂漏性濕疹、靜脈曲張性濕疹和盤狀濕疹。世界各地的濕疹發病率都在增加：根據美國皮膚病學會（American Academy of Dermatology）的數據，目前有十分之一的嬰兒得到濕疹。想想：百分之十的嬰兒都有一種無法治癒的狀況。這難道不具有任何意義嗎？如果您家有幼兒，應該會渴望知道是否存在其他的天然替代品。

伊馮娜就是一個這樣好奇的媽媽。她的孩子在手腳、腹部和背面都長了皮疹，到處都是紅色的瘡。任何衣服都會使他坐立不安，也會讓他癢得無法好好睡覺。當寶寶扭動時，就會發現皮疹在尿布接觸皮膚的位置更嚴重。起初，伊馮娜認為這只是尿布疹。「但尿布疹不會從腳踝到肩膀都有吧？」伊馮娜說。

她的兒科醫師說這是濕疹，並建議嘗試一些藥物。她還沒有決定是否要使用這些藥，她想知道是否有任何自然療法可以對此有所幫助。

我告訴她：「有些自然療法的人建議可局部應用甘菊葉溶液，甚至洋蔥汁，我認為妳最好的選擇，可能是餵寶寶吃些益生菌。」

她聽完建議後挑了一下眉毛。「益生菌？但我的孩子喝母乳。」她說：「他為什麼需要益生菌？」

「您的確餵寶寶吃了正確的食物。但不論是否喝母乳，嬰兒補充一些有益菌通常都可以減少濕疹發作的機率。」我說：「事實上，有研究發現，若孕婦吃些益生菌，或含有益微生物的天然補充品如：優格，之後所生下的嬰兒就不太會得到濕疹。」

一般認為，**乳酸菌有助於由內而外地調理體質。嗜酸乳桿菌和雙歧桿菌是優格中常見的有益細菌，可能有助於減輕孩童的過敏性反應**，緩和所接收到的刺激。我們知道，嗜酸乳桿菌和其他良好的細菌，有助於增強免疫系統，並可抵癒感冒的侵襲。這些細菌會抑制致病細菌，以建立一個健康的腸道環境，還可改善消化功能。

我問她的寶寶是否曾接受過抗生素治療。伊馮娜想了一會兒。「有的。從出生到現在，他接受過二、三回合的抗生素治療。他現在快滿七個月了。」

「這可能與寶寶的疹子有關，」我說：「**抗生素在殺死壞細菌時，也殺死了好的細菌。補充好菌有助於恢復消化道的菌相平衡。促進腸道菌群健康分佈，就是補充益生菌。**」（註1）

伊馮娜認為這是有意義的嘗試。「益生菌比兒科醫師用在他身上的類固醇藥膏要安全多了。」她說。

我建議她在每次餵食時寶寶只給一些益生菌；大約半茶匙左右，品質好的益生菌就夠了。幾天後伊馮娜告訴我：「濕疹消失了。」她快樂地說：「益生菌真的有效。我很快就從寶寶的身上看到了效果。」

維生素C也對濕疹有不錯的治療效果。幾十年來，俄羅斯已有一系列探索此理論的研究計畫發表，但都被大眾忽略。一九八九年德州大學（University of Texas）發表了一個大有可為的研究報告，指出一個可有效減少濕疹的劑量：每公斤體重每天攝取五十至七十五毫克（每磅約二十五至三十五毫克）的維生素C；嬰兒一天大約數百毫克，兒童一千或二千毫克，而成人則是五千至六千毫克。治療成功的原因可能來自於維生素C的天然抗組織胺效果、消炎效果、免疫增強效果，也或許是上述所有的原因。

適當地曬點陽光通常也可以改善濕疹。大家都知道要避免過度暴露於中波紫外線（UVB），我們也許會盡可能地迴避陽光。不過，UVB與UVA已被證實可減輕濕疹症狀。當我還小的時候，只要出大太陽一群孩子就會到外頭盡情玩耍。適度地做些因應措施，或許現在我們也應該像當年一樣出去曬曬太陽了。

其他相關資訊與相關的皮膚治療建議，請參考第三六九頁「牛皮癬」的相關章節。

註1：臨床上常見的「腸漏症」是引起過敏（如：皮膚濕疹或鼻竇炎）的主要原因。經常性的使用抗生素導致腸道益菌生態失衡，而引起腸道黏膜缺損，是最常引起過敏症狀的禍首。

20 肺氣腫及慢性呼吸系統疾病

我的阿姨連穿襪子時，都需要吸幾口氧氣才能繼續動作。長期吸菸加上錯失治療時機，最後她演變成嚴重的肺氣腫患者。但她也不過是一千六百萬患有慢性阻塞性肺疾病（COPD，Chronic obstructive pulmonary disease，主要是因吸菸所造成的疾病）的美國人之一。慢性阻塞性肺病是美國人的第四大死因，每年有超過十萬人死於此疾病；這個數字仍持續增加，醫學研究幾乎無法有任何作為。

但您可以阻止狀況繼續惡化：自己戒煙、勸周圍的人戒煙，並防止非吸煙者「非自願吸煙」（亦稱為「吸二手煙」）。根據美國肺臟協會（American Lung Association）指出，吸煙者死於肺部疾病可能高於非吸煙者的十倍。而我們對於疾病本身可以做些什麼？

1 **維生素E有助於人體（特別是心臟）提高氧氣的利用效率，可增進身體適能性。**從一九四〇年代，威爾弗里德（Wilfrid）和埃文舒特（Evan Shute）博士首次使用高劑量（八百至二千四百IU或更大）的維生素E，五十多年來，大眾已熟知其功效。

2 **胡蘿蔔素（存在於橙色和綠色蔬菜）和番茄紅素（存在於番茄）是強效的抗氧化劑。**至少有一些肺氣腫的損害是由自由基所引起的，而維生素C是人體的主要抗氧化劑（維生素E是亞軍），蔬菜汁將是以植物為基礎的維生素的豐富來源，還一併供應葉黃素和蘿蔔硫素（Sulforaphane）。

3 肺氣腫（Emphysema）患者應該要好好研究維生素A療法。**維生素A衍生物（維甲酸 Retinoic acid）已被證實可改善動物的肺氣腫狀況，實際恢復和更新受損的肺泡，從而「提供非手術治療肺氣腫的補救措施，並提出了在人體上產生類似效果的可能性」**。然而，對於懷孕的哺乳動物，維甲酸可能會導致胎兒出現先天性的缺陷。

可能的話，改用非處方藥維生素A或來自魚油的視黃醇，這會安全的多。維甲酸在體內可以轉化為視黃醇（Retinol）。更妙的是，您的身體能將胡蘿蔔素轉化成**視黃醇**。雖然很少有肺氣腫患者懷孕，事實上，**即使是極大的劑量，胡蘿蔔素都是無毒的**，這是一個讓您捨棄特效藥物，而選擇蔬菜的好理由。

4 雖然價格有點昂貴，不過，我仍建議慢性阻塞性肺病患者**攝取輔酶Q10**，每天至少三百毫克，並分成六次五十毫克劑量服用。這是一個可與醫院處方搭配的補充品，沒有已知的不良副作用，因此，任何病人都適用。

5 有一些肺氣腫是導因於發炎。達到飽和劑量的維生素C可對抗慢性發炎，效果比任何其他藥劑更好，也更安全。頻繁地服用口服高劑量的維生素C，很容易就可以達到飽和劑量。重症患者可能需要透過靜脈注射來攝取維生素C。

6 透過整脊治療調理（無疑的，不是主治肺氣腫）可能有助於減輕某些呼吸急促症狀。進行某些DIY調理時，木製的按摩滾軸（例如「Ma Roller」）也非常有用。

21 發燒

您的身體利用發燒，成功地對抗了許多疾病。羅伯特門德爾頌（Robert Mendelsohn）醫師經常告訴患者扔掉他們的體溫計。古代的醫學智慧說：「**只要給我發燒，我就可以治癒一切疾病。**」在紐約羅切斯特（Rochester）的一家醫院中，我讀過一本關於發燒處理的小冊子。上面說，醫院甚至可以在**體溫超過華氏一〇三點五度（約攝氏三九點四度）後才治療發燒**，然後只需讓病人感覺舒適即可。儘管眾說紛紜，某些醫療機構認為，除了嬰幼兒，一般人即使體溫達到華氏一〇六度都沒有危險。罕見的熱痙攣也幾乎從來沒有傷害到孩子。**在體溫達到驚人的華氏一〇八度（約攝氏四二點二度）前，並不會發生父母所憂心的腦損傷情況。**

所以發燒時您需要做什麼嗎？嗯，一開始什麼也不用做；**如果發燒一、兩天即退燒，就別管它**。如果發燒時溫度很高且持續很久，則應注意患者狀況並需要採取行動。**若持續好幾天發燒超過華氏一〇四度（約攝氏四十度），可能會導致熱痙攣、腎功能衰竭或其他多種併發症。**

發燒不是問題，而是問題的指標。我們需要處理發燒的肇因，而發燒的狀況則會自行解決；重要的是知道為什麼身體會發燒。在家中，我們可以接受患者白天發燒到華氏一〇三點五度而不用藥，到了夜晚，則希望體溫能降至華氏一〇二度；這主要是依循我們身為父母、凡事擔憂的本質罷了。**只要服用大量的維生素C，就可以確實地退燒。**

維生素C的最大優點是非常安全。高劑量的維生素C療法的另一個優點是，**維生素C是一個很好的退燒藥，可抗菌和抗病毒，也能增強免疫系統**。換句話說，維生素C是因為消除了發燒的原因而退燒。您必須常常服用，且攝取足量的維生素，才能得到滿意的結果。生病時，我認為更應該盡量攝取維生素C（如有必要，甚至每十分鐘一次）。一旦到達飽和（腸道耐受度）的水平或病徵消失時，即表示攝取的量足夠了。

發燒時要多臥床休息並補充水份。除了水，也可以多喝新鮮的蔬菜汁（非含糖的果汁飲料）。胡蘿蔔汁相當美味，且富含胡蘿蔔素。許多發燒伴隨著感染，會迅速耗盡肝臟儲備的維生素A；而胡蘿蔔素是補充大量維生素A原最便宜也最安全的方式。

生病的人當然需要良好的睡眠，**菸鹼酸**補充品將會縮短入睡所花費的時間，**是一種天然的鎮靜劑**。菸鹼酸對發燒的人可能有一個額外的好處：因為菸鹼酸所引起的臉紅，而使皮膚表面的血管擴張，服用菸鹼酸後一開始會讓您感到溫暖，大約十或二十分鐘內就會從體內降低一些體溫。

發燒時也許可以嘗試一下順勢療法。非處方藥的順勢調劑處方，有將近二百年歷史的安全紀錄。順勢調劑處方的濃度不高，幾乎不可能有毒性。您也許會問，這些物質如何能這麼安全，又對身體這麼有益。在猩紅熱大流行期間，順勢療法藥物的療效首次得到驗證。記錄顯示，使用順勢療法治療的患者，其存活率高於使用傳統醫藥的患者。我自己在家裡經常使用的兩個經典順勢療法藥物是，莨菪（Belladonna）和磷酸鐵（Ferrum Phosphate）。而也有一些發燒的狀況可透過整脊調理上頸椎骨來退燒。另外，對發燒的孩子按摩推拿治療後，孩子即迅速恢復，這也是常見的情況。

對於發燒時到底要不要進食，坊間流傳著許多令人困惑的說法（一說為「飢餓治感冒，飽食醫發燒」，但也有「飽食治感冒，飢餓醫發燒」的相反說法）。順帶一提，正確的說法應該是「**要先飢餓治感冒，免得飽食之後還要再醫發燒**」。自然療法的理論認為：受控制、有療效的蔬果汁斷食法，可促進許多疾病的恢復。我們並不是說要挨餓，而是暫時脫離原本過度進食的模式。蔬果汁（特別是新鮮的蔬菜汁）可以實際提供高於平均水平的營養。您很快將會發現，蔬果汁斷食法並非完全不進食，而是採取特別健康、便宜、自然、生鮮、緩和的流質飲食。我認為，如果您想快速恢復健康，那就開始進行蔬果汁斷食法吧。

22 真菌引起的皮膚病

當我還是個男孩時，有兩個我不得不接受的現實。首先是我們的後院太小，無法養匹小馬；第二個則是，足癬（香港腳）將一輩子陪著我。我和我的兄弟們都有足癬，我們做了一切努力都擺脫不掉這個噩夢：仔細擦乾腳趾間的皮膚、在腳上擦上抗菌劑、用足爽，以及不斷地換乾淨的襪子等等都做了。不過，就是沒有一樣有效。

我的第一次自然療法實際體驗，發生於某年在紐約卑爾根（Bergen）鄉下的夏令營。基督教青年會（YMCA）辦了一個營隊，但沒有地方游泳。邊區的小溪其實是一灘停滯的泥水，沒法下水，大夥都非常渴望營地能有室外的游泳池。因此，輔導員帶著我們（穿著泳衣及運動鞋）搭公車，他把我們帶到了附近的一個農場。他做了一些安排，讓我們可在農夫養牛用的池塘裡游泳。

當我們游完泳，全身髒兮兮，為了要趕上回營區的公車，我們沒時間先弄乾腳，就頂著陽光直接坐在地上穿好襪子；當然沒有足爽可用。那年夏天結束後，我的足癬竟然好了。

回過頭來看，我認為這一切都是陽光的功勞。一般來說，**真菌（尤其是引起足癬**

的真菌）都喜好陰暗潮濕的環境。當我們在野外游泳、穿衣時，太陽都能照到我們的腳趾。**陽光**可以提供環境衛生的條件，但藥物不能。金錢癬（Ringwarm）不是蠕蟲，而是一種真菌引起的皮膚病。如果您曾經在肚子上、手臂下或膝蓋後面長過金錢癬，您一定會記得，這些通常都是衣服覆蓋住的陰暗部位。倒不是要讓您有藉口成為天體營會員，不過，對皮膚真菌而言，陽光的確是一種有效的自然療法。如果不是陽光明媚，適合露營的好天氣，那麼，小心地使用太陽燈也將有一樣的效果。注意：**使用太陽燈時，請務必戴著嚴密的有色眼睛防護裝置，並適當地限制您的曝曬時間**。

若要對付身體上的金錢癬真菌部位，另一種方法是使用**碘酒**。碘酒殺死真菌的效果比醫師讓藥店賣給您的任何藥品都好，而且碘酒非常便宜。不過，您一定要存放在兒童拿不到的位置，誤食會造成中毒。我發現，只需要每三天擦一次碘酒即可，真菌通常在一星期左右就會消失。如果擦的次數太頻繁，可能會刺激皮膚並讓皮膚過於乾燥，不過，您應該只需要擦幾次就可以達到目的。

生長在腳趾甲下的真菌比較頑強，不過，陽光和碘酒的組合療法通常仍然有效。另外，穿涼鞋也會有所幫助；一方面讓您的腳**曬到太陽**也同時保持乾燥，就可以完全擺脫真菌喜好的暗濕棲息地。試試這些技巧，讓困擾我們的真菌消失吧。

23 膽結石

您千萬不要得到膽結石。如果您超重、患糖尿病、老人、孕婦、**正在接受雌激素治療**，或只是飲食不當，這對您而言就特別重要了，您可能比大多數人得到膽結石的風險更大。**膽結石主要來自於膽固醇；為了防治膽結石，您可以停止攝取高膽固醇食物、停止製造過多的膽固醇，或分解現有的膽固醇。**

維生素C——大量的維生素C會使膽結石來不及開始就消失。「在實驗動物身上，抗壞血酸（維生素C）**可促進其膽固醇代謝為膽汁酸，進而防止膽囊疾病的發展**，這也許可以降低人類臨床膽囊疾病的風險。」

素食——膽囊內存放著幫助消化脂肪所需要的膽汁。在消化過程中，**水會先被膽壁吸收；而剩下的濃縮膽固醇可能太多而無法停留在溶液中，最後可能會結晶沉澱出膽固醇結石。**膽結石不僅會傷害膽管，還會造成阻塞，從而干擾脂肪的消化，其指標就是會排出淺色（白色）的糞便。膽紅素（膽色素）通常會將糞便染成暗棕綠色。

高纖低脂的膳食有助於預防膽囊問題，而低膽固醇的飲食也會有所幫助。現在，我們可以在哪找到高纖、低脂、低膽固醇的飲食？沒錯，當然就是素食。需要一再重中的是，膽固醇只存在於動物產品，因為只有動物才能製造膽固醇。而最重要的是，您的身體也會自行製造膽固醇。因此，您有更充分的理由成為一個素食者。

有些人實在攝取了過多的膽固醇。多年來，我知道有相當多的人，曾經因為各種原因而使其膽固醇數字破表。之後他們成了素食主義者，開始**大量攝取纖維、戒了糖、榨蔬菜汁，並服用維生素C和卵磷脂**，而後膽固醇數字就降了下來。

卵磷脂——膽汁中的磷脂可幫助乳化或溶解膽固醇。因此，可嘗試使用卵磷脂（磷脂）來治療膽結石。每天（約二十至三十五克）三至五匙的卵磷脂可能比一些膠囊更有效。即使是一個一千二百毫克的大膠囊也僅含有約八分之一匙的卵磷脂。卵磷脂屬於非常安全的食品，便宜，也非處方藥，您可在任何健康食品商店取得。如果劑量太少可能沒有什麼效果，所以，請將「攝取卵磷脂」這件事，納入日常生活的一部分吧。

其他選項——在傳統的自然療法中，有個對付膽囊結石的老法子：混合四盎司橄欖油和二盎司檸檬汁喝下，然後就可沖出結石；已經有許多人試驗成功。在將結石沖出來之前，有人可能會想先利用卵磷脂來分解它們（或至少使其小一點）。補充維生素B群來支援適當的肝功能，使沖洗過程可順利進行；最有效的方式是攝取綜合維生素B群錠，每日數次。我認為亦可結合低糖飲食，不會造成傷害且效果更佳。

常識性的提醒：**如果您覺得疼痛，千萬不要讓自己成為膽結石烈士。請立即就醫。**

24 頭痛

在伸手出去拿止痛藥之前，您值得花點時間嘗試天然方式來擺脫頭痛的折磨。以下介紹一些可以真正帶您脫離苦海的方法：

1 **您頸部的骨頭（頸椎）是否錯位？**很多頭痛的問題可能，而且真的是來自這裡。當您轉動或彎折頸椎，附著其上的肌肉就會呈現緊張與被拉扯的狀態。在某些情況下，椎骨之間長出來的神經可能受到壓迫，甚至嚴重擠壓。這會導致往上延伸，並遍及整個頭部的不適與疼痛。在我的經驗裡，頭痛或偏頭痛幾乎都是伴隨著頸骨錯位的情況發生。那麼該怎麼辦？一開始您可以先求助整脊治療師（Chiropractor）。阿斯匹靈、乙醯胺酚、依布洛芬都無法將您的頸骨重新調整好；止痛藥消除不了頭痛的根源。而脊醫就常常辦得到。

2 **針對單純的緊張性頭痛，有兩個有效的順勢療方：Kali Phos（磷化鉀）與Mag Phos（磷酸鎂）**。Kali Phos 是自古以來治療緊張性或情緒性頭痛的天然療方。如果頭痛的症狀會在心情愉快時消失，而心情不佳時又復發，就嘗試 Kali Phos 療方。壓力、操累過度、眼睛疲勞、暈車、焦慮以及煩躁，都是告訴您需要 Kali Phos 的訊號。

此一療方，對孩童的效果特別好。Kali Phos 是治療肌肉拉傷、抽筋、痙攣性疼痛的療方。用 Kali Phos 治療頭痛在身體暖和或提供暖氣時效果往往更好。

它們也被稱為**「許勒氏細胞鹽」**（Schuessler cell salts），這些礦物鹽療方既不是藥物，也沒有任何副作用。標籤上的說明淺顯易懂，而且順勢療法對人體無害；它們都經過了遍及全球的使用者近兩個世紀的考驗。兩個療方都是非處方用藥，而且可購自健康食品商店或順勢療方供應商。

3 **穴位按摩（無針針灸）往往對頭痛非常有效。**您可以嘗試被稱為中國眼睛保健操（見第三三一頁「六套中國眼睛保健操作法」）的一系列穴位按摩法。

4 不管您有沒有頭痛，飲食習慣都會造成不同的影響。**化學食品添加劑、過量的鹽、乳製品（尤其是牛奶）、出現脫水現象或便秘都可能會引起頭痛。**假如您喝下的酒精為數可觀，那頭痛也就理所當然，不必再浪費精神哀號了。在此有個古老的民間偏方，就是在頭上放冰袋，並在鼻子下塗芥末。是的，就是用那種從超市買回來的廉價黃色芥末。在鼻子下塗一些。當然，這聽起來很瞎。而且我保證看起來更蠢。

上述緩解頭痛的方法全都很簡單。先試試再說——如果簡單的方法可以治好，那麼它就是個單純的頭痛。如果頭痛情況持續存在，就應該諮詢醫師。

◆ 偏頭痛

諷刺的是，所有處方用藥最常見的副作用就是頭痛。不要花時間拯救一艘無底的船：翻閱美國藥典（PDR）尋找任何您所服用藥物的副作用，您可在任何圖書館、藥房或醫師休息室內找到這本書。治療頭痛計劃的第一步就是先避免會引起頭痛的已知來源（藥物副作用）。

有些偏頭痛源自於**荷爾蒙**作祟，因為許多婦女都會願意為此作證。天然保健倡導者長期以來相信，人體經常由於體內毒素累積而造成病痛。病痛可能由於排毒能力不良、吃進過多毒素，或缺乏正確飲食所導致。牛肉中可能含有有害的荷爾蒙，因為牛隻藉由它們快速肥大粗壯——這又是另一個成為素食者的原因了。**攝食大量纖維，有助於減少有害荷爾蒙的累積。**已有明確的科學根據，證明**膳食纖維能在腸道吸附，並排除多餘的雌激素**（這對乳癌的防治同樣重要）。

25 六套中國眼睛保健操作法

這些消除眼睛疲勞的簡單練習可幫助任何人，所以摘掉您的隱形眼鏡，大家一起準備好來做這六套保健操吧。

練習1：太陽穴按摩

用兩手食指按摩感到下凹的太陽穴位置（與眼睛齊高的頭部兩側）。如果您戴眼鏡，下凹的位置就在兩側鏡架下方。

練習2：鼻樑按摩

用一隻手的手指與拇指，輕捏並按摩鼻樑最頂點。同樣的，如果您戴眼鏡，這個點位於眼鏡坐落鼻樑的位置之下。

練習3：額頭與頭皮按摩

這不太容易操作。找到眼窩上孔，拇指指腹沿著眼窩上緣的下側進行按摩。換句話說，用拇指指腹頂壓眉毛下方的位置。就在兩側眼窩頂部的下方都有一個小孔。這不是開玩笑——您感覺得到它，而這也告訴您找到正確位置了。小心地往上頂壓。

同一時間，把其他手指沿著前額髮際線（或前額髮際線以前所在的位置！）放好。在拇指頂壓的同時，以輕撫額頭中央皮膚的方式，將其他手指一同往下帶至五指收併。我把這套保健操稱為「博瑞斯．卡洛夫（Boris Karloff）操」，因為您會感覺到（如果沒照鏡子）自己像個額頭上了全妝的科學怪人。〔註：Boris Karloff（1887-1969），為飾演經典科學怪人著名的已故老演員。〕

練習4：臉部中段按摩

做出微笑表情。您的笑容會在鼻翼兩側形成上揚的笑紋曲線。距離兩側鼻孔一指間隔、正好在笑紋上的位置就是穴位點（上顎骨顏面神經的出發點所在）。刺激此點後，試著用鼻子深吸一口氣。許多人覺得這個按摩有助於暢通鼻腔，降低鼻竇壓力，並緩解鼻竇性頭痛（sinus headaches）。

到目前為止，我們已經按摩，並放鬆了眼睛周圍四個主要的肌肉區域。由於這四個重要的肌肉群，眼睛才得以自由轉動。

練習5：閉闔眼皮按摩

這是我最愛的按摩之一，而且會使人相當放鬆。閉上眼睛，用指尖輕快拍彈眼皮。上下來回按摩眼皮。

練習6：手上的穴位點

即使雙手距離眼部肌肉並不近，它們卻充滿了全身各部位的反射/觸發點。字面上來說，對於頭痛有幫助的一指神功就在您的手中。將手掌張開並使拇指朝上，您會看到拇指與食指皮膚相連處的虎口。用另一隻手的拇指下壓虎口處，讓它像個倒著撐開的小帳篷。往虎口最內側推進，拇指會在約一個拇指長的距離停下來。在這個點上將食指帶上來與拇指會合一同按壓。哦……痛！有感覺了嗎？

好用妙招：每日可重覆以上保健操數次，每個練習約按摩十五秒左右。務必同時刺激兩側穴點；也就是說雙眼、臉部兩側以及雙手的穴位都要確實按摩到。指甲應先修短避免按摩時受傷。情況不適時，切忌進行以上保健操。除非已諮詢過醫師或助產士，否則儘量避免於懷孕期間按壓任何穴點。

雖然道理看似簡單，但藉著稀釋的方式來減輕毒素累積問題是可能的。我認識的一名醫師就建議病人在一個小時內每隔五或十分鐘喝一大杯水，直到頭痛症狀消失為止。這個方法我試過而且奏效。這項技巧不需任何花費，卻可能讓您渡過完全不同的一天。

如果您還沒嘗試過**葛森療法的蔬果汁與無鹽飲食**，就等於錯過了治療偏頭痛最有效的療法。以當今最富盛名的營養抗癌療法聞名於世，葛森療法實際上是一種可淨化人體，同時強化身體自癒能力，既全面且整體的療法。給予身體正確的食物與養份，身體就會自動修復。

麥克斯．葛森博士（Dr. Max Gerson）是一個訓練有素的合格醫師，年輕時卻飽受無藥可醫，且令人無計可施的**偏頭痛**所折磨。在絕望中，葛森博士早已嘗試所有可減輕他痛苦的一切辦法，但沒有一種藥物能幫得了他。於是，在死馬當活馬醫的情況下，他開始思考飲食問題可能會是癥結所在。**當他將飲食習慣調整成蔬食量提高的未**

加工天然型態時，才首度感受到身體狀況的改善。不過一直到他轉而飲用大量蔬果汁之後，偏頭痛的症狀才被根除。他當時跟您現在驚訝的程度可能不相上下，但或許更有甚之，因為他是一位在醫學院裡，從未學習過自然療癒（也許曾經跟其他的醫生一樣蔑視自然療法）的醫師。

由於其他醫師皆對此症束手無策，當消息一出，人們便開始尋訪這名治癒偏頭痛的醫師。葛森博士開始發現，其眾多偏頭痛患者就診時未告知的各式症狀，竟一併被治癒。他推理的結論是：**「蔬果汁是種『新陳代謝療法』，並非單一症狀專用，而是具有全面性療癒的特質。」**葛森療法一直被沿用了八十年，成功記載下來的案例不計其數。而且，嘗試蔬果汁療法也沒有任何負面影響。

再者，**攝取劑量高到足以引起強烈「潮紅」的菸鹼酸（維生素B_3），也或許能迅速緩解偏頭痛。**我曾出席過一場座談會，其中一名研究人員在會中提到了這個概念。我對此印象深刻，想當然爾，就把這個概念介紹給一位偏頭痛患者。她每隔一小時左右就服用五百毫克的菸鹼酸（這是會讓大多數人立刻出現潮紅的劑量）。即便平時只要遠低於此劑量的菸鹼酸就可輕易造成她潮紅，然而當偏頭痛發作再服用高劑量菸鹼酸時，潮紅都未曾出現。於是她一再重複服用五百毫克的菸鹼酸。當她終於達到目的滿臉通紅，偏頭痛也大大地減退了。

26 皰疹、唇皰疹、HPV（人類乳突病毒），以及帶狀皰疹（Shingles/Herpes Zoster）

如果聽到醫師說：「皰疹無法根治。」這時就是該另求高明的時候了。世上可能沒有治療皰疹的藥物、手術或眾所周知的方法。在您準備放棄，接受反覆出現、痛苦不堪或讓人不堪其擾的皰疹病變，成為生活中的一份子之前，先試試羅伯特·卡斯卡特（Robert F. Cathcart, M.D.）的建議：**用少許水與維生素C粉末調和成糊狀，直接塗抹於患部**。我認為抗壞血酸是效果最好的外用藥，但可能要稍微調整使用技巧。使用不具酸性，而且「不會讓您痛得哇哇叫」的**抗壞血酸鈣**（註1）。卡斯卡特博士針對其強效性描述：「**通常只要使用一次就能治癒皰疹……，塗抹在預期爆發皰疹的患者皮膚上，則可以完全中止病情的發生**。為使效力深入皮膚，最好於可能範圍塗抹數次。」

您可能一覺醒來就會發現不只不適明顯減退，連皰疹的範圍都會急遽變小。如果皰疹部位出現膿腫（裡面的膿液充滿病毒），您還會注意到此部位在極短時間內就會變得比較乾。如果膿腫破裂而且膿液也流出來了，就要塗抹患部加上其外圍整片區域。每天重複塗抹兩次，直到皮膚完全癒合為止。

這麼做真的能保證，您身上的所有皰疹病毒將會一隻不剩嗎？不。雖然維生素C是良好的抗病毒藥物，但幾乎所有的大屠殺都會留下倖存者。放寬心看待此事，並見招拆招。皰疹會傳染嗎？的確會。請採取一切必要措施，加以預防以避免傳染。

帶狀皰疹似乎以口服高劑量維生素C（可能的話給予靜脈注射）的效果最好。大劑量的維生素C聽起來似乎太簡單，不可能奏效，但這個療法已經流傳幾十年了。請記住，唯有使用最高劑量，維生素C最強的抗病毒特性才會出現。其他麻煩的病毒感染皮膚問題，皆能以局部外用高劑量維生素C加以有效治療。**外用維生素C治療HPV（Human Papilloma Virus，人類乳突病毒）的反應出奇的好（也非常迅速）**，對於一般唇皰疹和單純皰疹也很有效。

沒有任何東西會比直接塗抹純維生素C粉，來治療皰疹性病變或HPV「疣（Warts）」更有效了。切記：抗壞血酸粉雖然最具療效，可是在皮膚出現傷口時，就要稍微調整使用技巧。如果皮膚有破皮或脆弱的狀況，您可以使用緩衝型的維生素C粉，如抗壞血酸鈣或抗壞血酸鈉。另外，針對精打細算想以最小花費，獲得最大成效的消費者，您只需加入一些碳酸氫鈉（小蘇打）混合均勻，就可以中和抗壞血酸的酸性。單就我接觸患者得來的經驗中，我知道不只有接受上述治療，幾天之內病灶就及時消除的例子，還有即便經過相當長的時間也一直沒再復發的個案。

唇皰疹另一位強大的天敵，則是胺基酸左旋離胺酸（L-lysine）。您可以藉由吃大量的豆類獲得許多的離胺酸。每日三至四克（三千至四千毫克）離胺酸為有效的劑量。這大概是一天一罐半豆類罐頭的份量。

註1：抗壞血酸鈣（Calcium asorbic）與常見的抗壞血酸鈉（Sodium ascorbic），都屬於已經被礦物質緩衝（酯化）不帶酸性的抗壞血酸，適合用於血管注射、傷口清洗，與腸胃道不耐酸者服用。

27 增強您的免疫系統

預防疾病的本質，就是加強一個人的免疫系統。如果將重點放在，不論何時何地都要消毒隔離，對所有病菌格殺勿論，終究是白費力氣；這永遠也無法成功。與其活在保護膜裡，爭先恐後地尋找最新最好的抗生素，還是一旦發現疫苗接種卡還沒補滿就心生恐慌，為什麼不把力氣集中在，鞏固個人免疫系統的眾多方法呢？

鴨子水中悠游，但怎麼也不會弄濕羽毛。這是因為牠們在羽毛上塗佈一層油脂，形成一個防潮的天然屏障。對待免疫系統與病菌，我們也可以如法炮製。我們生活在一個充滿微生物的世界，其中大多數的微生物是無害的，甚至事實上有許多還對人體有益。順帶一提，乳牛其實沒辦法消化牧草，但在牛胃裡的消化益菌卻辦得到。同樣的，**您消化道中的益菌也能使您健康。實際上有一些細菌能為人體製造維生素，最有名的例子是維生素B_{12}跟維生素K**。細菌有助於將食物分解為小分子，並協助糞便形成。當然，還是有一些討厭的細菌。但如果身體是健康的，細菌不論致病與否都沒有太大的關係。

我們生活的世界，還充斥著許多醫生過度開立的**抗生素**，理所當然也造就出數量愈來愈多具有抗藥性的細菌。因此，利用天然無害的方式來增強免疫系統，其重要性在此時更顯得急迫。健康的免疫系統，是由您所選擇的生活型態每天累積而成，其中營養的影響力尤其更大。

■增強免疫力幫手1：**服用大量維生素C，來增強身體抵禦病毒與細菌的能力**。用眾多的科學研究，來加強您對大劑量維生素C類似強效抗毒素、抗生素以及抗病毒藥特性的信心。

■增強免疫力幫手2：**早點上床睡覺**。把好節目預錄起來明天再看！**將臥室的光線變暗能使您的睡眠品質更好**——光線愈暗，愈能分泌更多的**褪黑激素**（人體自行分泌的睡眠荷爾蒙）。

■增強免疫力幫手3：**每天服用兩次優質的天然綜合維生素**（註1）。研究顯示，服用補充品的人，有較多的免疫T細胞與自然殺手細胞數量，並且本身的抗體反應，與免疫細胞活性都增強了。補充維生素者每年生病的日數，僅為不補充者的一半。

■增強免疫力幫手4：**服用維生素E補充品**。一項安慰劑對照的雙盲試驗顯示，每天服用八百IU維生素E，可提高老年人的免疫反應。而此項研究真正令人感到興趣的地方在於，只要短短三十天就能見效。

■增強免疫力幫手5：**飲用大量蔬果汁**。高劑量胡蘿蔔素，特別能幫助身體製造更多輔助性T細胞來增強免疫系統。某項研究所使用的劑量是每日一百八十毫克的β-胡蘿蔔素。此研究只在短短兩星期的時間，就出現了正面的成果。

■增強免疫力幫手6：**戒菸**。這種可避免的危害，對最大多數民眾的威脅最大。單單美國，每小時因為吸菸致死的人數就有五十一人。

關鍵——**自然強大的免疫系統能有效地對抗疾病。如果人類的免疫系統不曾發揮過作用，我們早就絕種了**。將上述步驟銘記在心，即可立刻以節省開支又無需服藥的方式，大大增強我們的免疫系統。

1編註：根據美國藥典U.S.P所載，服用天然有機的螺旋藻，能達到綜合維生素的補充效果（但因不含維生素C，得需額外補充）。

28 消化不良

給您一道謎題：您是一位負責空中交通的航管員，目前的任務是指揮三種不同的飛行器起飛，使交通不打結。三架飛行器包括：螺旋槳驅動的私人小飛機、商用大型噴射客機以及熱氣球。為確保所有飛行器不會同時爬升到同一空域，您會如何指揮起飛順序？

答案是：噴射客機優先，私人飛機次之，熱氣球墊後。為什麼呢？速度最快的先放行。先放行時速五百英里的噴射客機，代表速度較慢的飛機不會跟它碰頭。而最後讓熱氣球出發的原因，是由於它縈繞在空域中的時間一定最久。

站在營養學的觀點，這就類似我在二十多年前，從一位紐約著名的自然療法醫師克里斯多福博士（Christopher Gian-Cursio）那裡學到的**「分層飲食」計劃。他認為複雜、高蛋白質的食物，所需要的消化時間最長，所以應該需要空出整個胃來消化它們。要做到這一點，他指導患者先從消化速度最快的鮮榨蔬果汁開始進食。接下來再吃蔬菜沙拉，而蛋白質食物則排在最後。這是用來對付消化不良，最棒又不花錢的辦法之一。**

其他改善消化不良的方式：

1 如果某樣食物是您一直以來的消化問題，不吃它就是了。**能選的東西多得是；吃些別的食物代替**。我爸爸以前會吃煙燻牛肉，但總搞得胃不舒服。於是他就把這玩意兒淘汰掉，而症狀也跟著被淘汰了。

2 真的餓了再進食。**當身體真正需要食物的時候，消化力是最強的**。同時食物嚐起來也會更美味，因為「飢餓是最好的調味料」。

3 **徹底咀嚼食物**。我們知道該這麼做，也常掛在嘴邊，卻沒有照做。物理性的消化過程與化學性的消化過程幾乎一樣重要。牙齒的功能是切割與磨碎食物。既然您刷牙、補牙，還使用牙線清潔牙齒，那為什麼不多加利用牙齒呢？受消化不良所苦的人，通常有吃飯過快的習慣，這也就是說他們實際上太快把東西吞下去。如果食物是大塊大塊地吃下肚，那麼最終到了結腸也會是那副模樣。

4 **將肉從您的飲食型態中去除，可能有助於消除胃腸的困擾**。就我知道的案例，有位男士光靠著不吃豬肉，就治好了長久以來的消化不良。而另一位仁兄，則是靠著戒掉熱狗重獲新生。**肉裡面不含任何纖維質，它會堵塞您的腸道，並在消化道內腐敗……**噁！

5 大致說來，**更多纖維有助消化。粗糧有助於維持腸道正常蠕動，並會主動刺激**

消化過程。沙拉、生鮮蔬果、促進咀嚼的堅果、全穀類、芽菜、豆類（豌豆、四季豆、扁豆）等都是不錯的選擇。

6 **多吃米飯**。相較於米飯，貝果（bagel）跟披薩則特別容易引發脹氣，米飯跟它們是完全相反的。記住米糊會被建議為嬰兒的第一份固體食物，是因為它**特別容易消化（並且是低敏的）**。

7 **優格與其他乳製品，是有益消化的乳酸菌簡易來源（同時也是蛋白質與鈣質的來源）**。這種友善的乳酸菌會幫您消化掉大半的食物。每服用抗生素一次，都會殺死這些有益菌；而這也是美國的消化不良問題如此嚴重的原因之一。您可以在任何健康食品商店購買活性乳酸菌製劑，來做為有效率的補充。

8 **試著補充綜合消化酵素以改善一般食物的消化與吸收**。這樣的產品通常在一片酵素錠中就含有胰臟酵素（Pancrelipase）、木瓜酵素（papain）、鹽酸（hydrochloric acid）、牛膽汁（Ox bile）、鳳梨酵素（Bromelain）、澱粉酵素（Amylase）。純素食的消化酵素補充錠也買得到（註1）。開始時只服用標示建議量的一半，並依個人需求逐步提高劑量到最舒適的程度。大量飲食與攝取過多蛋白質食物時，通常劑量要再提高。此類補充品特別有益於年長者。

9 為了從食物中獲得額外的消化酵素，**請多吃生鮮芽菜，以及新鮮或乾燥的木**

瓜、無花果、鳳梨。鳳梨含有鳳梨酵素，且木瓜含有木瓜酵素，芽菜與無花果則含有多種有益的消化酵素。烹調的高溫會破壞酵素，所以盡可能找機會生吃上述食物（並在您的飲食型態中儘量增加生食）。

10 **生鮮蔬果汁極易消化。**真正有消化困擾的人，往往在飲食中加入胡蘿蔔、高麗菜與其他蔬果汁後，腸胃問題就會獲得很大的改善。自然療法專家們經常會建議進行，只飲用蔬果汁的短期斷食，來改善消化問題。

11 如果消化不良的情況不見改善，請徵詢醫師的意見。如果被告知您有過敏或有乳糖不耐症，請要求診斷的依據。三個被診斷為「乳糖不耐症」的人中，實際檢測後大約只有一位具備此條件。**即使乳糖不耐症患者也應該能吃少量的乳製品，例如陳年乳酪與優格。而素食絕對是明智的選擇。**只要每餐額外補充大量的維生素C，許多所謂的過敏都會在短時間內不藥而癒。

12 為了促進消化，不要只是坐在那裡，站起來做點事！這事指的就是運動。**規律地運動，特別是兩餐之間做些運動，再加上睡前伸展，就會讓您的消化情況大大不同。**

註1：基本的綜合消化酵素必需具備：蛋白質消化酶、脂肪消化酶，與澱粉（纖維質）消化酶，才能稱之為完整消化酵素。

29 紅斑性狼瘡

紅斑性狼瘡被認為是一種**自體免疫的疾病**，影響遍及一百五十萬名美國人，且患者以女性居多。醫學界至今仍不知其致病因素，但我馬上會想到這可能與營養有所關聯。許多事都可能引發紅斑性狼瘡，諸如**情感創傷、青春期或更年期、分娩、病毒感染，甚至藥物使用**。這些事也造成人體營養的透支，特別是那些營養素攝取量只在及格邊緣的人。人們已知營養不完整會造成許多慢性疾病，包括其他自身免疫的疾病，如**多發性硬化症（Mutiple Sclerosis）**（註1）。

麥克斯．葛森博士早在一九三〇年代，就成功運用飲食療法治癒紅斑性狼瘡。我們不該排除任何治療方式，以致錯失治療時機。一項經得起時間考驗的另類治療，仍舊是有效的療法，只不過跟今日藥物導向（愛藥成痴）的醫療專業一比，它會顯得古典一點。葛森飲食療法著重十分大量的蔬菜與蔬果汁，因此飲食中的抗氧化劑也非常高。長久以來，抗氧化劑被視為能有效對付紅斑性狼瘡的物質。一九四八年間，**舒特醫師兄弟觀察到另一種抗氧化劑（維生素E），能大大改善紅斑性狼瘡患者的病情。**

而近年來則有卡斯卡特博士（Robert F. Cathcart M.D.）與利維博士（T.E. Levy M.D.）的報告指出，**飽足劑量的維生素C，是一種治療紅斑性狼瘡的最有效方法**，而維生素

C也是一種抗氧化劑。我覺得我們應該已經看出重點在哪裡了。

利維博士評論，維生素C這個眾所周知，可增強免疫系統的幫手，對於治療自體免疫的疾病（免疫系統過度亢進）能有所貢獻的論點，看起來似乎有些自相矛盾。然而大劑量維生素C能改善臨床症狀仍是事實。卡斯卡特博士認為維生素C的抗氧化（捐贈電子）特性就是它有效的原因：「**大劑量的抗壞血酸——由腸道耐受度確認之抗壞血酸劑量，其範圍約為每日三十至一百或二百克（或使用靜脈注射抗壞血酸鈉，其劑量為每日六十到一百二十克範圍內）——可消弭因自由基引起的發炎反應。**」

因為對醫界紅斑性狼瘡的了解少之又少，採用的治療往往只有類固醇，顯得大劑量營養素療法更加耐人尋味。上述提及所有主張自然療法醫師們的建議都值得參考，而他們採用的方法，更值得好好一試（註2）。

註1：多發性硬化症（Mutiple Sclerosis）為壓力觸發，維生素B_1缺乏所引起的疾病。終極版的B_1缺乏症，則為相似但更致命的腳氣病。

註2：自體免疫相關疾病包括紅斑性狼瘡、僵直性脊椎炎、類風濕性關節炎等，在日本被統稱為「膠原病」，即與皮下膠原、椎間盤軟骨膠原及關節軟骨膠原結構缺損有關，因此能促成結締組織膠原蛋白結構增生的重要因子——維生素C，便能對此類病症的療癒發揮強大的效果。

30 黃斑部病變

如果要舉出預防勝於治療的最鮮明的範例，黃斑部病變將會是最好的例子。「黃斑」意指「斑點」，而此斑點是出現在視網膜上。視網膜是視覺影像在眼睛內部後方集中成像的位置。**飲食中缺乏抗氧化劑，會使視網膜的健康受到威脅，導致提早老化與發生病變**。因此，大量攝取身體所需的主要保護性抗氧化劑，即**維生素C與E、胡蘿蔔素，以及少量的硒與鋅，將有助於保護您的視力**。就從現在做起，因為黃斑部病變是老年人視力喪失的主要原因。

如果您已經被診斷出黃斑部病變，醫師可能告訴您此病目前無藥可醫。倘若如此，您沒有理由不嘗試營養療法。假如抗氧化劑能預防黃斑部病變，那麼服用較大的劑量就可能有助於扭轉這種局面。這樣的假設很容易進行測試，而且安全性相當高。維生素E、維生素C與胡蘿蔔素都是無毒的。服用過多的維生素C會導致嚴重腹瀉。攝取過量的胡蘿蔔素，這種使胡蘿蔔呈現橙色的營養素，會使皮膚變成橙色。

維生素E幾乎安全無虞，因此專門用於早產兒，以避免氧氣過量造成的視網膜病變。這些早產兒每天需要二百IU左右的維生素E治療才能達到療效，相當於成人劑量約每日七千IU。臨床上曾經記載的少數成人案例，其E使用量甚至只到此劑量一半。然而，**美國政府頒布的建議量只有每日十至十五IU，甚至不足以治療一隻天竺鼠的黃斑部病變**。每日六百至一千二百IU是一般成人的治療劑量。要獲得這些麼高的攝取量，唯有服用補充品才辦得到。

硒能增強維生素E在人體內的功效。身體只需補充少量的硒，大約是每日一百至二百微克。太多硒恐怕導致中毒，並且**避免長期服用劑量超過每日六百微克**。

鋅是另一個有益視網膜的重要礦物質。在美國，鋅缺乏症是常態而非例外；大多數美國人甚至每天連少少的RDA建議量十五毫克都攝取不足。**老年人缺鋅的現象尤其普遍。膳食中鋅攝取過少，會出現免疫系統虛弱、傷口癒合能力不良、味覺與嗅覺喪失、類牛皮癬病變、前列腺問題、類風濕關節炎，以及衰老等跡象**。有些臨床研究中所採用的鋅劑量高達每日六百六十毫克，但若是一直維持如此高的劑量，就會出現**銅缺乏症與貧血**的相對風險。只要該劑量的八分之一，亦即每天少於一百毫克的鋅，或許就足以減緩或阻止黃斑部病變形成。胺基酸螯合物形式的鋅容易為人體所吸收。**南瓜籽**為富含鋅的食物，也可以食用大量海鮮類軟體動物，特別是**牡蠣**。

與其服用β-胡蘿蔔素補充品，不如飲用胡蘿蔔汁。是的，它含有大量的β-胡蘿蔔素，可是也含有許多其它種類的胡蘿蔔素，不僅僅是β形式的胡蘿蔔素而已。只要是新鮮現榨，生蘿蔔汁不只美味，還提供了許多其他有價值的營養素。**即使是一天一條胡蘿蔔，都能大幅降低一個人黃斑部病變的風險**。所有人從開始牙牙學語時就知道「胡蘿蔔對眼睛有好處」，但我們幾乎有近四分之一的人，一天裡甚至任何蔬菜合起來都吃不足一份。

除了胡蘿蔔，食用生鮮蔬果更可有益健康。我認識一位女士的視網膜退化症十分嚴重，而且已失去了大部份的視力。在絕望中，她開始嘗試幾乎百分之百的生食飲食型態。她每天主要吃沙拉，以及一兩罐自己親自栽種的芽菜。我不認為她喜歡這樣的生活，但絕對愛得到的結果：她不僅視力不再減退，實際上還重獲正常視力。為期超過一年的數次回診中，她的眼科醫師確認其視力已獲得改善。她恢復的情況相當顯著，而且就醫學的角度而言，這極不可能發生。她完全不在乎，因為她重獲光明了。

（此女士的實際案例，請參閱本書上集《無藥可醫》第二六四頁。）

31 運動神經元疾病

運動神經元疾病（MND）是由於控制運動（運動功能）的神經細胞（神經元）

病變引起之退化性疾病。它們包括肌萎縮性脊髓側索硬化症（ALS）、進行性延髓麻痺（PBP）、原發性側索硬化症（PLS）與進行性肌萎縮症（PMA）。正統醫療的前景一點都不看好。根據運動神經元疾病協會的記載，被診斷出此症的患者，平均預期壽命只有二至五年，但有一小部份的MND患者已存活十年或更久。

對於某些運動神經元疾病患者，竟然能比其他病患多存活兩倍，或甚至五倍的時間，我感到十分好奇。為什麼會這樣？有沒有可能跟他們吃的東西有關呢？

科林納博士（Frederick Klenner M.D.），運用大劑量維生素療法成功治癒了多發性硬化症（MS）與重症肌無力（MG）。我知道這些疾病嚴格說來，並不符合運動神經元疾病的描述，不過它們的確與行動力及神經元有關。我推測這些疾病不過是源自於同一營養缺乏症的不同分枝。有個簡明的方法可驗證這個假設：進行測試治療並觀察結果。

以下為科林納博士為MS與MG所設計的密集營養療法摘要，也可能適用於MND：

- **維生素B_1（硫胺素thiamine）**：口服或注射一千五百至四千毫克／日。
- **維生素B_2（核黃素riboflavin）**：二百五十至一千毫克／日。

- **維生素B_3（菸鹼酸 niacin）**：每天攝取至少五百毫克，到最高數千毫克，劑量需足以引起反覆發作的血管擴張溫熱狀態（潮紅現象）。
- **維生素B_6（吡哆醇 pyridoxine）**：三百至八百毫克／日。
- **維生素B_{12}（氰鈷胺素 cobalamin）**：一週注射三次，每次一千微克。
- **維生素C（抗壞血酸）**：一萬至二萬毫克／日（或更多）
- **維生素E（D-α-生育酚）**：八百至一千六百IU／日

上述所有劑量皆需於當日分次服用。除此之外，科林納博士還開立了其他營養物質，包括**膽鹼**（一千至二千毫克／日）、**鎂**（三百至一千二百毫克／日，分次服用）、**鋅**（六十毫克／日），也建議攝取**鈣**、**卵磷脂**、**葉酸**、**Ω3與Ω6這類必需脂肪酸**，以及每日綜合維生素／礦物質補充品。我個人強烈推薦額外補充維生素D（二千IU／日），**因為MS患者通常缺乏維生素D**。

人體為什麼需要如此多種的營養素呢？因為**單一營養素療法根本不存在**；就好像「一藥剋一病」已經是藥劑師失敗的神話。所有維生素都有不可或缺的重要性。就像一部車的四個輪子，哪個可以拿掉不用？而隨意拆掉飛機一邊的機翼，您還能安全地翱翔天際嗎？

為什麼需要這麼大量的營養素？就因為大量才能發揮功效。所以，您不能只攝取「應該有效」的劑量；您應該攝取「真正有效」的劑量。患病的身體對於許多維生素會有高到誇張的需求——您要不就滿足身體的需求，不然就只能瞎操心。那麼針對有人得到**多發性硬化症**、**遠端肌肉無力症**，或任何一種運動神經元疾病的情況該怎麼做？同樣的，我不認為它們都是相同的疾病，但可能全源自共同的原因：未被揭露、未經處理且長期的維生素缺乏症。因此，它們全都可能因為科林納博士的療法獲得改善。

32 肌肉萎縮症（MD）

人人都知道肌肉是什麼，而當它們無法運作，罹患肌肉萎縮症（MD）兒童乏力、虛弱、殘障的模樣，便構成我們所熟知一幕幕宣傳海報，與募捐活動那哀淒又令人鼻酸的畫面。根據國家衛生研究院所公佈的資料：「對於任何形式的肌肉萎縮症，目前並無具體的治療方案。」我們希望有足夠的機會，能仔細研究此症的病因是由於母體與胎兒營養不良所致，因為這種令人絕望、跛扈，卻變相鼓勵藥物研究的聲明，絕對不能被視為最後的結論。因為只要證實缺乏營養會導致疾病，那麼營養療法便可加以改善（或甚至治癒）該疾病。

營養不良是否會導致肌肉萎縮症？可能性非常高，因為MD（muscular dystrophy）從字面上解讀起來正是**肌營養不良症**。dystrophy這個字的定義為「有缺陷的營養」或「任何有缺陷的營養造成的障礙」。當我們思考這個名稱代表的所有意義，我們正準備衝向一個陡峭的斜坡。將嬰兒的缺陷歸咎於母親飲食習慣不當，沒有什麼比這件事更容易讓人出現強烈的情緒起伏了。要判斷出生時的缺陷是遺傳或環境因素造成的結果，實在是非常難以確定。母親在嬰兒的遺傳上只佔了一半的影響力，但卻幾乎包辦了所有孕育胎兒環境的責任。嬰兒的每一個細胞，都是受到遺傳DNA指令下製造出的產品。然而每一個細胞卻也是父母雙方飲食習慣造就出來的產物。

女性的生命週期中，卵（人類卵子）在胎兒階段就形成了。換句話說，所有女人的卵子都是她尚未出生、還在媽媽肚子裡的時候就形成了。這就表示，**當年您祖母所吃的食物都確實影響了您的健康**。再深入思考這個問題：看起來像是遺傳問題的，其實或許是營養問題。我把這稱為「餐桌上的遺傳」。從子宮裡生出來的問題，並不表示這就只是個單純的遺傳問題。然而，國家衛生研究院卻明確地聲明，肌肉萎縮症是一種遺傳性的疾病。

在食物與基因之間，有個重要的相互關係稱為遺傳營養概念，是由羅傑．威廉斯（Roger J. Williams）博士所提出的。羅傑．威廉斯博士是B族維生素泛酸的發現者，曾於其著作與論文中解釋，**如何以最適當的營養療法，治療人體生化機制下出現的天生缺陷**。

在遺傳營養性疾病中，基因異常會導致營養殘疾。為了彌補，身體會需要比一般更大量的營養素（一種或多種），俾使受到影響的基因能成功地傳達出正常的訊息。對於這類特定的人士，一般膳食維生素攝取量，對於維持正常生理運作是相當不足的。這就有點像是，試圖在打開漏水孔的情況下泡熱水澡：這可以做到，但您得需要更多更多的熱水。

我認為肌肉萎縮症可以稱得上是，遺傳營養性疾病中一個很好的例子。此外，對於回答受盡折磨的父母，詢問為何孩子中一個健康，而手足中另一個卻得到MD的問題，還有漫長的解釋要作……尤其媽媽在懷孕期間，吃的幾乎都是同樣的食物。這有可能牽涉到遺傳與營養兩方面的因素。與其將MD視為一種營養缺乏症（deficiency），可能要更準確地將它定位為一種受到基因影響的營養依賴症（dependency）。

因此真正的問題是：「到底要補充個別營養素到多大的程度，才能使患者克服現有的困境？」以下是令人鼓舞的好消息，而且全是營養療法。

輔酶Q10——到目前為止，輔酶Q10（CoQ10或泛醌）應該被定位為一種維生素。許多其他的維生素都是輔酶。輔酶Q10在食物中的含量不高。**大多數年輕人會自行製造輔酶Q10，但肌肉萎縮症的年輕患者，可能出現製造量遠遠不足**，或是疾病因素導致需求量較大的情形。

由於它可改善**充血性心臟衰竭**，甚至心肌症的情況，**補充輔酶Q10大大有助於強健心臟肌肉的論點已被確立**。心肌與隨意肌（骨骼肌）都是橫紋肌，並不是那麼不同。此外，研究人員更發現，心臟病大多與肌肉萎縮症有所關聯。肌肉疾病患者其心肌功能受損的程度，與骨骼肌受損情況不相上下。兩者都可藉由輔酶Q10獲得改善。

由於輔酶Q10扮演著強健肌肉細胞絕對關鍵的角色，它參與生長調控、細胞能量生成，以及其他重要的生命功能，因此它值得特別推薦給肌肉萎縮症患者。在以安慰劑組做為對照的雙盲臨床試驗中，每天給予兩組不同年齡層的肌肉萎縮症病患一百毫克輔酶Q10與安慰劑，研究人員報告中指出那些服用輔酶Q10的患者，顯示出「身體活動能力明顯改善」。

但是我認為，每日三百至六百毫克輔酶Q10，應該是個更有效的劑量，尤其對於年齡較大的肌肉萎縮症兒童。對於大多數家庭來說，其限制因素將會是醫療支出，或對醫療缺乏信心。由於輔酶Q10並無有害副作用，審慎的測試治療值得一試。

維生素E——就像輔酶Q10，維生素E是一種抗氧化劑。對於抗氧化劑造福肌肉萎縮症患者非比尋常的功效，科學界長久以來始終抱著懷疑的態度，但多數的質疑卻未經驗證。萊納斯．鮑林（Linus Pauling）博士，在《長壽養生之道》（How to Live Longer and Feel Better，中譯本於二〇一一年由博思智庫出版）一書中撰寫了肌肉萎縮症相關內容：「**超過五十年前，人們開始注意到，維生素E攝取不足會導致肌肉萎縮症，造成與缺乏維生素C引起的虛弱症狀類似的骨骼肌功能障礙特徵。醫界避而不提各種維生素，在控制肌肉萎縮症方面的可能價值。使用維生素E、維生素C以及B_6與其他維生素提升肌肉運作功能的研究證據顯示，服用該類營養素至最佳攝取量，應可造福廣大肌肉萎縮症患者。**」

可惜的是，在過去二十多年來，針對維生素有益肌肉萎縮症的相關研究證據少之又少。我只找到三份研究報告，一個是關於十五名患者使用維生素E與硒的報告，其結果是益處「極小」。而第二份的研究對象有十六名患者，結果顯示具有「輕微」益處。我認為若將硒的劑量再提高一些，並給予劑量大得多，且只使用天然形式的維生素E，這兩項研究將會獲得更具突破性的結果。

第三項研究中，使用了六百毫克維生素E，與相對劑量較高的硒，在五位受試患者的身上就都達到了很好的效果。「所有受試者的握力皆獲得改善……兩位回復正常走路姿態，另兩位目前可跪坐並站起來，一位病患現在可以踮著腳走，一位可以躺在地板上，不用椅子就直接起身，而兩位病患體能都進步了……沒有副作用出現的狀況。」

為什麼大規模的高劑量硒——維生素E療法新研究，沒有繼續進行呢？因為製藥公司並不在乎非藥物療法，因此醫師們自然而然也無從得知此有效的療法了。沒有資金挹注而且沒有研究成果，也就不會有回流的利潤。製藥公司並不期望找到，也不希望找到一種，完全用不到藥物的治療方式。一個悲慘的例子便是，治療肌肉萎縮症的現代醫學方式。沒有一種藥物能修正營養不良，永遠不會。

農業科學家們深知這一點。您很容易就可以找出，許多硒或維生素E用於預防雞、牛或羔羊肌肉萎縮症的相關研究。然而，除了那種針對肌肉萎縮症的大型長期研究，只有極少部分研究會使用各種維生素，而且泰半是許久以前發表的。一九五三年，一本醫學教科書內記載：「動物身上出現特殊肌肉病變的肌肉萎縮症是由於缺乏維生素E，而且其為唯一主因。人類的肌肉萎縮症，顯示出與動物相同的特殊病變。**治療肌肉萎縮症的關鍵就是維生素E。**」

低劑量的合成維生素E不會有效果。必須是**天然「D-α」形式的E**，加上高劑量，而且最好來源是小麥胚芽或小麥胚芽油。

卵磷脂——卵磷脂已被證實，隨同維生素E一同補充可改善治療反應。這可能是由於**卵磷脂含有肌醇與磷脂**酰**膽鹼，因為這兩種維生素，似乎可減輕肌肉萎縮症患者肌酸尿症（creatinuria）現象**。每日使用劑量為二十克左右，大約是每天三大匙的量。

硒——肌肉萎縮症患者的血中微量元素硒濃度會降低。「動物身上的肌強直肌肉萎縮症候群（Myotonic dystrophy）以及其所有主要症狀（包括肌肉萎縮），都可藉由補充硒加以治療或預防。」適用對象為兔子、牛犢，而且以我的觀點，還包括人。

硒可與維生素E緊密合作，並幫助身體更有效利用該維生素。這項重要的生化協同作用，只有在兩種營養素同時出現時才會啟動。正常情況下，只需要極少量的硒，劑量大約是每天一百至二百微克，就足以啟用身體細胞隨處可見的保護性含硒酵素「穀胱甘肽過氧化酶」（Glutathione peroxidase, GPx），來保護您的細胞與細胞膜避免有害的氧化作用。肌肉萎縮症病患所需劑量可能更高。

含有硒的食物包括B群強化（或啤酒）酵母、海鮮、豆類、全穀物、畜產食品以及蔬菜。然而，食物並非硒的可靠來源，因為全國各地土壤中的硒含量各有不同。對於一般健康成人而言，長期藉由飲食過量攝取，可能會造成硒過量。但也請將下面這件事銘記在心。曾有一項為期近兩年的肌肉萎縮症研究，每日服用高達一千四百微克硒元素的患者們，症狀都出現改善的情況。硒會造成的毒性顯然不是問題。

利用華盛頓特區的國家醫學圖書館中的 Medline 搜尋，您可以找到超過一萬八千三百則與肌肉萎縮症相關的研究資訊。然而，至今我尚未看到任何有關遠端肌肉無力症的研究，使用到大劑量維生素／礦物質療法。早有研究證實，肌肉萎縮症患者體內的**硒、維生素E與輔酶Q10**濃度下降。到底是什麼在阻礙我們，讓我們得花費這麼久時間，才能運用相關知識治療今日還在受苦的患者？

33 骨質疏鬆症

如果想預防骨質疏鬆症的話，不是要避免鈣質從骨骼中流失，就是要為骨骼補鈣。雖然**雌激素療法**能降低鈣質的流失，但是它並沒有從根本上中止或預防鈣質流失，也無法為骨骼補回鈣質。營養療法卻都能做到，而且也不會有使用雌激素所伴隨的風險。

鈣——女性比男性更易罹患罹患骨質疏鬆症。以大多數女性的飲食狀況來說，**大約在三十五歲左右就會開始出現缺鈣的現象，到了更年期的時候，鈣質還會加倍流失**。為了預防骨質疏鬆症，應該鼓勵年輕人與中年婦女多補充鈣質。相當簡單明瞭的建議，因為預防總是勝於治療。

但骨頭在晚年還有辦法吸收鈣質嗎？要測試出這個問題的答案，只要給予人體更多鈣質，以及有助骨頭吸收鈣質的維生素D即可得知。一九八四年六月，《美國臨床營養學雜誌（American Journal of Clinical Nutrition）》刊載了一項研究報告，內容指出停經後婦女，每日服用一千八百毫克鈣質，會有顯著的療效。這項在澳洲進行的研究，是以X光與尿液羥脯氨酸（urinary hydroxyproline）含量檢測來驗證的實驗結果。研究者花了多長時間才得到這樣的成果呢？為期八天。

雌激素無法強化骨骼。事實上，施打雌激素，不但可能會降低骨骼重塑率，還可能增加骨折的風險。**由於雌激素療法也會提高罹患子宮內膜癌的風險**，補鈣療法便頗具意義。如果你想知道為什麼醫界沒有更積極地推廣這項療法，我會這麼說：或許它具有很大的意義，但並沒有很大的商業價值。醫療業與製藥產業很難在像鈣片這樣廉價的藥品中獲利。

若以所含鈣質的量來比較的話，奶類食品是比肉類食品來得更好。由於曾經在乳牛場工作的緣故，我或許會比較偏愛乳製品一點。但是，我主張食用發酵過的乳製品（乳酪、酸奶），而非一般的液態鮮奶，來獲取鈣質。

維生素D——若要強化骨骼，維生素D實際上比鈣質來得更為重要。幾十年來，飲用牛奶長大的民眾們，都只著重於攝取牛奶中的鈣質，而忽略了能夠預防骨質疏鬆症的「其他」重要成分——維生素D。維生素D不僅僅是體內鈣沉積過程中的必要物質，身體要一開始就能夠吸收鈣質，維生素D更是不可或缺。

大多數患有骨質疏鬆症的人，體內維生素D的濃度都很低。搭配鈣質服用800IU（國際單位）的維生素D（約為美國政府之每日攝取建議量的兩倍），已證明能增加骨質密度，而且竟能減少百分之四十三的髖部骨折！在年逾六十五歲的人之中，每年都有超過二十五萬件的髖部骨折病例。骨折及其併發症，是老年人死亡的一個主因。**高達百分之二十七的髖部骨折受害者，會於於傷害發生的六個月內死亡，而死因通常都是由於手術的併發症或感染所致**，因此維生素D療法不但能夠拯救生命，也能拯救骨骼。老年人的維生素D飲食建議量為一般人的三倍，這顯示了醫界對於維生素D的效用並不陌生，但是即使是六百IU的維生素D建議量，可能還是太少了些。

有趣的是，維生素D對骨質疏鬆症患者來說還有另一個好處：有研究發現，「**年長者服用維生素D補充劑時，不論是站立或行進間都比較不會搖晃，因此或許也比較不容易跌倒。**」

目前RDA/DRI（每日營養素建議攝取量/每日參考攝取量）對五十歲以下民眾的維生素D標準定為二百IU（五微克），對五十一歲至七十歲間的民眾定為四百IU（十微克），而對七十一歲以上的民眾則定為六百IU（十五微克）。目前政府所設定的維生素D建議量已有所進步；然而，有證據顯示，即使是三倍DRI的維生素D標準值，對日照不足的一般成年人來說還是太少了。這些政府的建議量或許仍不足以預防疾病的發生。由於日曬可以提供相當於一日二百五十微克（10,000IU）的維生素D，酌量增加可能有益健康，或許可以增加一日數千IU的量。

維生素D缺乏的現象十分普遍，尤其在老年人當中最為常見，因為一般來說，老年人的飲食狀況最差，服用的藥物最多，而接收到的陽光也最少。此外，**正常的老化過程，會降低人體將日照能量轉換為維生素D的能力。服用維生素D補充品是必要的**，而我認為對於不住在美國南部豔陽區的每個成年人來說，一千IU至二千IU才是適當的每日攝取量。

◆避免骨質疏鬆症的方法

1 **減少飲酒。「大量攝取酒精、咖啡因和蛋白質可能導致明顯的負鈣平衡。」**飲食不當外，飲酒是另一個最有可能導致骨質疏鬆症，與併發骨折的因素。

2 **減少咖啡因的攝取。**許多無酒精飲料、減重產品，與超強力止痛劑中都含有咖啡因。咖啡和蘇打汽水當然沒有什麼營養價值。

3 **減少食用蛋白質。**美國人每天消耗約一百至一百二十克的蛋白質，是世界平均標準的三倍，也至少是我們身體所需的兩倍。至於有些人為了減重而進行的低醣、高蛋白飲食計畫，那更是走錯了方向。（註1）吃少肉，或者完全不吃肉，就能減少骨質疏鬆症的風險。因此，重點步驟就是避免肉食，而且更要避免飲用可樂等「碳酸飲料」，因為兩者都是含磷食物來源。慢性攝入過多的磷會導致體內鈣質流失。蔬菜和乳製品是鈣質的良好來源，奶蛋素的素食者自然會吃得更多。

4 **多攝取鎂。蔬菜，尤其是堅果**，能提供**鎂**這個礦物質；鎂與鈣會共同參與體內的數百種生化反應。鈣鎂缺乏症在各個年齡層都很常見，而老年族群更是勢必會面臨到這個問題。每天服用三百至六百毫克的鎂錠，是很好的補充對策，**對控制血糖、血壓與睡眠品質都有極大的助益**。

5 **要活動筋骨**，以免流失骨本。每個太空人都會告訴你：**運動有助於骨質生成**。（無重力狀態無法刺激骨質細胞生長，因此太空人骨質容易快速流失。）**散步是最理想的**，但不管是什麼運動，只要是你確實會經常進行的運動就是對你最好的運動。

6 **攝取硼**。硼是一種微量元素，有助於強化骨骼，當身體缺硼時，尿液中的鈣鎂量都會比較高。每天攝取約三毫克的硼有助於預防骨質疏鬆症。

7 **食用全天然、未加工的食物。有機種植、富含礦物質的飲食，能使骨骼更強壯，並能加速癒合破碎的骨骼**。這都有賴於礦物含量豐富的土壤。幾年前，研究顯示達拉斯郡（Dallas County）那些仰賴超市生活的民眾，髖部骨折的平均年齡是**六十三歲**。在農村，礦產資源豐富的德州戴夫史密斯郡（Deaf Smith County），民眾髖部骨折的平均年齡是**八十一歲**。達拉斯郡的平均骨折復原時間是**六至九個月**；在戴夫史密斯郡則只要**八個星期！**

8 **不吸菸**。吸煙是骨質疏鬆症，與幾乎是其他所有疾患的已知風險因子。

9 **避免氟化物。添加氟化物質不僅無法保護骨頭免於骨折，事實上還會增加骨折風險**。此外，美國國家癌症研究所（National Cancer Institute）還發現與**氟化物相關因素，會增加年輕男性罹患骨肉瘤（骨癌）的機率**。

註1：低醣類，或無醣類、高蛋白、高脂的減重飲食法，例如：九〇年代盛行的阿金斯（Atkins）。減重法，雖能有效減重，卻會引起「酮症」（ketosis），參考本書第三〇二頁編譯註詳閱「酮症」敘述。

34 前列腺問題

讓我們簡要地探討一下與前列腺有關的三個常見問題：**感染（前列腺炎），腫大（前列腺肥大）**，**與惡性腫瘤**。

前列腺炎：前列腺細菌感染可能是急性的，也可能是慢性的；非細菌性前列腺炎實際上比較常見。**以維生素C的飽和劑量來對付這些症狀**，至少與抗生素同樣有效。在費德瑞克・科林納（Frederick Klenner M.D.）醫學博士、羅伯特・卡斯卡特（Robert Cathcart）醫學博士，與其他數十年來以大劑量維生素C治癒感染的醫師們所撰寫的著作中，我們都看得到這樣的結論。**維生素C是公認的非特定症狀專用處方**，但用以治療感染的醫療抗生素同樣也是如此。維生素C所具有的優勢是價格較為低廉，也比藥物更為安全。維生素C的飽和指標為腹瀉，所以只要服用稍低於會導致軟稀便的劑量即可。這樣的劑量將會很大，計量單位將會為「克」而非「毫克」。當感染消退後，維生素C的需求就會減少。維持一定的劑量，將能有效防止感染再度復發。

感染或其他壓力，通常都會使得血液中的鋅濃度偏低，特別是前列腺的鋅含量。罹患前列腺炎時，前列腺的鋅含量只有正常的十分之一。一項經過時間考驗的前列腺療法是食用南瓜籽，因為**南瓜籽是鋅的良好來源**，**貝類（特別是牡蠣）和營養酵母的鋅含量也很豐富**。在自然療法的文獻中，經常都會建議人們每日補充五十至一百毫克的鋅，而此一數額並沒有遭到醫學文獻的批評。

由於男人每次遺精都會流失鋅，因此男性對該礦物質的需求高於女性。位於芝加哥的前列腺疾病研究中心所進行的研究中，受試者持續兩周至四個月，每日服用五十至一百毫克的鋅。結果顯示百分之七十的受試者病情都獲得了及時的改善。

良性前列腺肥大（BPH）或增生：傳統醫學歷來都表示手術是此一病症的明確療法。目前，醫生通常都會先開立如鹽酸多沙唑嗪（terazosin HCl）或甲磺酸多沙唑嗪（doxazosin mesylate）等常用的藥物，其中一項比較流行的是菲那雄胺（finasteride）。用這些藥物來替代草藥，實際上還更為危險（至少有半數的醫學藥品都是如此）。而這種情況下，會自行採用的經典藥草就是**鋸棕櫚漿果（sawpalmetto berry）**。

鋸棕櫚是一種生長在喬治亞州（Georgia）和佛羅里達州（Georgia）的灌木。莖部狀如鋸齒，故名鋸棕櫚。根據約翰·勒斯特所著之《草藥大全（The Herb Book）》，將一茶匙的深色漿果浸泡於一杯水中，一日飲用一至二回。並無列出任何副作用或禁忌症。歐洲的研究已經證實，鋸棕櫚漿果是一個在統計學上，具有顯著意義的前列腺肥大療法。他們顯然是一個比現代醫療藥品更為安全也更為便宜的治療方式。

缺乏鋅會導致前列腺腫大，鋅補充品則可縮小腫大的前列腺腺體。極少數的人能攝取到 RDA 區區十五毫克的每日標準。較大的補充劑量（通常介於每日五十至一百毫克之間），可能有助於縮小腫大的前列腺。鋅的毒性非常低，大約在每日五百毫克時開始會有副作用，但五百毫克其實是遠超過任何男人會需要服用的量。（即便是服用這麼高的劑量，只要補充鐵和銅，就能減緩副作用了。）到底鋅療法有多有效？庫克郡醫院（Cook County Hospital）的研究者觀察了逾五千名病患後，證實鋅確實能夠防止前列腺腫大。

維生素C幾乎能夠肯定是對前列腺肥大的病患有益。它能預防感染，**許多男人都回報說，使用維生素C能使排尿變得更容易。**

前列腺癌：前列腺癌是美國男人罹患率第二高的癌症，要預防前列腺癌，我們還可以做很多的努力。**足量的鋅與充分的維生素C都有助於強化人體的免疫系統，並能預防癌症。**如前所述，前列腺若要達到最佳健康狀態，就特別需要這些營養素。亞伯罕．賀弗（Abram Hoffer）醫學博士的報告提到一名病患，他的前列腺腫瘤已擴散至其骨盆。一名診所臨床醫師已宣布他所罹患的病症無藥可醫。「於是他接觸了（大劑量營養素）細胞分子矯正療法，並於九年後去世，享年八十歲，過世時已無癌症跡象。」

無論如何，一個人的飲食無疑扮演著允許，或抑制前列腺癌的重要角色。美國哈佛大學公共衛生學院的研究指出，**比起一周僅食用一次紅肉，如果你每天吃紅肉的話，你有百分之二百五十的機率會罹患末期前列腺癌**。以上訊息相當明確，卻也普遍為人所忽視：請將您的飲食習慣朝素食主義的方向進行改變。

前列腺癌的病況發展相當緩慢。正因為如此，往往會很自然地延緩採取，如放療或手術等較為激烈的醫療措施。越來越多醫師都喜歡採取這種，「觀察看看」是否確實需要動手術的模式。定期體檢和追蹤顯然是十分重要的。儘管有人會質疑，是否這些觀察追蹤真的能夠挽救生命，前列腺特異抗原（PSA）血液測試，是一種能夠監測前列腺癌病情的方式。統計學上，手術和放射線治療的實際利益都相當地小。接受治療的病患十年後的存活率，比完全沒有接受治療的病患，存活率只有來得稍微高一些而已。

養成特別良好的飲食習慣，並適當地服用大量營養補充品，或許對病況會有正面的影響。每日食用大量的天然生菜、豆芽和新鮮蔬菜汁，必然不會對人體造成傷害。天然健康取向的研究，都不斷強調要以這樣的做法來對抗癌症。我先前提過麥克斯·葛森（Max Gerson）醫學博士的飲食法，而他就是一個特別優良的範例。葛森博士為癌症病患制定的飲食方案，大多是天然生食和新鮮蔬菜汁，而療效也十分顯著。他還用了相當大量的維生素補充劑。近來，**食用大量富含番茄紅素的新鮮番茄，已證實**

能夠大幅降低前列腺癌的風險。即使是花生也能有所助益，因為它們含有**植物固醇，特別是植物脂醇（phytosterols）**，能保護人體，避免結腸癌、乳腺癌和前列腺癌的生成。

豆製品可能會產生一種特殊功效。日本男性罹患前列腺癌的死亡率特別低。儘管他們罹患這種疾病的機率與美國男性相同，但大約只有五分之一的患者會死於這種癌症。日本人食用很多豆腐、天貝、味噌、豆漿，與其他豆類食品。甚至**連食用大豆的動物，罹患前列腺癌的比例也少得多。大豆中至少有兩樣能夠協助對抗癌症的特殊物質：金雀異黃酮（genistein）和大豆苷元（daidzein）。這些天然化學物質稱為大豆異黃酮（Isoflavones），對抗如前列腺癌等激素依賴型癌症特別有效。**

35 牛皮癬（Psoriasis）

傳統醫學觀點認為，牛皮癬成因不明，也無法全然治癒。如果醫生沒辦法開立有效的藥劑給你，這並不代表沒有其他方法可以治癒這個疾病。它代表著，現在該是求助天然營養素，來療癒身體的時候了。對於牛皮癬，我們絕對還有其他可以嘗試的方法。**使用Ω3來進行療癒、蔬菜汁斷食法，並且補充鋅與維生素，確實都能帶來治癒牛皮癬的希望。**

Ω3魚油或亞麻仁籽油——牛皮癬的部分成因可能在於，身體無法處理油脂，或是日常飲食中就缺少油脂。研究顯示，攝取魚體內稱做EPA（二十碳五烯酸）的Ω3脂肪酸也許能夠緩解症狀。你所食用的多數蔬菜油提供的是Ω6脂肪酸。**魚油中兩種最常見的的Ω3脂肪酸為EPA和DHA（二十二碳六烯酸）**。不吃魚的人必須知道有第三種素食者的Ω3來源，為亞麻仁籽油（亞麻酸）。在紫蘇籽油、卵磷脂、堅果和綠葉蔬菜〔註：台灣原生植物馬齒莧（俗稱豬母乳）中含有豐富的植物性Ω3〕，都能發現到含有一些植物型Ω3亞麻酸。

亞麻酸會在體內慢慢轉換成DHA和EPA。這會不會就是牛皮癬患者會有的問題呢？也就是說，會不會是他們體內進行這種轉換的速度過於緩慢了？如果是這樣，牛皮癬的患者的飲食中可能必須加上魚類，以提供現成的EPA。總之，這是一個明智之舉。在所有「西化」社會中，日本人的預期壽命是最長的，而他們吃了很多的魚。他們也很少吃紅肉。Ω3脂肪酸可能的一種運作模式是，進入每個細胞膜，使他們能夠彎曲、更有彈性，也更為耐用。食用魚油的另一項好處就是提升免疫系統的反應速度。

油脂充分的魚類（鱒魚、鯖魚、鮭魚）是最好的來源，而我們只需要一點點就足夠了。油脂較少的魚類（鱈魚、比目魚、黑線鱈）也有食用價值，只是你就需要多吃一點，才能攝取到足夠的魚油。摻雜（Ω6蔬菜）油脂的鮪魚罐頭不算在內。或者，你可以吃大量的綠葉蔬菜，常吃一點堅果，或服用 EPA 補充品。經常會建議每日補充攝取約三百至一千毫克的 EPA。

蔬菜汁斷食法——由於蔬菜，尤其是**綠色蔬菜**，能提供Ω3亞麻酸，加強大量新鮮蔬菜汁的飲食更有意義。這樣你也不必擔心魚類及海洋汙染的問題。自己種植蔬菜，你就能避免殺蟲劑和其他的化學農藥。

蔬菜汁飲食法可以提供豐富的亞麻酸，因此它能克服任何身體代謝的困難。我認識兩個人，他們為了測試這個理論，便定期進行為期一周的蔬菜汁齋。他們兩人都經醫學專家確診為罹患牛皮癬。經過幾個禮拜後，兩個人都完全康復了。由於牛皮癬經常消失又重複出現，因此這個試驗最重要的結論應該是，幾年以來，他們的症狀一直都沒有再復發。

蔬菜汁斷食法不是餓肚子，只是需要暫時食用大量液態的沙拉罷了。許多素食者每天一兩夸脫（一夸脫約等於一點一公升）的菜汁，這也就是一個人在進行蔬菜汁斷食法時通常會喝的東西。這樣的水分並不會過多；醫生往往會建議每天喝四到八杯的水。不要聽信人家說蔬菜會吃過量的話；農產品根本就不會傷害你的身體。蔬菜汁能夠提供碳水化合物、礦物質和維生素，內含的蛋白質更是比你想像得還要多。這當然是低脂飲食；不過只要添加魚油就能解決了。

鋅——皮膚涵蓋了人體內五分之一的鋅含量。缺乏鋅的大鼠和小鼠，演化出一種與人類牛皮癬相當類似的角質化皮膚狀態（keratogenesis）。人體缺鋅是常態，而非例外。儘管如此，營養師或醫生們卻很少會建議民眾補充這種礦物質。

研究顯示，**鋅補充量的安全上限約為每日六百毫克**。經數周或數月持續服用如此大量的鋅，可能會產生銅缺乏的症狀。每日服用劑量維持在更為合理的五十至一百毫克間，就能安全地長期使用鋅補充品。伴隨鋅一同服用適當的大劑量維生素，也能提供人體一些銅，使體內營養素更能均衡地作用。比起硫酸鋅或其他無機礦物形式的鋅，人體對「氨基酸螯合鋅」（amino acis chelated）的耐受性更高，此形式也更易為人體所吸收。

補充維生素——皮膚是人體最大也最明顯的器官。因此，它通常是健康狀況的指標，人體若是缺乏維生素，往往也能從皮膚的狀況看得出來。**臨床上缺乏核黃素（B_2）、菸鹼酸（B_3）、維生素A和維生素C，都會導致藥師無解的皮膚問題**。至少，應鼓勵牛皮癬患者每日服用兩次綜合維生素。大家都知道服用綜合維生素不會傷害人體，但並不是每個人都明白它能帶來多少助益。至於維生素A的補充方式，應選擇攝取無毒的胡蘿蔔素，而從蔬菜汁中我們就能攝取到胡蘿蔔素了。而綜合維生素B補充錠，能提供比例均衡的各式維生素B群，因此能夠確保服用的安全性。維生素C也是無毒的，即使在極大劑量下也是如此。補充維生素D同樣有助於治療牛皮癬。

36 呼吸道感染

現在，這裡是一條交通繁忙的的高速公路：流鼻涕↓輕微感冒↓重感冒↓肺炎。維生素C能在你還未開上這條公路前，就先阻止這趟旅程發生。如果你在疾病公路上開得越久，你就會需要越多的維生素來幫助你復原。這就好像是當火車頭走得越快，就需要越大的煞車動力來止住這台火車一樣。**萊納斯．鮑林（Linus Pauling）博士說，當你一開始想擤鼻涕的時候，就要馬上服用數克的維生素C了。我就是這麼做的，而且非常有效。**

當聽到聲稱單一維生素深具多重療效的言論時，通常人們都會挑眉質疑。「維生素C對治療感冒有效，或許是吧！但肺炎？拜託！」大劑量維生素療法的中心論點，或許有助於解釋這一點：單一維生素能夠治癒這麼多症狀的原因在於，只要缺乏單一維生素就會引起許多症狀。**疾病往往是維生素嚴重缺乏的後果**。如果這樣的言論似乎是過分強調營養，並輕忽了微生物的影響，請記得我們一輩子都是處在一個，被病毒與細菌所環繞的世界。然而，並不是每個人一輩子都在生病。不同的營養狀況，至少可能是生病與否的諸多重要原因之一。

例如，維生素C對許多病症都相當有效，而這一點對醫學界來說，似乎好得令人難以置信。如果會煩惱這物質太好用的話，那有這樣的困擾還真是不錯。毫無疑問地，醫生用同樣的藥物，去對抗不同的病毒。他們的論點，跟我的論點一樣，那就是有個病毒出現了，而我們必須抑制它的生存與發展。**抗病毒藥物，試圖像原子彈一樣摧毀病毒；維生素C則如法國抵抗運動（Freach Resistance，註1）一般**，隨著血液流竄全身，以期強化各部位的自主免疫系統。你可以自己選擇作戰的方式，但我寧願選擇避免受到藥物副作用的波及。

◆感冒與流感

維生素C是非常出色的抗病毒藥物，但前提是必須使用足夠的劑量。所謂足夠劑量就是「飽和」，並以是否出現腹瀉，來判斷人體的飽和程度。試著服用維生素C，直到達到飽和的程度為止。如果症狀持續，**每日二萬IU的維生素A，與數克生物類黃酮（bioflavonoids），自蔬果或營養補充品中攝取皆可**，也都會有所幫助。生病的時候，我會喝大量的胡蘿蔔汁，所以不需要服用額外的維生素A。患病期間，如果你幾乎都只吃水果和蔬菜，那你也不需要再額外補充生物類黃酮。你會發現治療流感與一般感冒的最大區別就在於，治療流感時的維生素C飽和標準會大於普通感冒時的維生素C飽和標準（也許會大很多）。

使用維生素C來治療任何疾病只有一個訣竅，**如果想要獲得顯著療效，那就是使用劑量一定要夠，而且必須立即使用**。鮑林（Pauling）博士的建議仍然有效：在一開始想擤鼻涕、咳嗽或打噴嚏時，就服用大劑量的維生素C飲品（以水或果汁沖泡維生素C粉），這稱為「速效劑量」。其用意是要及時攝取到不至腹瀉的大量維生素C。所有人，甚至是孩子，都可以測試出其個別的飽和劑量為何。

還可以試試鮑林（Pauling）博士的另一個方法：為有助控制病情，可以試試將抗壞血酸鈉或抗壞血酸鈣（緩衝、無酸性的維生素C形式）溶於水後（將三公克抗壞血酸鈉溶於約五十七公克的水中），局部用於患部。可以試試用眼藥瓶將二十滴溶液滴進每個鼻孔中。**這可能還更為有效，因為如此一來患部的局部維生素C濃度，會比口服維生素C所能提供的來得高更多**。

◆ 支氣管炎及肺炎

二〇〇二年五月，《手術刀（Lancet）》期刊發表了一項研究，內容指出對付支

氣管炎常用的抗生素，阿奇黴素（azithromycin），在治療支氣管炎方面，並不比高劑量維生素C來得有效。該研究的醫療見解是，或許這是因為支氣管炎是一種病毒性疾病，而不是細菌性疾病。對大劑量維生素C的使用者來說，這樣的區別只不過是學術上的分類罷了。細胞分子矯正醫師羅伯特．卡斯卡特（Robert Cathcart）醫學博士曾經說過，花太多功夫在命名各種疾病，可能只是在浪費時間而已。他喜歡以需要多少維生素才能產生療效的方式來分類疾病。舉例來說，**支氣管炎對他來說可能是「一日六十克的感冒」，肺炎則可能是「一日一百二十克的感冒」**。

預防明顯比治療重症來得容易。立即使用大劑量維生素C（每半小時二千至三千毫克）通常能阻止感冒演變為肺炎。但如果它已成為肺炎，那麼請認真治療這樣嚴重的疾病：因為對老人與小孩來說，肺炎很可能會致死；千萬不要拖延就醫。

而如果你開始想認真治療了，可以參考一下以下的意見。羅伯特．卡斯卡特（Robert Cathcart）博士**主張以每日高達二十萬毫克的維生素C來治療肺炎，通常是以靜脈注射的方式進行治療**。你我都能以頻繁口服維生素C的方式，來模擬二十四小時的靜脈注射。當我得肺炎的時候，我必須每六分鐘就服用一次二千毫克的維生素C，才能達到飽和。我每日總口服劑量超過十萬毫克。發燒、咳嗽與其他症狀，在幾個小時內都緩和了；而且才短短幾天，人就完全康復了。支氣管炎復原得甚至更快。維生素C的表現，至少是和其他藥品的療效一樣出色，而且還更為安全與便宜。

以大量的維生素C治療呼吸道感染，並不是一個新的概念。費德瑞克．科林納（Frederick Klenner M.D.）與威廉．麥考密克（William J. McCormick M.D.）自一九四〇年代後的數十年，一直都很成功地使用此法治療呼吸道感染。如果有人覺得維生素C大體上有益，但大劑量可能並沒有療效，甚或可能有害，那麼這些人最好還是親自閱讀一下第一手的研究論文。臨床證據證實大量使用時，維生素C具有強大的抗生素／抗病毒作用。

維生素C可單獨使用，如果有人選擇要與藥物一同使用的話也可以。很明顯地以處方藥物治療肺炎的成效有限；**每年約有七萬五千名美國人死於肺炎。如果積極使用維生素C進行治療的話，這個數據無疑將會大幅降低。這樣的推論同樣也適用於SARS（嚴重急性呼吸道症候群）**。

註1：法國抵抗運動（Freach Resistance）指在二次世界大戰時，法國被德軍佔領，法國人民在各地形成「內地軍」組織，主要用游擊戰術癱瘓德軍的交通運輸，最終獲得勝利的過程。

37 鼻塞

在為你阻塞的鼻竇服用解塞劑前，請先試試以下的天然替代療法。

■注意你所攝取的食物。**如肉類、白麵包與糖果等飽氣而低纖的食物，至少間接造成了鼻竇充血的症狀**。世界上的合唱團指揮家都知道，**乳製品是出了名地會讓人分泌黏液**。最簡單的測試方法就是，將飲食中的乳製品移除，然後看看你會不會覺得舒服一點，呼吸會不會順暢些。

■**食物中添加化學物質，或許會讓一些人鼻塞**。這意味著，避免人工色素、人工香料和防腐劑或許能夠幫助你。反正化學物質沒有營養價值，所以何樂而不為呢？

■阿育吠陀醫學（印度的傳統保健法）建議依照你的阿育吠陀體質，選擇適合的個人飲食，藉此來舒緩你的呼吸狀態。**鼻竇阻塞很可能是由於食用太多沉重、黏糊類的食品而造成卡法類身體能量不均衡**（阿育吠陀醫學主張身體有三種基本能量，卡法是與身體結構組織有關的能量。）所顯示出來的徵兆。**適當的阿育吠陀對應方法是多喝水，並食用辛辣食物**。

■剛開罐的山葵會有強烈的氣味，我的祖父以前會去吸從裡頭冒出來的蒸氣，以減輕鼻塞的症狀，他還會在湯裡灑滿辣椒粉。我的女兒鼻塞的時候，她幾乎是直接把整罐辣椒醬拿來喝。這些即時的處方在你自家的廚房就可以找得到。

■ **喝大量的水**。液體可以讓阻塞呼吸的固化黏液，變成容易咳出的液態黏液。大量喝水是個很好的建議，但**喝蔬菜汁甚至還更好**。你還可以藉由食用大量新鮮水果來獲取大量的水分。

■ **輕柔的臉部按摩，或許可以讓舒緩鼻竇症狀**，熱騰騰的蒸氣浴同樣也可以。

■ 如果你選擇傳統市售的解充血藥品，那可以選擇名為「Vicks Vaporub」的擦鼻膏（或是同類藥品）。把它當成是一種草藥，因為它就是：從各種植物中萃取出來的物質，包含了荳蔻、樟腦和桉樹油。大部分的人會擦一點在脖子或胸口，但，若是小孩使用的話，我們兄弟以前的做法是擦一點點在每個鼻孔上。標籤上的指示用法並不建議這樣使用，但我們看來是沒有因此受到什麼傷害。

■ 最好的天然健康哲學是不只能治標，還能治本。基於這個理由，我會主張定期進行蔬菜汁斷食法，因為它是鼻道暢通的整體最佳解法。如果你飲用大量蔬菜汁，並維持正確的飲食習慣的話，那麼幾乎就不會再有鼻竇充血的症狀了。

38 肌肉酸痛

源自兩種常見花種的**乙醇提取物**，是跌打損傷時最好用的的外用急救良方之一。**金盞花**（Calendula officinalis）是如萬壽菊般的一年生花種，它有密集的橘色或黃色花瓣，花朵形態與大小皆同菊花一般。**金絲桃**（Hypericum perforatum）別稱為**聖約翰草**（st. John'swort，亦是一種可治療憂鬱症的草本天然處方）。不管你想不想栽種它，它是一種可能會自動出現在你的花園的野生「雜草」。花小，色黃，呈星形，攀附在約一兩英呎高（一英呎約等於三十點四八公分）的長莖分枝植物上。你可以自行種植，也可向商家購買這些草藥。我的草藥是在鄉間散步時摘採收集起來的。

你唯一需要的額外成分，就是做為溶劑用的酒精。既然你是要製作成可以擦在皮膚上的軟膏，你可能會需要用到外用酒精，但我並不建議你使用外用酒精。**異丙醇是有毒的**。我建議使用**白蘭地**來代替，以免有人不小心以為這種酊劑是內服使用的。白蘭地大約有百分之四十的酒精成分，濃度足以萃取出花中的良好成分，同時也能作為藥品的防腐劑（用琴酒和萊姆酒也行）。摘取約半杯的花，將其投入一個玻璃小罐中，注入足量的白蘭地，讓花瓣漂浮於上，然後密封起來。大約一周後，瀝乾花瓣，並將溶液倒入滴瓶中。它可以保存很多年。

每當我們拉扯肌肉、踢到腳趾、碰撞桌腳、摔傷，或有任何運動傷害時，就把這兩種花的混合酊劑拿出來用。（嚴重受傷時當然不只需要草藥來治療；請採取任何必要的保健措施。）你也可以在健康食品店購買到這些酊劑，但還是比不上自家花園種出來的天然草藥！

39 糖癮

在某種程度上，人對糖的渴望類似於對酒精的渴望：兩者都是簡單的碳水化合物，兩者也都能以營養的方式獲得滿足。有些「甜食瘋」的人家中，也會有沉迷其他事物的家庭成員。或許他們都有容易上癮的人格傾向。或許也不是。我認為有採用營養的治療方式可以有效解除這種糖癮，幫助有糖癮的人最可靠也最有力的方式，是認真遵行羅傑．威廉斯（Roger J. Williams）博士治療酒精中毒症的營養方案。**大劑量的維生素B群**是此療法的理論基礎。我建議至少每天服用六次完整的維生素B群。**鉻**、**維生素C**、**卵磷脂**、**左旋－麩醯胺酸（一種胺基酸）**，與富含蔬菜、高纖、複合碳水化合物的飲食也都相當重要。在過去幾十年裡，我親眼看到以下方法幫助了許多的人：

■**大量的維生素C**（一日一萬至兩萬毫克或更多）。高劑量的維生素C能增加體內，用以振奮情緒的腎上腺素與血清素的產量。

■**每日服用六次綜合維生素B群**，內含數種主要的維生素B各約五十毫克。維生素B群相互協同作用時的效果是最好的。頻繁分次服用是有效利用B群的關鍵。

■**左旋－麩醯胺酸**，每日二千至三千毫克。這種氨基酸有助於減少對酒精的生理渴望，或許也能幫助一些有糖癮的人。空腹服用的效果最好。

■**卵磷脂**，每日二至四湯匙。這種營養素能**提供與維生素B群相關的肌醇和膽鹼。卵磷脂還有助於改善葡萄糖耐受量**。

■**鉻**，每日至少二百微克到或許四百微克的**煙酸鉻**（chromium polynicotinate）。鉻能大幅**改善碳水化合物的代謝，並有助於控制血糖濃度**。

■良好的高效力維生素/礦物質補充劑，應內含**鎂**（四百毫克）、**抗氧化的胡蘿蔔素**，以及**維生素E**（D－α－生育酚）。

40 菸癮

很多人都熟知這段禱告詞：「讓我坦然接受我所不能改變的，勇敢去改變我所能改變的，並賜給我能分辨的智慧。」其實，吸菸是一件我們可以完全自我控制的事。現在就停止吸菸吧！並且，勸告您所愛的人開始戒菸。盡一切力量來挽救他們或是您自己的生命。此外，有九成的吸菸者想戒菸，而也有九成的成功戒菸者，並沒有依賴任何技巧：他們僅僅是停止吸菸而已。

雖然「冷火雞」（註1）的戒斷方式可以讓您有效戒菸，不過，每當您想抽菸時，可以在喉嚨後方噴一些**維生素C**，這會讓戒菸變得容易多了。您可以每天自行製作新鮮的維生素C噴霧：使用**純抗壞血酸晶體或粉末**（可在任何健康食品商店取得），加入一、二盎司的水，盡量使其溶解。這並不需要具體的計量，只需加入差不多等量的水，粉狀的維生素C就會溶解。它就是這麼簡單。另外，一般美妝店都可買到適合的噴霧瓶。

當您想抽菸時，務必要將維生素C噴在您的喉嚨後方。這不僅可以幫助您戒菸，也有助於控制隨尼古丁戒斷而來的食慾，或體重增加問題。這個方法已在一項隨機對照的科學研究中證明有效。

減輕壓力也有助於您遠離吸菸的習慣。研究顯示，靜坐可以有效克服菸癮。

幾年前，全國諮詢專欄作家刊登了一封讀者來信，宣稱若在抽菸前吃一小撮菸草，將可以減少吸菸的量。也許是因為令人討厭的味道降低吸菸的慾望；或者，也許是順勢療法的原理，即俗稱的「以毒攻毒」所產生的影響。有種無害的微量稀釋菸草Tobaccum 6X，可能就是從這個概念發展出來的順勢療法產品。

請記住：菸草是世界上最危險的大規模毀滅性武器，而菸癮也是每個已開發國家中疾病和死亡的最大成因。「世界衛生組織（World Health Organization，WHO）估計，**菸癮每年造成全球五百萬人死亡，其中包括超過四十萬名的美國人**」。吸菸者（不分男女）罹患糖尿病的機率是一般人的兩倍，而眾所周知，吸菸還會導致癌症。

停止吸菸，每年就可以拯救超過四十萬人的生命，何樂而不為？行動吧！

註1：Cold Turkey 是由美國的醫師所發展出來一種戒癮的方法，讓人立即斷然放棄一種習慣或癮頭，而非溫和、漸進的方式。

41 牙齒護理

這裡有一些可讓您放心露齒微笑的秘訣：

■少吃糖。所有的營養學家及牙醫都同意糖會使人蛀牙，但美國人每人每年的耗糖量超過一百二十磅。**糖裡並沒有任何維生素、礦物質與纖維**。導致蛀牙的細菌嗜糖，所以少吃糖，才能餓死這些細菌。

■清潔您的齒縫。使用牙線或那些好用，又可消除牙菌斑的齒間清潔牙籤。

■攝取額外的維生素C。牙齒的健康與牙齦息息相關，而與其他營養素相較之下，**牙齦健康與維生素C的關係更為緊密。壞血病的首發症狀即是牙齦容易出血**。

■如過去幾個世紀的人們一樣，在用餐結束之際來點起司。起司可抑制口中的細菌生長。馬茲瑞拉起司（義大利白乾酪）、蒙特里傑克起司、瑞士起司和成熟的切達起司都不錯。

■多吃有機食品，最好是自己菜園所栽種的蔬菜。德州的赫里福德（Hereford）在一九四〇年代被稱為「無牙痛之鎮」而名聲大噪。為什麼這個鎮上的人幾乎沒有牙科疾病呢？**因為食物所生長的土壤中，含有大量的有機礦物質**，也因此，牙齒可以得到更好的營養，也就長得更強韌了。當地的牙醫幾乎都關門大吉了。

■孕婦特別需要補充**鈣**和**多種礦物質**，使成長中的嬰兒，在出生前就幫牙齒打好基礎；同樣地，這些礦物質補充劑，也有助於她分娩後的泌乳，讓寶寶的牙齒和骨骼可以繼續發育。

■嬰兒的牙釉質（又稱琺瑯質）是在子宮內建構，只有在母體獲得足夠的**維生素A**時，胎兒的釉原細胞才會充分形成琺瑯質。胡蘿蔔素是最適合孕婦的維生素A來源，因為如果在懷孕期間攝取過多的魚油維生素A，可能會有流產的風險。所有綠色和橙色的蔬菜都含有胡蘿蔔素；當然，胡蘿蔔汁就是理想的來源。眾所周知，農產品幾乎不可能會傷害母親或孩子！

■大家都應該攝取綜合維生素。產前婦女、嬰兒（液體）、小孩（嚼錠），也別漏了一般青少年和成年人。年復一年的研究不斷顯示，美國人的飲食中缺乏了數種維生素，而不僅僅是單一維生素。

■重新考慮氟的必要性。**氟化物是有毒的**，僅需一毫克就會構成處方劑量。儘管如此，這仍是美國環境保護局（Environmental Protection Agency，EPA）允許一杯飲用水含氟量的上限。幾乎所有的歐洲國家都已停止在水中加氟。研究證實，氟能帶來的真正好處極少（如果有的話）。飲用含氟的水長大的人，補牙的狀況平均只比沒喝含氟水的人少一半左右。

在骨骼和牙齒中，大多數的氟均以自然，且適當的形式（氟化鈣）存在。極少量的氟有助於增強其硬度。過量的氟化物可由尿液排出，也可能留在體內。氟過量的情況眾所周知，而且廣泛。**氟過量（氟中毒）的特點，是牙齒琺瑯質上會出現色斑。在印度和其他許多國家氟過量的情況非常普遍**，這些地區的水含氟量過高，必須經過除氟的程序後才能當成飲用水。水中人工添加的氟在美國也引起氟中毒。奇怪的是，公共供水加氟，很少被視為相當不精確的群眾用藥方案，但事實上這的確是。

提倡公共用水氟化的人，希望您相信氟具有防止衰變的性質，但這並沒有什麼科學依據。「美國藥典」（Physicians'Desk Reference，PDR）已針對低至四分之一 PPM（Part Per Million，百萬分之一）的含氟量列出其不良反應。許多研究都已經證明，**公共供水中的含氟量可能會對骨骼產生不良的影響**。現在市面上已經有含氟牙膏、含氟漱口水，甚至含氟的兒童維生素，難以自圓其說為何還要強制，在每個人的飲用水中添加更多對人體有害的氟化物。（參考本書三五九頁「骨質疏鬆」中，避免氟化物的詳細說明。）

42 泌尿系統感染（UTI）

「到底是什麼環丙沙星（cipro）？」賴瑞問。之前，他曾向我詢問過慢性泌尿系統感染的相關問題，從他自海外執行任務回來之後就一直斷斷續續地受此困擾。

我回答：「這是一種特別強的抗生素。」「為什麼？」

「我的醫師已經花了幾個月時間來治療我的泌尿系統感染。他一開始先使用磺胺類，接著是紅黴素，然後是另一種抗生素，或是三種都用。」

每次他服藥後，他發現灼熱感降低，且血尿的症狀消失，但藥效只能持續一段時間。症狀不斷地反覆發作，所以他的主治醫師即將要在他身上使用環丙沙星。

「如果您得到UTI（urinary Tract Infection，即慢性泌尿道感染），您會怎麼做？」他問。

我告訴他，我會試試攝取**維生素C**（到達腸道耐受度），再**搭配蔬果汁斷食**。維生素C和蔬菜中的營養物質，有助於**增強免疫系統**。兩者都提供抗氧化劑和抗毒素作用。蔬菜中的胡蘿蔔素，對細胞抵抗泌尿系統的感染特別有幫助。蔬果汁很容易吸收，其中所含的胡蘿蔔素將可發揮最大的功效。**維生素C會增強膠原蛋白，將細胞聚集在**

一起，同時也可以抵抗感染。而且，當維生素C到達腸道耐受度水平時，將具有很強的**抗菌作用**。另外，多餘的維生素C會隨尿液排出，這意味著大量的維生素C，將會徹底洗滌遭感染的尿道內部，發揮二度殺菌效應。

賴瑞盯著我，他臉上出現了典型的容忍表情。我們早有默契，討論時雙方可以有不同的意見。我推測，這時候應該就是了吧。「我想我要嘗試環丙沙星，」賴瑞最後終於說。「我已經受夠了這種感染。」

幾個星期後，他打電話給我。他說環丙沙星有效了。然後，不到兩個星期後，他再次感染。「可惡！它回來了」賴瑞說。「更糟的是，醫師說他想嘗試下一個抗生素是未上市抗生素，治療過程需要住院觀察。沒有辦法，我得到醫院去治療了。」

他安靜了一會兒。「蔬果汁，是嗎？」賴瑞突然說。「要喝多少？」

「所有您想要喝，而且可以喝的都可以。」我告訴他，除了蔬果汁，其他什麼都不要吃，也許可以吃些水果，讓飲食不會過於單調。他有一台榨汁機，所以他隨時可以開始嘗試這個方法。我建議他讓維生素C的攝取量到達腸道耐受度。「當您攝取足夠時症狀就會消失，不管量多大都有可能。需要的量可能相當高，不過，您不要一下服用過多，容易造成腹瀉。」

所以，賴瑞回去開始榨汁，一次飲用二十盎司，也同時攝取維生素C。不久，他就打電話來了。「嘿！這個方法真的有效！」他說：「沒有灼熱感，沒有血跡，沒有不舒服，什麼都沒有。在其他人試盡一切辦法後，這個大麻煩竟然不藥而癒。實在太美妙了。」之後，我們也聊過幾次，而他仍繼續每天喝蔬果汁並服用一些維生素C，到目前為止，完全沒有再復發任何泌尿系統感染的狀況。

43 超重

我們往往吃得過多但仍營養不良。一種可能的解釋是，因為沒有效率地攝取營養，而導致我們吃得過飽。暴飲暴食可能是一種天然的渴求，試圖增加維生素的攝取量。問題是，我們吃得越多，代謝食物所需要的維生素越多，特別是更多的維生素B群，和更多的脂質保護性維生素E。當我們吃得更多，嘗試獲得這些營養素時，我們也吃進了更多的卡路里，結果是，我們變得更重了。

解決方法就只是擺脫這個錯誤模式；**節食，並攝取維生素**。您每天需要攝取大量的維生素，將其視為補充品。攝取維生素有助於您吃得正確。若體重過輕的人吃得正確，就會增重；若過重的人吃得正確，則可以減肥。維生素錠不含卡路里，大部分人吃的食物都僅包含熱量，而沒有維生素。我覺得許多人吃得過飽，都是因為他們的身體渴求維生素，也渴求好的脂肪：必需脂肪酸（Ω3與Ω6）。您當然可以滿足這兩種渴望，而且不用變胖。

每餐前約一個小時，吃一湯匙**卵磷脂**（顆粒狀，混入牛奶或果汁）。大量的卵磷脂是一個飲食好幫手……，讓您的身體獲得兩種真正需要的必要脂肪酸時，也會殺死您的食慾。同時，您也要攝取綜合維生素，每日兩次。

我要告訴您一個秘密：**成功節食的真正訣竅是永遠不挨餓**。如果您挨餓，這樣就錯了。我覺得太多節食者要不就是出現意志消沈和脫水的狀況，要不就變成瘋狂的食肉動物，甚至是憤怒的殉道者。

減肥錯誤1：意志消沈和脫水——喝大量的水，喝較多的水，意味著您會吃下較少的食物。用零熱量的東西來填滿您的肚子；降低您的食慾，而且成本很低。

當您拿著水時，就順便吃些維生素C吧。人們進食的一大原因是，可以改善他們的情緒。**維生素C是一種天然的抗憂鬱藥**，當然也可以辦到這點。**高劑量的維生素C可促進腎上腺素的形成**。事實上，人體的腎上腺是維生素C的主要儲備區，而**維生素C也用於治療腎上腺衰竭**。攝取越多的C，您的精力越充沛。只要您嘗試：每天定食攝取大量的維生素C，看看它抑制食慾的成效如何。我用這個方法在四週內減掉了近二十磅。

減肥錯誤2：瘋狂的食肉動物——大多數肉類都含有大量的脂肪。即使是瘦肉，也有百分之十至二十的脂肪，而且完全不含纖維質。您需要蛋白質，但您不一定要殺死小動物來得到它。吃些**堅果**來取代肉吧。可能會有人持反對的意見，但事實是，堅果是一個很好的減肥食品。它們讓人有滿足感、脆脆的，並有很好的口感。令人驚訝的是，如果您慢慢地咀嚼，堅果也能填飽肚子。在健康食品商店裡買品質好一點的新鮮冷藏堅果：**未過期**、**無鹽**、**無油炸**，也不是會讓您蛀牙的「蜂蜜烘焙」口味。吃堅果會幫助您有意志力離開肉類和許多其他「脂肪食物」。**搭配維生素C和維生素B_6，人體可將堅果中的氨基酸（色氨酸）轉化為提昇情緒的血清素**。對於那些「為了錯誤原因而吃」的人來說，如果不想再寂寞、沮喪或絕望地進食，那麼堅果就是最佳的選擇。此外，**花生和腰果特別富含色氨酸**。

減肥錯誤3：憤怒的殉道者——嘗試減掉多餘的體重時，重點並不在於您吃什麼，而是您吃了太多。所以，不要讓飲食索然無味！吃所有您想要吃的沙拉和水果。生機飲食的素食主義者會讓自己吃得苗條。想把蔬菜煮熟嗎？那就做吧：烹煮食物並不會增加卡路里，但食物煮熟後體積會被壓縮，您可能會吃得更多。一大碗的綠色蔬菜煮熟後將只會剩下一點點。

不過，即使如此，這仍遠遠優於大多數人著迷於肉類、脂肪和碳水化合物的飲食。

生鮮的素食食物熱量低又美味，每餐您都可以吃飽，而且是非常飽。

如果您不想採用完全的生機素食，那麼，就退而求其次，不吃垃圾食品、少吃肉，並多吃些真正需要烹煮的食物：豆類。豌豆、蠶豆和扁豆含有大量纖維質，價錢又便宜，重點是可以填飽肚子。它們亦富含色氨酸，這是一種可以提升情緒的氨基酸，也是節食者的好朋友。

減肥時也要吃些南瓜。抱怨素食不能填飽肚子的人一定有什麼地方弄錯了。按照印第安人的方式，您得邀請**「三姐妹」**到您的餐桌上：**穀物、豆類和南瓜**。三者缺一不可，如果漏掉了其中1、2樣，您仍可能會想吃些餐後點心。當您每餐都吃下大致相等份量的穀物、豆類和南瓜時，您將會發現您的生活習慣完全改變：心情愉悅、對食物的渴望消失了。而且我說的是徹徹底底地「消失」！

◆其他有助減重的方法

■嘗試蔬果汁斷食。除非有醫療上的限制，否則您並不需要每天進食。如果您超重，甚至不需要每週進食。脂肪是身體所儲存的食物，所以用完它吧！只要不進食，身體就會動用本身所儲存的脂肪並燃燒它們。喝大量的蔬果汁，補充液體和電解質（礦物質）和一些碳水化合物；**碳水化合物可預防酮症，以及減少體內蛋白質的分解**。您將可獲得能量，並消耗脂肪，而不是肌肉。進行斷食時，**攝取大量的維生素C**

（視需要，以鈣離子緩衝），喝大量的水、蔬果汁或稀釋果汁，並且攝取綜合維生素，每日數次。

■**化學能量是儲存於化學鍵中，而脂肪中存有大量的化學鍵**。如果您超重，就表示您積聚了許多的能量。所以，消耗它吧！減肥的唯一方法就是燃燒掉的卡路里大於吃進肚子的卡路里；這意味著少吃或多運動。當然，最好是兩者同時進行。

■請記住：大部分的生機飲食都幾乎不含脂肪；也就是說，您可以吃所有想吃的生鮮蔬菜、豆芽、沙拉和水果。如果您不想成為生食的素食者，有個簡單的減肥方法就是成為一個普通的素食者。少吃肉就少掉體重。

■另外有一種簡單的方法可以讓您瘦下來：**別碰甜點**；改用水果作為餐後的完美句點，尤其是用水果乾代替。沒錯，水果乾的確含糖，但不含脂肪。試試只吃兩把葡萄乾或棗乾就好——這不容易做到，因為**水果中糖分、礦物質與纖維的天然組合有自動控制食慾的效果**。

■利用蜜棗、葡萄乾、蜂蜜或糖蜜來調整甜度。同樣，這些都是糖份的來源，不過您根本吃不了太多。

■想要控制食慾，又不想放棄甜點？我們有個八十四歲、活潑的老朋友，他的座右銘就是：「人生苦短，甜點至上」。不過，認真說來，如果您在用餐前十五分鐘吃了些甜食，正餐可能就會吃得比較少。**這是因為食慾與血糖濃度息息相關。**您還記得您媽媽說什麼？「現在不要吃糖果，它會讓您吃不下飯。」這句叮嚀完全正確！

■瑜伽的伸展動作是最好的運動之一。許多不錯的書裡對於瑜伽的基本姿勢都有詳細的說明。瑜伽課程的學費並不昂貴；問問當地的學校或社區中心，有沒有適合初學者的課程。我是在航行於中太平洋的船上學會瑜伽，大概有三十年了吧，現在，我還記得那次的航行，而我也還繼續做瑜伽。

■走路可能是最偉大的運動。您知道，步行一英里，所燃燒的卡路里大概和跑一英里差不多？但是，步行對您的膝蓋和腳踝而言，可就輕鬆多了。我喜歡走路。幫自己準備一雙酷運動鞋和一隻狗，您也可以辦到。

■良好的減肥應該是每週減輕一、二磅。**急速減重常會急速地復胖**，速度幾乎一樣。別急，慢慢來。即使渡了兩星期的假期，每週減輕一磅，一年也就減輕了五十磅。

■您見過那些減肥沖泡粉和液體餐。您想為自己量身訂做？**將二湯匙卵磷脂顆粒（脂肪運送的物質）、半茶匙維生素C粉，和一茶匙鈣鎂粉混入您最喜愛的甜果汁裡，攪拌均勻後喝下；我通常會在之後再多喝一些果汁。為了提高飲料的價值，您可以加入一茶匙的B群強化酵母**，來補充維生素B群；或者，您可以額外攝取B群補充品。我喝完這杯特製的飲料後，總是會另外再攝取綜合維生素和**八百IU的天然維生素E**。

常識性的警告：除非醫師建議，否則，懷孕或哺乳婦女，以及成長中兒童均不應進行減肥。

44 念珠菌感染

有些人認為，若要避免念珠菌感染，您應該避免接觸酵母。如果不細想，這說法乍聽之下似乎可行。許多念珠菌感染都是由一個特定的物種**「白色念珠菌」**所引起的。其實在任何健康的身體中都可以找到這些真菌生物，但通常是由體內的好菌和其他微生物的菌群來保持平衡。**但是在免疫系統低下、壓力、營養不良，以及尤其是使用抗生素等狀態下，都可能造成念珠菌感染。**

當您烤麵包時不會使用念珠菌，而當您吃起司時，更不會想要吃下念珠菌；但您的身體卻樂於消化，富含維生素B群與微量元素的啤酒酵母及B群強化酵母。問題不在於飲食中的酵母，而是出自體內的微生物失衡增生。

因此，想辦法讓體內生態平衡才是對的做法。針對各種形式的念珠菌感染，我會建議**飲用蔬果汁，並採取接近素食的飲食型態，再補充大量益生菌。**這有助於平衡體內的整個微生物相。不吃糖類絕對是必要條件。念珠菌嗜糖，不吃糖就能餓死它們。此外，我建議攝取**大劑量的維生素C**，使其到達腸道耐受度（飽和度）以助於迅速緩解症狀。只要使用足夠的量，我認為它的效果應該會優於制真菌素、抗黴菌藥物，或任何其他由醫師所開給您的藥物。

◆ 鵝口瘡（念珠菌病或念珠球菌病）

直接敷用維生素C可有效抑制真菌的生長和活動。鵝口瘡是常見的疾病，由於抗壞血酸是酸性的物質，若是要將抗壞血酸作為外用的敷料，建議您選擇抗**壞血酸鈣**、**抗壞血酸鈉或任何其他非酸形式的維生素C**。在半茶匙緩衝型維生素C粉末中添加幾滴清水，調成糊狀，再用棉花棒塗於皮膚。另一種方法是將維生素和水加入噴霧瓶（一般美妝店或十元商店都可買到），DIY維生素C噴霧，隨身攜帶。

順勢療法常建議以**硼砂（3X或6X）**來治療鵝口瘡。

◆ 陰道鵝口瘡（念珠菌病或念珠球菌病）

有些婦女將抗壞血酸維生素C錠（二百五十毫克）用作陰道塞劑，每日兩次，可有效發揮療效。另外，**口服益生菌或優格中所提供的嗜酸乳桿菌，也非常有益**。在看醫師之前，您可以先根據常識自行治療。

拒絕庸醫——健康的眞相

過去三十年裡，我對所有人所做的建議大概就是下列三個原則。如果您的健康有任何狀況，而還沒有嘗試過這些方法，您可能就承受了一些不必要的痛苦。

1 如果您還沒有到達過維生素C飽和（腸道耐受度）的狀態，現在可以開始嘗試。記住，費德瑞克．科林納（Frederick Klenner M.D）博士說：「**我從來沒見過有病人不適合維生素C。**」

2 如果您抽菸、喝酒、酗咖啡因、嗜糖，或者吃肉或垃圾食物，請停止吧。

3 接近素食的飲食型態與蔬果汁斷食，都是行之有年的療法，可治癒並活化身體的各個部位。如果還沒開始嘗試，那您就是自願生病了。

記住：如果您不「瘋健康」，那您在瘋什麼呢？

PART 3
其他健康狀況的快速參考指南

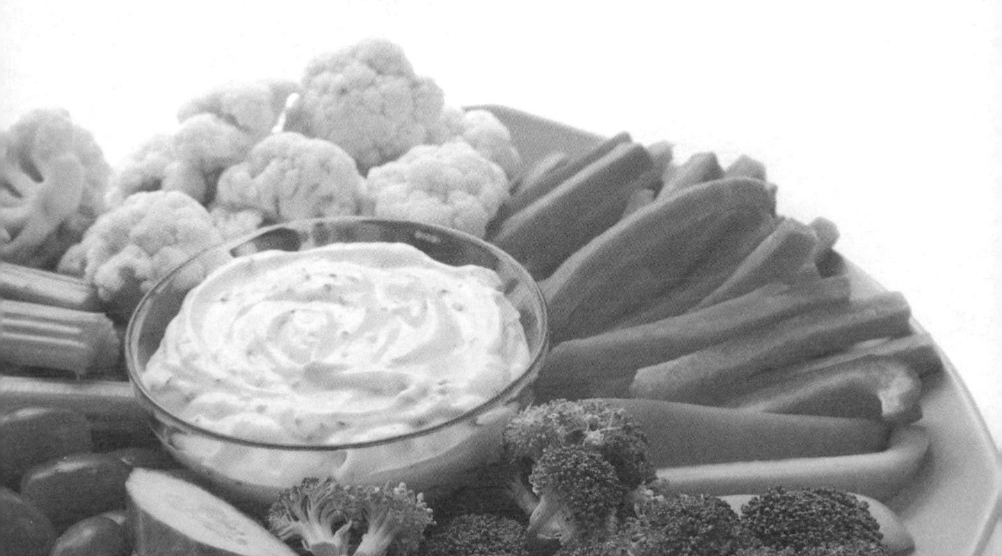

我沒那麼聰明，能將所有健康相關主題納入一冊，而讀者們可能也無法一次全部吸收。我知道，當您像我一樣在細讀自我保健書籍的時候，您很可能會特別關注與家中成員較為相關的不適症狀。因此，針對一些常見的健康問題，本節中也提供了一些非常簡短的治療選項。

雖然沒有所謂速效的「靈丹妙藥」這種東西，以下「簡單有效」的自然療法還是能夠對人產生很大的影響，因此值得來一次全面而公正的審判。常識性的警告：請記住，我不是醫師，這些都是需要自行權衡的意見，也是傳統醫學外的另類選擇參考。關於疾病的問題通常很少會有很簡短的答案，任何人都不應將下述方案視為全面的治療說明。但是，也許它能激勵您進行更為深入的探索與研究。

1 腎上腺衰竭

飽和程度的維生素C特別適用此症。眼睛與脊髓液外，腎上腺是您身體中維生素C的主要倉庫。**大劑量維生素C**，或許是值得愛迪生氏病（Addison's disease）患者們一試的輔助療法。

2 脫髮

除了遺傳因素外，動物若是缺乏**鋅**，也會導致脫毛症狀（或稱掉髮）。我認為**維**

生素E與必需脂肪酸Ω3與Ω6也很重要。幾年前，我藉由服用卵磷脂、高劑量的B群與鋅，而停止了脫髮的症狀。現在我的髮量依然是那麼地豐厚，以致於當我梳頭髮時，梳子都會卡住。

3 流鼻血

維生素C過少，這就是問題所在。常流鼻血是**幼年型壞血病的早期跡象**。**缺乏維生素C會導致自發性的血管滲漏現象**。讓您的孩子服用大量的維生素C，您就不會那麼快就用完您的衛生紙，也就不用洗那麼多的枕頭套了。**每多一歲就增加每日劑量五百毫克的維生素C**，是一個通用的經驗法則。將每日劑量搭配餐點與點心分次服用完畢。

4 神經性厭食症

關於這個問題已經談得夠多了，但以下這點卻鮮少提及：**研究顯示缺乏鋅會抑制食慾**。更重要的是：靜脈注射大量綜合維生素，有助維持住院厭食症患者的生命，藉此爭取更多時間並加速復原速度。至於厭食症患者心理方面的治療，我認為**菸鹼酸（維生素B_3）療法**值得一試。

5 燒燙傷

燒燙傷的急救方法是立即冷敷。可**在患部局部使用從膠囊中擠出的維生素E**，直接從蘆薈葉中擠出的蘆薈膠效果也很好。

一度燒燙傷（紅腫，無水泡）：在睡前與早晨，輕輕擦上適量的維生素E，混合一茶匙的橄欖油來幫助它散開。

二度燒燙傷（水泡）：對於這類型的燒傷，就不須使用橄欖油，直接、輕柔並頻繁而集中地敷用維生素E即可。

三度燒燙傷（皮膚受損；皮膚缺塊）：直接從膠囊中將維生素E滴在傷口上，您就完全不需要碰觸到燙傷區塊。感染與需要植皮的風險將會大幅降低。嚴重燒燙傷時務必保持機敏，並前往就醫。

6 結膜炎（「紅眼病」）

一名二十二歲、穿戴隱形眼鏡的年輕女子曾有偶發性結膜炎病史，她最近又犯紅眼病了，尤其在晚間最為明顯。她的眼睛很紅，有分泌物，還會浮腫與發癢。她決定嘗試別的療法來替代她慣常使用的醫師處方：抗生素眼藥水。她的替代方案是**口服高**

劑量維生素C療法。一開始是晚間十點先服用八千毫克的大劑量維生素C，隔天一早七點左右服用四千毫克，然後九點時再服用四千毫克，接著每十五分鐘就服用二千毫克，直到她達到腸道耐受上限或是「飽和狀態」為止。要達到這個程度，只須再多花兩個鐘頭左右的時間。然後，她就開始降低維生素的服用量，但仍然維持服用身體可耐受而不致腹瀉的劑量，接著她的症狀在下午四點就消除了。總計療癒時程：十八個小時，而在這段期間，她有一半的時間都在睡眠中。

7 頭皮屑

人們對頭皮屑是總是有滿腹牢騷，但這裡有一個非常直接了當的解決方案：**正確飲食、少量飲食，以及減少乳製品的攝取量**。有頭皮屑的人已經發現，如果他們減少他們的乳製品食用量，頭皮屑就會消失無蹤。不須使用藥物，也不需要特殊的洗髮精。我已經在我自己的頭皮上見證到它的療效。更有趣的是，我在我家小狗身上也見識到了如此功效。

當我收養卡柏（英文拼為Cobber，代表「哥兒們」的澳洲話）的時候，牠是一隻骨瘦如柴，十四週齡的黑棕色小狗。牠看上去又瘦又可憐，我實在無法拒絕對牠伸出援手。我拿所有牠會吃的狗食餵牠，還先把狗食預先浸泡在從農場拿來的鮮奶裡，並淋上一層生奶油。我還在這盆已經很複雜的大餐裡灑上脫脂奶粉。這隻狗在各方面都成長了不少，不過也長了頭皮屑。我將牠的飼料減半，去除乳製品，然後頭皮屑就不見了。當我再餵食牠乳製品的時候，頭皮屑又回來了。接著，我再次停止餵食所有的乳製品，而頭皮屑也再度消失。這作用在人的身上，也會有相同的效果。

8 尿布疹

可以試試在**患部局部使用維生素E**，並餵食益生菌或優格。少讓寶寶使用肥皂，如果真要使用，請選擇不添加化學成分的產品。

9 藥物成癮

減輕壓力對戒除藥癮大有助益。此外，根據研究人員的報告指出，對先前曾經使用大劑量嗎啡或海洛因的患者靜脈**注射大劑量維生素C**（每日一萬毫克），他們幾乎不會出現任何戒毒反應（With druwal symptom 即藥癮發作的不適感）。

10 耳垢

在耳道內滴入一些**維生素E**（從膠囊中擠壓出來）。它甚至比傳統的溫油療法還要有效。

11 （兒童）癲癇

使用抗癲癇藥物兒童，其血液中的維生素E濃度較低，這是**缺乏維生素E**的徵兆。因此，多倫多大學的醫師在為期數月的時間內，搭配藥物每日給癲癇兒童服用四百IU的天然維生素E。這種合併治療減少了百分之六十以上的孩童癲癇發作的頻率；其中半數孩童「減少了百分之九十至一百的發作機率。」

12 食道炎

每日飲用四大杯高麗菜汁。蘆薈汁與**非酸性（緩衝型）維生素C也有幫助**。

13 眼睛抽搐（眼皮跳動）

以下四點是較為少見的治療建議：首先，有些人發現服用**卵磷脂**有助於抑制抽搐。卵磷脂中含有豐富的膽鹼，人體將之轉換成神經傳導素——乙醯膽鹼。或是嘗試**順勢療法中的磷化鉀（Kali Phos）6X**，此產品可以在美國的健康食品店中買到。此外，經常練習一些減壓的瑜珈體位。最後，**戒除咖啡因**。

14 指甲白點

那些在指甲上小白點代表什麼？卡爾菲佛醫學博士（Carl Pfeiffer, M.D. PHD）說，它們通常是**代表身體缺乏鋅**。我認為他是正確的。我年輕的時候，指甲也有白點。自從我開始服用三十至六十毫克的鋅以後，它們就消失不見了。

15 食物中毒

服用**飽和（腸道可耐受）劑量的維生素C**。正確的服用方式為，一開始使用一兩茶匙的速效劑量四千至八千毫克，接著於每半小時就再服用二千毫克。嚴重的食物中毒，特別是在孩童或老年人身上發生時，需要立即就醫。

16 青光眼

服用腸道可耐受（飽和）劑量的維生素C，是絕對必要的測試治療。自一九六〇年代晚期以來，陸續發表的許多科學論文，內容都指出使用**高劑量（每日超過三萬毫克）口服維生素C**能夠**降低眼壓**。

17 牙齦萎縮

抗壞血酸鈣，是一種**無酸形式的維生素C**，它可以加點水製成糊狀後，敷用於牙齦上。我知道有很多牙齦萎縮的人用了這一招後，大幅改善了他們的症狀。至少有一個實例因此而取消了他排定的手術行程（參考《無藥可醫》書中第二五三頁）。

18 肝炎

喬治已經罹患慢性B型肝炎七年了，藥石枉然。「這幾年來除了感覺比較疲勞外，我並沒有很多嚴重的症狀，」他回憶道。「我的肝功能與膽紅素指數一直都很高。更糟的是，這個疾病還造成我的肝硬化。」

他曾有兩次機會以一種名為強體松（prednisone）的類固醇藥物進行治療。雖然這確實改善了他的肝臟測試結果，卻有很可怕的副作用，而且在停藥後肝指數又上升了。之後，當他的肝指數又再度上升到令人震驚的程度時，他的醫師告訴他說，他已經盡了最大的努力，再也幫不上什麼忙了。

「就在這個時候，我開始成為一個注重養生保健的人，」喬治說。「我一直如實地服用**大劑量的維生素，並維持注重新鮮蔬果的飲食習慣。我現在一日服用二萬五千至三萬毫克的維生素C、內含B_{12}的大量維生素B群、高劑量綜合維生素、離子化的鎂與維生素E。**」

喬治最新的測試報告顯示，他的膽紅素達到了一年來的最低標，肝功能指數也創新低。而在此期間他並未使用任何強體松（prednisone）藥物。「我的醫師感到驚訝，但仍對大劑量維生素療法感到懷疑。」他說道。「她說她不能原諒我做的事，因為沒有足夠的『醫學』研究支持這種作法，但是她說我最好繼續維持服用下去。」

喬治僅於短短九周內就獲得了這樣的成果。十餘年後，我再度遇見了他。他仍然持續在服用「所有這些維生素」，而且肝炎完全好了。

19 味覺及嗅覺喪失

試著每日補充二十五至五十毫克的**鋅**，搭配餐食服用。更好的做法是，將一顆錠劑分成三份，三餐各服一份。這樣吸收力更好，效果也更佳。

20 萊姆病

如果萊姆病有一個同義詞，那便是**發炎**。**大量的抗壞血酸（維生素C）是現今最強效的天然抗發炎劑**。攝取至飽和（腸道可耐受）劑量時，抗壞血酸的效力與抗生素或類固醇藥物相當，卻更為安全。此外，我有醫師報告指出，以1M（材料：稀釋液=1:1000）的濃度使用順勢療法中的杜香（Potency），對罹患萊姆病病患大有助益。

21 記憶力減退

服用大劑量的**卵磷脂**。請在您忘記前，先寫下來。

22 傳染性軟疣

我曾經看到一名十歲男童手臂上有嚴重的傳染性軟疣（Molluscum Contaqiosum）。他父母讓他口服**飽和劑量的維生素C**，並在膿泡般的增生疣上全都塗滿維生素C粉，而症狀在短短幾天內就全消失了。現在公認的事實是，傳染性軟疣確實會自行消失，這個過程通常需要花費數月或數年。美國皮膚病學會（The American Academy of Dermatology）聲稱此疾患是由病毒所引起，因此「在人體免疫系統衰弱的情況下會維持更久。」事實也的確如此。**濃縮的維生素C是無與倫比的抗病毒素**，也是一張通往強健免疫系統的車票。

23 單核細胞增多症

單核細胞增多症（Mononucleosis）是種通常被認為是難以治癒，但實際上卻極為容易治療的疾病之一。服用**飽和（腸道可耐受）劑量的維生素C**，就能在四十八小時內使症狀消除。醫界通常都會教育民眾說，此症為持續六周到六個月的嚴重疾患，因此如此宣稱維生素C的療效，一般人通常會視其為極度的異端邪說。**許多醫師從未嘗試過密集的維生素C療法，就抱持著如此強烈的反對意見，實在令人感到遺憾**。維生素C療法確實有效，而如果您服用的劑量夠多，那麼其效果之迅速更是驚人。

24 暈動病（暈機）

暈機時，可以在飛行時服用**磷化鉀（Kali Phos）**，它是順勢療法的一種礦物製劑，也稱為許勒氏細胞塩（Schuessler Cell salt），是世界上最為有效的抗噁心藥劑。當我學開飛機那段期間，「妝點」過不少架飛機：用未受過專業飛行訓練的人的話來說，這表示幾乎每堂飛行課都吐得到處都是。當您在一個約三十六英寸寬的雙座訓練機上嘔吐的時候，實在是沒辦法考慮禮節的問題。所以，您只有推開窗戶，探出身子，讓髒汙隨風而去。它沒有被風吹得多遠：時速上百海浬的氣流加上酷寒的鋁合金機身，您吐出去的午餐馬上就成了機身側的冷凍壁畫，而這真可稱得上是有失顏面的事。自從我在飛行前（或是飛行時）服用許勒氏細胞塩（Schuessler Cell salt）後，那樣丟臉的狀況就沒再發生了。磷化鉀對孩童而言也是很好的選擇，它不具任何副作用，並且在多數的健康食品商店都買得到。下次要起飛時先試用6X（X為十分之一效度，詳見順勢療法的產品使用說明。）效力的產品，然後看看效果如何。

25 噁心反胃

我建議讓脊椎按摩師檢查一下您的脖子，因為**噁心反胃可能是由頸椎錯位引起的**。順勢療法也有幫助：若有孕婦晨吐症狀，順勢療法中的**磷酸鈉（Nutrum Phos）6X**是治療首選。若因消化不良而有噁心反胃的症狀，先停止進食並進行蔬菜汁斷食法。至於神經緊張所引起的噁心反胃症狀，沒有比經常性的減壓練習更好的方法了。

26 噩夢

我認為不良的飲食型態等同於噩夢。您的大腦跟胃所攝取到的是相同的營養素（或垃圾）。如果不確定所吃的食物是否恰當，請不要在睡前三小時內進食。規律的運動也有助睡眠。我發現睡前一杯**甘菊茶與二百五十毫克的菸鹼酸（維生素B_3）**，每次都能讓人進入甜蜜的夢鄉。

27 強迫症（OCD）

大量且頻繁地服用**菸鹼酸**，加上**維生素C與維生素B群**。採**無咖啡因、無糖的素食飲食習慣**也一樣重要。如果有人把這個建議也視為異端邪說，我會把這種回應當成是一種恭維。總之在您下評判之前，先親自試試菸鹼酸療法再說吧！

28 產後憂鬱症

試試**菸鹼酸（維生素B_3）與腰果（內含色胺酸）**，並請一個好褓姆。

29 術後腫脹

手術切口周圍的腫脹，可局部使用**維生素E**滴於縫合線上。只要您在手術後等個五到七天再使用，醫師與醫院就沒有理由反對了。這有助於確保傷口充分密合。我最近碰到一個效果十分顯著的實例，使用「可溶解手術線」縫合的傷口下方有嚴重腫脹的情況。長約兩英吋（約五公分）的腫塊隔天就大幅縮水，再隔一天就全部消失了。**外用維生素E還可以緩解炎症、瘙癢，以及傷口外皮乾燥「拉扯」的感覺。此外，它也能大幅減少疤痕。**

30 酒糟鼻

醫師通常會給酒糟鼻患者開立抗生素。**飽和劑量的維生素C有強大的抗菌功能**，非常值得一試。

31 坐骨神經痛

使用**飽和劑量的維生素C**能減少發炎症狀。輕柔的伸展運動、整脊保健與減肥，對舒緩坐骨神經痛都很有幫助。如果您還沒戒煙的話，請先戒煙。

32 硬皮症

長期口服維生素D（化學式為1,25-（OH）$_2$-D_3的維生素D分子）**療法對硬皮症頗為有效**。我認為將飲食型態改為**高蔬果飲食**也值得一試。您可能想不到菜園裡的蔬菜水果會多麼有效，況且試著食用蔬菜水果來治療硬皮症，也不會有什麼壞處。

33 睡眠障礙

與其服用**褪黑激素（睡眠激素）**，不如讓身體自行製造。早早上床睡覺並讓臥室保持黑暗，身體就會為您製造大量的褪黑激素了。可以考慮將窗簾加上裡襯或是多加一層布幔、加裝百葉窗或深色簾幕，並避免擺放會發亮的電子時鐘。在通往廁所的走廊點亮夜燈就好，但請將房門關閉以避免夜燈光線射入房間。這些步驟會**讓您的睡眠環境更暗一點，這麼一來褪黑激素產量就會增加了**。

對一些有太多事要處理而無法早睡的讀者來說，「早睡」的建議聽起來似乎沒有考慮到他們的生活狀況。但如果您因為忙碌而失眠，那真的就太過忙碌了。很多人都犧牲睡眠爭取與家人相處、看電視，或是工作的時間。在錄影機如此廉價的時代，為等電視節目而晚睡便再也不是藉口，工作壓力可能才是較難處理的問題。我也很難反對大家花費時間與家人相處，但還是不應該讓孩子熬夜才是。以美國學制來說，**八年級的學生一個晚上需要十到十二個小時的睡眠，甚至連大學生晚上都應該睡足八到十個小時**。得到充分休息的孩子，加上得到充分休息的父母，就等於獲得了更為和諧的居家相處時光，還有更優秀的在校成績。

後記

總有一天，未運用大劑量維生素療法從事健康照護，將會如同在今日見到，未經消毒程序就讓產婦進行分娩，或在沒有麻醉的情況下，直接手術一樣令人驚訝。自然療癒與其他另類醫療，可能在剛開始聽起來不可置信，但它們都有一個共同的特點：安全有效。

非正統醫學、非主流研究、排除藥物介入的療癒手段，以及（特別是）大劑量維生素療法，一直以來，都是對症療法與強調藥物及手術的醫師批評的目標。醫療專業人士抱持不同意見並沒有什麼不對，因為這能使從業人員從日新月異的技術中達到最好的治療效果。但是只要某間具有偏見的醫學院掌握了政治決定權，甚至在國內立法反對另類療法，這才是真正的問題起源。美國醫學會（A.M.A.）在這件事情上就有著舉足輕重的影響力。雖然 A.M.A. 目前只代表少於半數的美國境內醫師，但它在華盛頓仍然是最有影響力的專業遊說團體。

站在時代尖端的科學家、冒險家以及「健康狂」都不得不努力證明他們理論的真實性。幸運的是，他們用無比成功的案例向世人宣告，而時間也證實了一切。法律有時是反映整個國家改革意識崛起的最後一關。基於這個原因，我們必須集眾人之力進行「遊說」，並且大聲疾呼健康自主權。

如果您看過醫療從業法（在公共圖書館可查閱得到），可能會驚訝於法律對「非正統醫學」療法的強烈限制。而且不論自然療法有效與否，一律受到同樣的限制。為什麼呢？因為這件事無關健康，而是利潤可觀的商業行為。醫療從業法律利用排他性的限制，使非正統療法成為非法行為，以保障正統醫療從業人員的利益。然而公眾健康跟這項法規限制，一點也扯不上邊。

但非主流的自然療法是有效的。由於效果出奇的好，每年有超過一半的美國人會尋求自然療法醫師的協助。**但您必須靠自己來堅定您醫療選擇的信心，而不是由醫療政客來操縱它。決定、選擇、驗證哪一種醫療手段真正能對個人的生活產生正向力量這件事，不應該受到法律、醫師或大眾信仰體系加以限制。**

解決之道

沒有人會喜歡一個悲觀主義者或厄運先知，尤其當話題觸及到家庭的健康照護問題。所以，這裡提供您解決之道：

1 全民健康照護需要每個人為自己的健康負責。

2 一個能將各項稅單寄發給所有民眾徵收稅款的國家，自然就有能力提供全國人民每日所需的完整綜合維生素。至於國庫的支出成本？每人一天只要十美分，乘上三億美國人口等於一天三千萬美元的支出。再將此數目乘以一年三百六十五天，總計每年支付一百一十億美元。這還不及我們國家目前每年花費在醫療保健上的百分之一。

3 政府推動的營養標準（RDAs 以及 DRIs）必須大大提高到真正能有效預防疾病的劑量。維生素C

的攝取量應至少增加二十倍（從每日六十毫克提高到每日一千二百毫克）；維生素E應至少增加四十倍（從荒謬的十至十五IU提高到四百至六百IU）。而這意味著得依賴營養補充品，所以開始服用它們吧。

4 如果您想改善全國人民的整體健康情況，對酒類與香菸增加課稅。所有住院的老年病患中，三分之二與酒精有關。除此之外，每個已開發國家中疾病與死亡的最大成因來自於香菸。或許您也反對為這些嗜好繳稅，但身為癮君子與好酒貪杯者其實支付的是自己的生命。

網路資源

如同印刷品之於十六世紀，網路在二十一世紀扮演著舉足輕重的角色：每個人都可享有一個免費、開放、大量的資訊交流平台。而它的確是的——只要上 Google 搜索「健康」，一秒鐘後就會出現超過二億則相關回應！因此若您見到這條電子「資訊高速公路」，訊息湧入猶如堆積成山的垃圾掩埋場，沒關係，只要以平常心看待就好。下面是一些我最喜愛的網站，能幫助您更輕鬆地開始為個人健康問題進行搜索。

細胞分子矯正（大劑量維生素）醫學

1 由醫學博士休·里奧丹（Hugh D. Riordan）與其同事主持的細胞分子矯正資訊全球中心：http://www.orthomolecular.org

2 亞伯罕·賀弗博士專門討論癌症的個人網站：www.islandnet.com/~hoffer/

3 賀弗博士專門討論精神病的網站：www.islandnet.com/~hoffer/hofferhp.htm 同一個

4 維生素發現者羅傑·威廉斯博士所發表之營養學論文免費參考網站：www.cm.utexas.edu/williams

5 大劑量維生素研究論文權威資訊來源，《細胞分子矯正醫學期刊》：www.orthomed.org

6 閱讀《細胞分子矯正醫學期刊》發表之諸多文章：www.orthomed.org/jom/jom.htm

或 www.healthy.net/library/journals/ortho/index.html

7 非常優質且大型的非營利性網站，強調運用營養療法預防及逆轉心臟疾病：www.health-heart.org
The Townsend Letter for Doctors and Patients 雜誌有許多網路分享文章：www.tldp.com

8 福斯特博士（Dr. Harold Foster）的網站提供免費下載其著作中針對愛滋病、阿茲海默症的營養控制方式，以及營養與精神分裂症相關資訊：www.hdfoster.com

9 傑克・查藍（Jack Challem）的 Nutrition Reporter 網站，提供疾病營養學資訊來源：www.thenutritionreporter.com

維生素C

1 閱讀萊納斯・鮑林一九六八年發表的「大劑量維生素療法」完整論文：
www.orthomed.org/pauling2.htm

2 鮑林博士於一九七四年針對同一主題發表的論文：www.orthomed.org/pauling.htm

3 何以鮑林與其同事們相信，維生素C與離胺酸可預防，及治療動脈粥樣硬化的原因與證據：www.internetwks.com/pauling

4 奧勒岡州立大學萊納斯・鮑林研究中心，研究維生素C與其他營養素安全性，及有效性的學術資源：osu.orst.edu/dept/lpi/index.html

5 卡思卡特博士（Dr. Robert F. Cathcart）探討維生素C作為一種抗生素、抗病毒素、抗組織胺與其他更多作用，發表相關論文的網站：www.orthomed.com

6 維生素C基金會，是大劑量維生素相關訊息的重要來源：www.vitamincfoundation.org

7 C For Yourself是您夢寐以求的網站類型：容易上手且內容豐富：www.cforyourself.com

8 相當有趣的網站。由史考特・羅勒茲主持，大力支持維生素（尤其維生素C）療法：heelspurs.com/cure.html

9 轉載眾多關於維生素C治療疾病的論文全文：www.seanet.com/~alexs/ascorbate
本網站囊括醫學博士威廉・麥考密克（Drs. William j. McCormick）、費德瑞克・科林納（Frederick R. Klenner）、歐文・史東（Irwin Stone）、休・里奧丹（Hugh D. Riordan），以及其他大劑量維生素重量級研究者的經典論文。

營養素、食物與食品添加劑

1 如何成為一位準備上路的「健康狂」：www.bernarrmacfadden.com

2 一座關於有機園藝、自然農法以及營養素的免費線上圖書館：www.soilandhealth.org

3 可以找到超過五百個自然養生連結的網站：www.rawfoods.com

4 找尋保羅・梅森所發表有關鎂的參考資料與論文全文：www.mgwater.com

5 支持素食的美國責任醫藥醫師委員會（PCRM）：www.pcrm.org

6 呈現格外徹底的真相，使您改善健康，並拯救乳牛免受進一步虐待：www.notmilk.com

7 如果對於阿斯巴甜（人工甘味劑）有絲毫的安全顧慮，可以參考戴維・賴茨（Dave Reit'z）所創辦的非營利熱門網站：www.dorway.com

8 牙醫博士韋斯頓・普萊斯（Weston Price D.D.S）與醫學博士弗朗・西斯（Francis Pottenger M.D）的營養學相關研究：www.health-and-healing.org/articles.html

9 更多關於天然營養素的好文章：www.westonaprice.org

另類醫療

1 龐大的另類健康資訊網站：www.pnc.com.au/~cafmr/

2 《抗癌：生存指南》一書的作者強納生・張伯倫（Jonathan Chamberlain）免費提供大眾點閱的全書完整網路版：www.fightingcancer.com/index.html

3 愛德華・巴赫（Edward Bach）博士的「花卉療法」，是草藥與順勢醫療綜合後的新型療法：www.bachcentre.com

飲用水加氟

1 如果您想了解未經民眾同意，就添加到飲用水中的藥物，以下是會引起您興趣的網站：

www.orgsites.com/ny/nyscof

www.fluoridenews.blogspot.com

www.fluoridealert.org

www.rvi.net/~fluoride/index.htm

www.inter-view.net/~sherrell/site_index.htm

www.garynull.com/issues/Fluoride/FluorideAction File.htm

www.sonic.net/~kryptox/fluoride.htm

www.fluoride-journal.com/

www.fluoridation.com/

自然療癒熱門議題

1 約翰．哈默爾（John Hammell）的潔淨之家提供各式資訊，包括：營養補充品的限制、另類醫療法規，以及更多相關訊息：www.iahf.com/index1.html

2 所有關心牙科補牙材料中「銀粉」含汞問題的大眾，都應該看看這個網站：

vest.gu.se/~bosse/Mercury/Listings/mercburden.html

3 尋找關於疫苗接種與基因工程弊處的文章，我推薦以下這個網站：www.trufax.org/menu/bio.html

4 刊載優質文章，併以大量科學證據支持的抗疫苗接種網站，還包括：

www.909shot.com/（國家疫苗資訊中心）

www.vaccines.bizland.com/

www.vaccination.inoz.com/about.html

www.avn.org.au/

www.whale.to/vaccines.html

拒絕庸醫：不吃藥的慢性病療癒法則

作　者　安德魯 索爾 (Andrew Saul)
總審訂　謝嚴谷
譯　者　曾院如
執行編輯　李依芳
專案編輯　吳翔逸、沈淑雯
美術設計　羅芝菱、魏妏如
行銷策劃　黃怡凡

發行人　黃輝煌
社　長　蕭豔秋
財務顧問　蕭聰傑
出版者　博思智庫股份有限公司
地　址　104 台北市中山區松江路 206 號 14 樓之 4
電　話　(02) 2562-3277
傳　真　(02) 2563-2892

總代理　聯合發行股份有限公司
電　話　(02)2917-8022
傳　真　(02)2915-6275

印　製　永光彩色印刷股份有限公司
定　價　320 元
第二版第一刷　中華民國 103 年 5 月

拒絕庸醫 : 不吃藥的慢性病療癒法則 / 安德魯 . 索爾 (Andrew Saul) 著 ; 曾院如譯 . -- 第一版 . -- 臺北市 : 博思智庫, 民 101.07
面；　公分
譯自 : Fire your doctor! : how to be independently healthy
ISBN 978-986-88378-1-2(平裝)

1. 健康法 2. 預防醫學

411.1　　101012045

ISBN 978-986-88378-1-2
Fire Your Doctor!How to Be Independently Healthy

博思智庫 Facebook 粉絲團
Facebook.com/broadthinktank

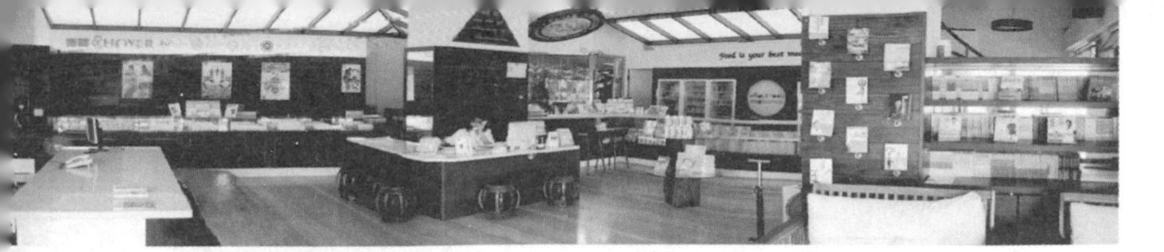

德瑞森 長壽養生之道自然醫學中心

德瑞森長壽養生之道自然醫學中心係由母公司德瑞森莊園之前身「中部乳品（股）公司」所設立。中部乳品 35 年來從事養樂多事業之經營，係由中心創辦人之先父謝式炎山（號 金山）先生於 1968 年所創。創辦人先父努力耕耘，投入事業 20 年後，雖然事業有成卻也賠上了健康。1992 年創辦人放棄加州矽谷電腦工程師優渥的工作毅然返回台灣延續父親的事業，多年來工作之餘積極投入有機農作與自然醫學領域，並有感於現代飲食環境的惡劣、醫療上的偏廢與無助決定致力於整合主流醫療與不用藥的自然醫學之推行而努力。以**細胞分子矯正**、**骨架結構矯正**及**疾病人格矯正**之相關自然醫學配合功能性檢測、器官排毒、飲食教導為自然醫學中心之經營主體，自 2006 年創辦以來已讓眾多精神及慢性疾病患者重拾健康。啟動身體自我療癒能力，增進生活品質與家庭美滿進而提升心靈健康，實為本自然醫學中心與德瑞森自然醫學事業經營與創設的宗旨。

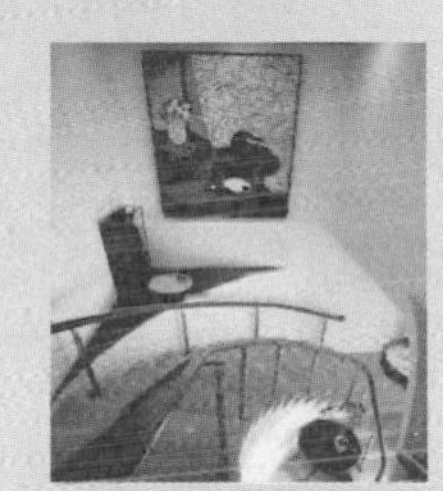

創辦人　謝柏曜先生

- 台中一中畢業
- 國立台灣大學農學士
- 國立台灣大學資訊研究所碩士
- 美國紐約州雪城大學電腦工程碩士 / 博士班
- 美國加州矽谷電腦工程師
- 德瑞森莊園自然醫學國際機構　總經理
- 台中美術城鄉敦睦協會創會長

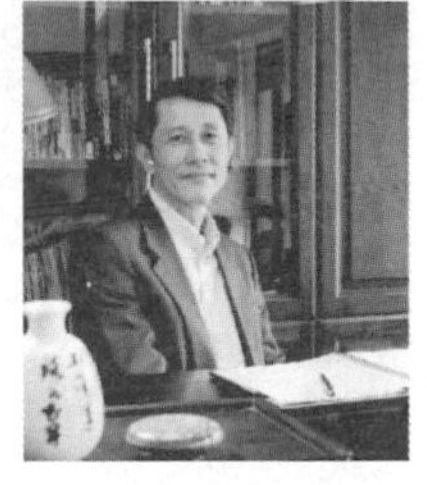

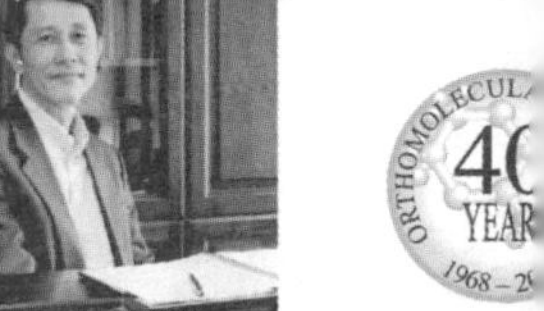

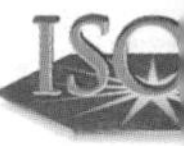

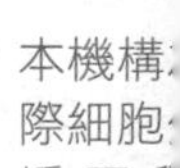

本機構
際細胞
矯 正 學
ISOM 會

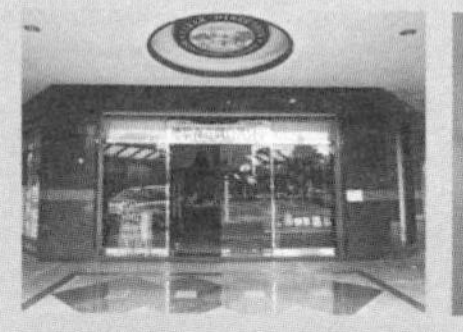

德瑞森莊園自然醫學中心

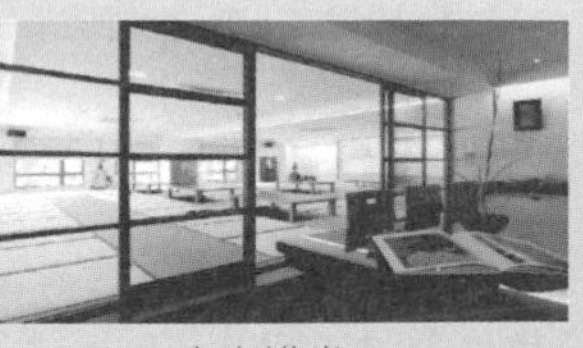

金山講堂

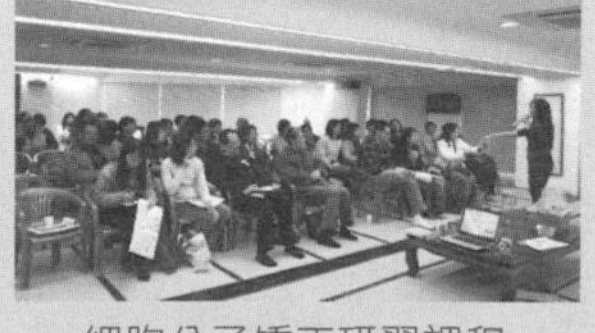

細胞分子矯正研習課程

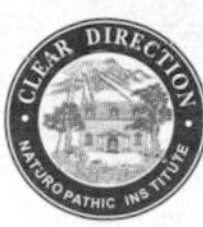

CLEAR DIRECTION
NATUROPATHIC INSTITUTE
德瑞森莊園自然醫學中心

40348 台中市西區五權五街48號
TEL：(04)2378-6268
www.celllife.com
營業時間：AM9:30 ～ PM6:30 ／隔週六休／星期日例休／國定假日休假

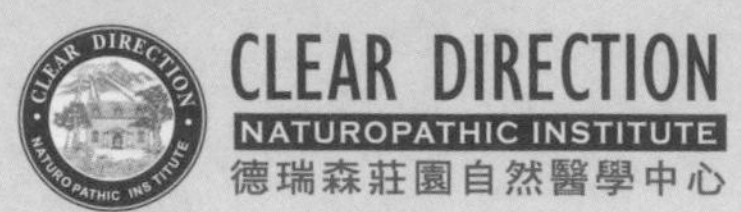

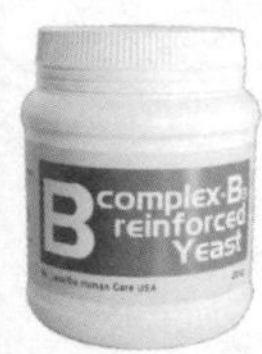

B3B群強化酵母(菸鹼酸)

02.愛滋病、04.關節炎、08.癌症、35.牛皮癬、03.焦慮及恐慌
05.行為與學習障礙、21.發燒、06.雙極性情感疾病
10.動脈粥樣硬化、12.慢性疲勞與免疫失調症候群
17.唐氏症、44.念珠菌感染、31.運動神經元疾病
04.神經性厭食症、26.噩夢、27.強迫症、28.產後憂鬱症

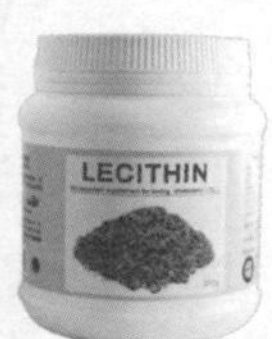

大豆卵磷脂

03.焦慮及恐慌、09.心血管疾病、39.糖癮、10.動脈粥樣硬化
23.膽結石、35.牛皮癬、11.中風與心臟病、32肌肉萎縮症
43.超重、31.運動神經元疾病、34.前列腺問題、02.脫髮
01.腎上腺衰竭、13.眼睛抽搐、21.記憶力減退

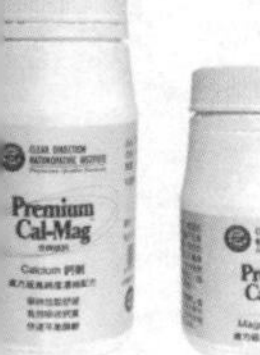

鈣鎂

02.愛滋病、08.癌症、10.動脈粥樣硬化、15.便秘
12.慢性疲勞與免疫失調、28.消化不良、41.牙齒護理
31.運動神經元疾病、33.骨質疏鬆症、39.糖癮、43.超重
18.肝炎

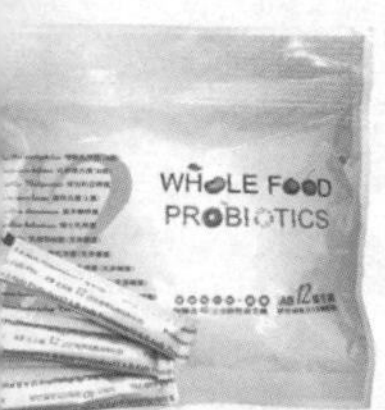

益生菌

19.濕疹、28.消化不良
27.增強您的免疫系統
44.念珠菌感染
18.肝炎

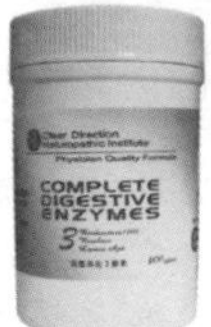

消化3酵素

**(醣類及纖維分解酵素
蛋白質分解酵素 脂肪分解酵素)**

08.癌症、28.消化不良

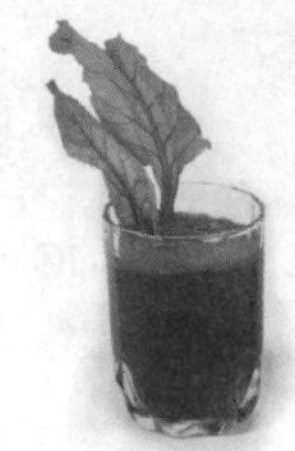

有機蔬果汁

01.痤瘡、08.癌症、12.慢性疲勞與免疫失調症候群
14.大腸炎、潰瘍及其他腸胃問題、21.發燒、28.消化不良
27.增強您的免疫系統、29.紅斑性狼瘡、30.黃斑部病變
43.超重、36.呼吸道感染、42.泌尿系統感染、44.念珠菌感染

本書基礎營養素功能性索引

細胞分子矯正醫學衛教資料

維生素 C (抗壞血酸)

02.愛滋病、03.焦慮及恐慌、04.關節炎
05.行為與學習障礙、06.雙極性情感疾病
07.咖啡因成癮、08.癌症、13.慢性疼痛
10.動脈粥樣硬化、11.中風與心臟病
18.耳朵疼痛與耳部感染、15.便秘
12.慢性疲勞與免疫失調症候群、16.咳嗽、19.濕疹
14.大腸炎、潰瘍及其他腸胃問題、21.發燒、23.膽結石
28.消化不良、30.黃斑部病變、20.肺氣腫及慢性呼吸系統疾病
26.皰疹、唇皰疹、HPV以及帶狀皰疹、29.紅斑性狼瘡
43.超重、27.增強您的免疫系統、35.牛皮癬
31.運動神經元疾病、32肌肉萎縮症、36.呼吸道感染
39.糖癮、40.菸癮、41.牙齒護理、34.前列腺問題
42.泌尿系統感染、44.念珠菌感染

01.腎上腺衰竭、03.流鼻血、06.結膜炎、09.藥癮、12.食道炎
15.食物中毒、16.青光眼、17.牙齦萎縮、18.肝炎、20.萊姆病
22.傳染性軟疣、23.單核細胞增多症
31.坐骨神經痛、27.強迫症、30.酒糟鼻

維生素E

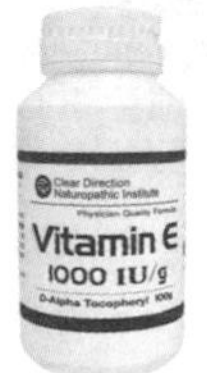

08癌症、09心血管疾病、10動脈粥樣硬化、17唐氏症、39糖癮
11中風與心臟病、20肺氣腫及慢性呼吸系統疾病、43超重
27增強您的免疫系統、29紅斑性狼瘡、30黃斑部病變
31運動神經元疾病、32肌肉萎縮症(MD)

02脫髮、05燒燙傷、08尿布疹、10耳垢、11（兒童）癲癇
18肝炎、29術後腫脹

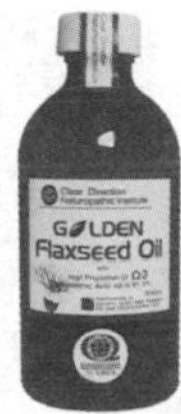

有機亞麻仁油

10.動脈粥樣硬化、35.牛皮癬
43.超重、31.運動神經元疾病

02.脫髮

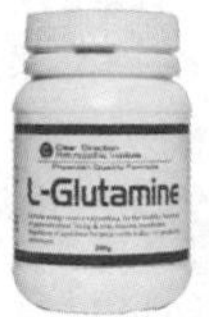

L-Glutamine (麩醯胺酸)

02.愛滋病
39.糖癮